Depressão & Dor

EDITORES

Danyella de Melo Santos
Psicóloga Clínica. Doutora em Ciências pela Faculdade de Medicina da Universidade de São Paulo, FMUSP. Especialista em Psicologia Hospitalar pelo Instituto do Coração do Hospital das Clínicas da FMUSP, InCor do HCFMUSP. Responsável pela Assistência Psicológica na Clínica de Reumatologia do HCFMUSP. Colaboradora do Grupo de Interconsulta Hospitalar do Instituto de Psiquiatria do HCFMUSP.

João Augusto Bertuol Figueiró
Médico Clínico e Psicoterapeuta do Centro Multidisciplinar de Dor da Divisão de Clinica Neurológica do Hospital das Clínicas da Faculdade de Medicina de São Paulo, HCFMUSP.

Renério Fráguas Júnior
Professor Associado do Departamento de Psiquiatria da Faculdade de Medicina da Universidade de São Paulo, FMUSP. Responsável pela Divisão de Psiquiatria e Psicologia do Hospital Universitário da Universidade de São Pualo, HU-USP. Graduação, Residência em Psiquiatria e Doutorado na FMUSP. Pós-Doutorado no Massachusetts General Hospital-Harvard Medical School, Boston, EUA.

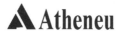

EDITORA ATHENEU

São Paulo — Rua Jesuíno Pascoal, 30
Tels.: (11) 2858-8750
Fax: (11) 2858-8766
E-mail: atheneu@atheneu.com.br

Rio de Janeiro — Rua Bambina, 74
Tel.: (21) 3094-1295
Fax: (21) 3094-1284
E-mail: atheneu@atheneu.com.br

Belo Horizonte — Rua Domingos Vieira, 319 — Conj. 1.104

CAPA: Paulo Verardo
PRODUÇÃO EDITORIAL/DIAGRAMAÇÃO: Fernando Palermo

Dados Internacionais de Catalogação na Publicação (CIP)
(Câmara Brasileira do Livro, SP, Brasil)

Depressão e dor / editores Renério Fráguas Júnior, João Augusto Bertuol Figueiró, Danyella de Melo Santos. -- São Paulo: Editora Atheneu, 2012.

Vários colaboradores.
Bibliografia.
ISBN 978-85-388-0276-1

1. Depressão mental 2. Sofrimento I. Fráguas Junior, Renério. II. Figueiró, João Augusto Bertuol. III. Santos, Danyella de Melo.

CDD-616.8527
12-04269
NLM-WM 207

Índices para catálogo sistemático:

1. Depressão mental e dor : Medicina   616.8527

FRÁGUAS JR., R.; FIGUEIRÓ, J. A. B.; MELO SANTOS, D.
Depressão e Dor

Direitos reservados à EDITORA ATHENEU — São Paulo, Rio de Janeiro, Belo Horizonte, 2012.

Depressão & Dor

PSIQUIATRIA, PSICOLOGIA E PSICANÁLISE

Outros livros de interesse

- A Ciência e a Arte de Ler Artigos Científicos – Braulio Luna Filho
- A Medicina da Pessoa 5ª ed. – Perestrello
- A Natureza do Amor – Donatella
- A Neurologia que Todo Médico Deve Saber 2ª ed. – Nitrini
- Adoecer: As Interações do Doente com sua Doença 2ª ed. – Quayle
- Adolescência... Quantas Dúvidas! – Fisberg e Medeiros
- As Lembranças que não se Apagam – Wilson Luiz Sanvito
- Autismo Infantil: Novas Tendências e Perspectivas – Assumpção Júnior
- Chaves/Resumo das Obras Completas (Organização Editorial: National Clearinghouse for Mental Health Information) – Jung
- Coleção Psicologia do Esporte e do Exercício – Maria Regina Ferreira Brandão e Afonso Antonio Machado
    - Vol. 1 - Teoria e Prática
    - Vol. 2 - Aspectos Psicológicos do Rendimento Esportivo
    - Vol. 3 - Futebol, Psicologia e Produção do Conhecimento
    - Vol. 4 - O Treinador e a Psicologia do Esporte
    - Vol. 5 - O Voleibol e a Psicologia do Esporte
- Coluna: Ponto e Vírgula 7ª ed. – Goldenberg
- Criando Filhos Vitoriosos - Quando e como Promover a Resiliência – Grunspun
- Cuidados Paliativos – Diretrizes, Humanização e Alívio de Sintomas – Franklin Santana
- Cuidados Paliativos - Discutindo a Vida, a Morte e o Morrer – Franklin Santana Santos
- Cuidando de Crianças e Adolescentes sob o Olhar da Ética e da Bioética – Constantino
- Delirium – Franklin Santana
- Demências: Abordagem Multidisciplinar – Leonardo Caixeta
- Dependência de Drogas 2ª ed. – Sergio Dario Seibel
- Depressão e Cognição – Chei Tung Teng
- Depressão em Medicina Interna e em Outras Condições Médicas - Depressões Secundárias – Figueiró e Bertuol
- Dicionário Médico Ilustrado Inglês-Português – Alves
- Dilemas Modernos - Drogas – Fernanda Moreira
- Dinâmica de Grupo – Domingues
- Distúrbios Neuróticos da Criança 5ª ed. – Grunspun
- Doença de Alzheimer – Forlenza
- Dor – Manual para o Clínico – Jacobsen Teixeira
- Dor Crônica – Diagnóstico, Pesquisa e Tratamento – Ivan Lemos
- Dor e Saúde Mental – Figueiró
- Epidemiologia 2ª ed. – Medronho
- Esquizofrenia – Bressan
- Ginecologia Psicossomática – Tedesco e Faisal
- Guia de Consultório - Atendimento e Administração – Carvalho Argolo

- Guia para Família - Cuidando da Pessoa com Problemas – Andreoli e Taub
- Hipnose - Aspectos Atuais – Moraes Passos
- Hipnose na Prática Clínica 2a. Ed. – Marlus
- Hipnoterapia no Alcoolismo, Obesidade e Tabagismo – Marlus Vinícius Costa Ferreira
- Introdução à Psicossomática – Maria Rosa Spinelli
- Introdução à Psiquiatria - Texto Especialmente Escrito para o Estudante das Ciências da Saúde – Spoerri
- Manual: Rotinas de Humanização em Medicina Intensiva 2ª ed – AMIB - Raquel Pusch de Souza
- Medicina um Olhar para o Futuro – Protásio da Luz
- Nem só de Ciência se Faz a Cura 2ª ed. – Protásio da Luz
- O Coração Sente, o Corpo Dói - Como Reconhecer, Tratar e Prevenir a Fibromialgia – Evelin Goldenberg
- O Cuidado do Emocional em Saúde 3ª ed. – Ana Cristina de Sá
- O Desafio da Esquizofrenia 2ª ed. – Itiro Shirakawa, Ana Cristina Chaves e Jair J. Mari
- O Livro de Estímulo à Amamentação - Uma Visão Biológica, Fisiológica e Psicológico-comportamental da Amamentação – Bicalho Lana
- O Médico, Seu Paciente e a Doença – Balint
- O que Você Precisa Saber sobre o Sistema Único de Saúde – APM-SUS
- Panorama Atual de Drogas e Dependências – Silveira Moreira
- Política Públicas de Saúde Interação dos Atores Sociais – Lopes
- Psicofarmacologia – Chei Tung Teng
- Psicologia do Desenvolvimento - Do Lactente e da Criança Pequena – Bases Neuropsicológicas e Comportamentais – Gesell e Amatruda
- Psicologia e Cardiologia - Um Desafio Que Deu Certo - SOCESP – Ana Lucia Alves Ribeiro
- Psicologia e Humanização: Assistência aos Pacientes Graves – Knobel
- Psiquiatria Perinatal – Chei Tung Teng
- Psicologia na Fisioterapia – Fiorelli
- Psicopatologia Geral 2ª ed. (2 vols.) – Jaspers
- Psicossomática, Psicologia Médica, Psicanálise – Perestrello
- Psiquiatria e Saúde Mental – Conceitos Clínicos e Terapêuticos Fundamentais – Portella Nunes
- Psiquiatria Ocupacional – Duílio Antero de Camargo e Dorgival Caetano
- Saúde Mental da Mulher – Cordás
- Segredos de Mulher - Diálogos Entre um Ginecologista e um Psicanalista – Alexandre Faisal Cury
- Série da Pesquisa à Prática Clínica - Volume Neurociência Aplicada à Prática Clínica – Alberto Duarte e George Bussato
- Série Fisiopatologia Clínica – Busatto
    - Vol. 4 - Fisiopatologia dos Transtornos Psiquiátricos
- Série Usando a Cabeça – Alvarez e Taub
    - Vol. 1 - Memória
- Sexualidade Humana - 750 Perguntas Respondidas por 500 Especialistas – Lief
- Situações Psicossociais – Assumpção
- Suicídio: Uma Morte Evitável – Corrêa (Perez Corrêa)
- Transtornos Alimentares – Natacci Cunha
- Transtorno Bipolar do Humor – José Alberto Del Porto
- Tratado de Psiquiatria da Infância e da Adolescência – Assumpção
- Tratamento Coadjuvante pela Hipnose – Marlus
- Um Guia para o Leitor de Artigos Científicos na Área da Saúde – Marcopito Santos

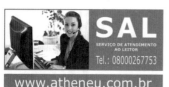

Colaboradores

Adolfo Marcondes Amaral Neto
Médico Neuropediatra do Centro Multidisciplinar de Dor da Divisão de Clínica Neurológica do Hospital das Clínicas da Faculdade de Medicina da Universidade de São Paulo, HCFMUSP.

Alice Arruda Câmara de Paula
Psicóloga. Especialização em Psicanálise. Membro do Departamento de Formação em Psicanálise do Instituto Sedes Sapientiae; CEAAP Centro de Estudos Atendimento & Aprimoramento Profissional e Clínica PAUTA.

Ana Cristina Nakata
Médica Psiquiatra pela Faculdade de Medicina da Universidade de São Paulo, FMUSP. Instituto de Psiquiatria do Hospital das Clínicas, HCFMUSP. Psicodramatista.

André Russowsky Brunoni
Médico Especializado em Medicina Interna pela Faculdade de Medicina da Universidade de São Paulo, FMUSP. Médico Residente do Terceiro Ano do Insituto de Psiquiatria do Hospital das Clínicas da Faculdade de Medicina da Universidade de São Paulo, HCFMUSP.

Antônio Cezar Ribeiro Galvão
Médico Assistente da Clínica Neurológica do Hospital das Clínicas da Faculdade de Medicina da Universidade de São Paulo, HCFMUSP (Responsável pelo Ambulatório de Cefaleias). Doutor e Mestre em Neurologia. Neurologista do Centro de Dor do Hospital Nove de Julho.

Bruno Pinatti Ferreira de Souza
Médico pela Faculdade de Medicina da Universidade de Sao Paulo, FMUSP. Médico Residente do Servico de Psiquiatria do Hospital das Clínicas da FMUSP, HCFMUSP.

Carlos Vicente Serrano
Médico Assistente da Unidade Clínica de Coronariopatia Aguda do Instituto do Coração do Hospital das Clínicas da Faculdade de Medicina da Universidade de São Paulo, InCor – HCFMUSP. Professor Livre docente pela FMUSP.

Carolina de Mello Santos
Médica Psiquiatra. Colaboradora do Serviço de Interconsultas do Instituto de Psiquiatria do Hospital das Clínicas da Faculdade de Medicina da Universidade de São Paulo, HCFMUSP.

Chei Tung Teng
Médico Psiquiatra Supervisor do Instituto de Psiquiatria (IPq) do Hospital das Clínicas da Faculdade de Medicina da Universidade de São Paulo, HCFMUSP. Coordenador dos Serviços de Interconsultas e de Pronto-Atendimento do IPq-HCFMUSP.

Dalva Carrocini
Psiquiatra do Ambulatório de Cefaleias do Hospital das Clínicas da Faculdade de Medicina da Universidade de São Paulo, HCFMUSP.

Débora Luciana Melzer
Médica Psiquiatra Especialista pela Associação Brasileira de Psiquiatria, ABP. Assistente do Instituto de Assistência Médica do Servidor Público Estadual, IAMSPE. Médica do Servico de Terapias Biológicas (Eletroconvulsoterapia – ECT) do Instituto de Psiquiatria (IPq) do Hospital das Clínicas da Faculdade de Medicina da Universidade de São Paulo, HCFMUSP.

Fátima Lucchesi
Doutoranda em Ciências da Saúde pela Universidade Federal do Estado de São Paulo, Escola Paulista de Medicina, UNIFESP-EPM. Psicóloga do Setor de Interconsulta Psiquiátrica Hospital São Paulo/EPM e Psicoterapeuta.

Fernando da Costa Ferreira Novo
Médico Assistente Doutor do Serviço de Cirurgia de Emergências da Divisão Médica de Clínica Cirúrgica III do Hospital das Clínicas da Faculdade de Medicina da Universidade de São Paulo, HCFMUSP.

Gláucia Rosana Benute Guerra
Diretora Técnica de Serviço da Saúde da Divisão de Psicologia do Hospital das Clínicas da Faculdade de Medicina da Universidade de São Paulo, FMUSP. Coordenadora do Curso de Especialização em Psicologia Hospitalar "A Psicologia em Especialidades Médicas" da Divisão de Psicologia do Hospital das Clínicas, HCFMUSP.

Helena Hideko Seguchi Kaziyama
Médica Fisiatra. Mestre em Medicina pela Faculdade de Medicina da Universidade de São Paulo, FMUSP. Responsável pelo Ambulatório de Fibromialgia do Centro Multidisciplinar de Dor da Clinica Neurológica do Instituto Central do Hospital das Clinicas, HCFMUSP. Responsável pelo Ambulatório de Dor Miofascial da Divisão de Medicina Física do Instituto de Ortopedia, IOT-HCFMUSP. Diretora Técnica do Serviço de Saúde da Divisão de Medicina Física do IOT-HCFMUSP.

Joaci Oliveira Araújo
Membro do Centro Multidisciplinar de Dor da Divisão de Clínica Neurológica do Hospital das Clínicas da Faculdades de Medicina da Universidade de São Paulo. Médico da Clínica de Ortopedia e Acupuntura da Secretaria de Saúde Municipal de São Paulo. Especialista em Medicina do Trabalho. Pós-Graduado em Saúde Pública e Acupuntura. Diretor Clínico da Unexato.

João Carlos Pereira Gomes
Médico Assistente do Serviço de Clínica Médica de Emergência e Geriatra do Centro de Dor da Divisão de Clínica Neurológica do Hospital das Clínicas da Faculdade de Medicina da Universidade de São Paulo, HCFMUSP.

José Tadeu Tesseroli de Siqueira
Supervisor do Curso de Odontologia Hospitalar, Área de Dor Orofacial, Hospital das Clínicas da Faculdade de Medicina da Universidade de São Paulo, HCFMUSP.

Lin Tchia Yeng
Médica Fisiatra do Centro de Dor do Hospital das Clínicas da Faculdade de Medicina da Universidade de São Paulo, HCFMUSP.

Manoel Jacobsen Teixeira
Professor Titular da Disciplina de Neurocirurgia do Departamento de Neurologia da Faculdade de Medicina da Universidade de São Paulo, FMUSP. Coordenador do Centro de Dor do Hospital das Clínicas, HCFMUSP.

Marcos Vinicius Cardeal
Médico pela Faculdade de Medicina da Universidade de São Paulo, FMUSP. Psiquiatra pelo Instituto de Psiquiatria do Hospital das Clínicas, HCFMUSP.

Marushcka Salles Frazão de Assis
Médica Neurocirurgiã Pesquisadora do Centro Interdisciplinar de Dor do Departamento de Neurologia da Faculdade de Medicina da Universidade de São Paulo, FMUSP.

Mauricio Wajngarten
Professor Livre-Docente em Cardiologia pela Faculdade de Medicina da Universidade de São Paulo, FMUSP.

Nancy Mineko Koseki
Especialista em Cancerologia, Associação Médica Brasileira, Sociedade Brasileira de Cancerologia e Sociedade Brasileira de Oncologia Clínica. Mestre em Medicina, Departamento de Tocoginecologia da Faculdade de Ciências Médicas da Universidade Estadual de Campinas, Unicamp. Doutora em Medicina, Departamento de Tocoginecologia da Faculdade de Ciências Médicas da Unicamp. Membro da International Advisory Board of the W.H.O. Collaborating Center for Palliative Care in Latin América. Membro do Conselho de Consultoria Internacional do Centro Colaborador da Organização Mundial da Saúde na América Latina em Dor e Cuidados Paliativos, representado o Brasil. Membro do Grupo Técnico Assessor do Programa de Educação Continuada em Dor e Cuidados Paliativos da Associação Médica Brasileira. Membro do Grupo Técnico Assessor do Programa de Assistência em Dor e Cuidados Paliativos do Ministério da Saúde.

Pedro Altenfelder Silva
Médico Psiquiatra do Centro de Reabilitação do Hospital-Dia e do Instituto de Psiquiatria do Hospital das Clínicas da Faculdade de Medicina da Universidade de São Paulo, HCFMUSP.

Renato Lendimuth Mancini
Médico Residente em Psiquiatria pelo Hospital das Clínicas da Faculdade de Medicina da Universidade de São Paulo, HCFMUSP.

Rubens Hirsel Bergel
Médico Psiquiatra do Centro Multidisciplinar de Dor da Divisão de Clínica Neurológica do Hospital das Clínicas da Faculdade de Medicina da Universidade de São Paulo, HCFMUSP.

Sara Mota Borges Bottino
Psiquiatra do Centro de Referência da Saúde da Mulher. Mestra pelo Instituto de Psiquiatria da Faculdade de Medicina da Universidade de São Paulo, FMUSP. Doutora pelo Departamento de Medicina Preventiva da FMUSP

Sidarta Zuanon Dias
Neurocirurgião. Membro da Sociedade Brasileira para Estudos da Dor. Médico Associado da Equipe Multidisciplinar de Dor do Hospital das Clínicas da Faculdade de Medicina da Universidade de São Paulo, HCFMUSP.

Sílvia Regina Dowgan Tesseroli de Siqueira
Cirurgiã-Dentista. Professora Doutora da Escola de Artes, Ciências e Humanidades da Universidade de São Paulo, USP. Membro da Equipe de Dor Orofacial do Hospital das Clínicas da Faculdade de Medicina da Universidade de São Paulo, HCFMUSP.

Telma Regina Mariotto Zakka
Ginecologista, Obstetra. Coordenadora do Ambulatório de Dor Pélvica Crônica do Centro Interdisciplinar de Dor do Departamento de Neurologia do Hospital das Clínicas da Faculdade de Medicina da Universidade de São Paulo, HCFMUSP. Doutoranda do Departamento de Neurologia do HCFMUSP.

Theodora Karnakis
Colaboradora da Oncogeriatria do Serviço de Geriatria da Faculdade de Medicina da Universidade de São Paulo, FMUSP. Especialista em Cuidados paliativos pelo curso Pallium, Universidade de Oxford, EUA. Geriatra Responsável pelo Programa de Oncogeriatria e Cuidados Paliativo da Unidade de Oncologia do Hospital Israelita Albert Einstein.

Vanessa de Albuquerque Cítero
Professora Afiliada do Departamento de Psiquiatria da Universidade Federal de São Paulo, UNIFESP. Pós-Doutora em Interconsulta Psiquiátrica pela Virginia Commonwealth University, EUA. Coordenadora do Serviço de Interconsulta Psiquiátrica do Departamento de Psiquiatria da UNIFESP. Médica Psiquiatra do Residencial Israelita Albert Einstein.

Prefácio

Dor é um grave problema de saúde pública, afetando mais da metade da população. Alem de ser a principal causa de sofrimento e incapacidade, a dor é responsável pela maioria dos atendimentos do sistema de saúde, acarretando graves repercussões psicossociais e econômicas. Registros gráficos da pré-história e os vários documentos escritos ulteriormente indicam que o homem sempre procurou esclarecer as causas da dor e como tratá-la.

Depressão, ao longo da vida acomete aproximadamente uma em cada cinco mulheres e um em cada sete homens. Segundo a Organização Mundial de Saúde, é o transtorno de saúde que mais acarreta anos perdidos por doença. Descrita desde os primórdios da evolução médica, denominada melancolia por Hipócrates, a depressão também tem instigado o interesse científico tanto para esclarecer suas causas como seu tratamento.

Depressão e dor são comorbidades frequentes. Aproximadamente metade dos pacientes com dor crônica apresentam transtorno depressivo maior (TDM) e dentre aqueles com TDM até 60% podem apresentar dor. Além disso, quando associadas, depressão e dor causam um impacto negativo à sociedade, acarretando um custo significativamente maior de tratamento, menor produtividade e maior número de faltas no trabalho.

Condições médicas não psiquiátricas apresentam elevada associação com dor e depressão. A comorbidade dor e depressão é complexa; peculiaridades existem em função de aspectos de personalidade, sociais, culturais e em particular decorrentes da condição médica não psiquiátrica associada.

Nesse contexto, nesse livro procuramos aprofundar o conhecimento sobre as peculiaridades da comorbidade dor e depressão em função da condição médica não psiquiátrica associada.

Para tanto selecionamos tópicos centrais e convidamos profissionais com experiência clínica e/ou científica para desenvolver cada capítulo. Sempre que possível a contribuição foi multidisciplinar, incluindo um profissional com formação especifica em aspectos psiquiátricos e/ou psicológicos e um profissional com formação voltada para a condição médica não psiquiátrica.

Deste modo, ao longo do livro, o leitor terá acesso a uma visão integrada da condição médica não psiquiátrica, dolorosa e depressiva como sintetizamos a seguir.

Embora a dor possa causar sofrimento e esse cronicamente aumentar o risco para a depressão a depressão pode ocorrer em função de outros fatores no paciente com dor e uma condição médica não psiquiátrica. Ilustrando essa situação, no capítulo Depressão e Dor Oncológica, os autores descrevem a relevância de se considerar o interferon (utilizado no tratamento do câncer) como um potencial fator etiológico da depressão.

Dor e depressão são condições que aumentam significativamente o risco de suicídio. No capítulo Comportamento Suicida do Paciente com Dor os autores descrevem os principais aspectos para avaliação e abordagem visando reduzir o risco de suicídio nesses pacientes.

O capitulo Depressão e Dor no Idoso traz contribuições para a realização do diagnóstico da depressão bem como de comprometimentos cognitivos que são essenciais para o tratamento adequado da dor nessa população.

A catastrofização pode dificultar significativamente o tratamento do paciente com dor e depressão. O capitulo Depressão e Dor em Lesados Medulares e o capítulo Dor Hematológica alem de outros aspectos, trazem fundamentos essenciais para a compreensão e manejo da catastrofização nesses pacientes.

A personalidade pode interferir de modo significativo no processo de adoecer. Nos capítulos sobre dor facial, cefaleia, lombalgia e fibromialgia o leitor poderá apreciar aspectos relevantes sobre a associação entre personalidade, dor crônica, depressão e essas condições médicas não psiquiátricas.

Em síntese, acreditamos que ao considerar a peculiaridade da interação entre dor e depressão considerando a condição médica não psiquiátrica associada o profissional terá uma visão mais acurada de seu paciente. Como consequência, estabelecerá um diagnóstico mais preciso tanto clínico como da situação como um todo, viabilizando um programa terapêutico mais específico e efetivo. Esperamos que a presente publicação, com enfoque inédito em nosso meio, traga uma preciosa contribuição a todo o profissional de saúde preocupado em oferecer a melhor assistência possível ao seu paciente com dor, depressão e uma condição médica não psiquiátrica associada.

Os Editores

Sumário

1 Introdução – Depressão e Dor: Critérios Diagnósticos e de Avaliação Terapêutica, *1*
Bruno Pinatti Ferreira de Souza
Renério Fráguas Júnior
Danyella de Melo Santos

2 Lombalgia e Depressão, *11*
Joaci Oliveira Araújo
Sidarta Zuanon Dias
Alice Arruda Câmara de Paula
Adolfo Marcondes Amaral Neto
Rubens Hirsel Bergel

3 Depressão e Fibromialgia, *25*
Danyella de Melo Santos
Helena Hideko Seguchi Kaziyama

4 Depressão e Dor Facial, *35*
José Tadeu Tesseroli de Siqueira
Sílvia Regina Dowgan Tesseroli de Siqueira

5 Depressão e Cefaleias, *47*
Antônio Cezar Ribeiro Galvão
Dalva Carrocini

6 Depressão e Dor em Lesados Medulares, *61*
Ana Cristina Nakata
Marushcka Salles Frazão de Assis
Chei Tung Teng

7 Depressão e Dor Torácica Não-Cardíaca, *69*
Renério Fráguas Júnior
Marcos Vinicius Cardeal
Carlos Vicente Serrano
Mauricio Wajngarten

8 Depressão e Dor Abdominal, *83*
Débora Luciana Melzer-Ribeiro
João Carlos Pereira Gomes
Fernando da Costa Ferreira Novo

9 Dor Pélvica Crônica e Depressão, *93*
Telma Regina Mariotto Zakka
Gláucia Rosana Benute Guerra
Lin Tchia Yeng
Manoel Jacobsen Teixeira

10 Depressão e Dor Hematológica, *113*
Vanessa de Albuquerque Cítero
Fátima Lucchesi

11 Depressão e Dor Oncológica, 119
Sara Mota Borges Bottino
Nancy Koseki

12 Depressão e Dor no Idoso, *133*
Vanessa de Albuquerque Cítero
Theodora Karnakis

13 Comportamento Suicida no Paciente com Dor, *141*
Carolina de Mello Santos
Pedro Altenfelder Silva

14 Depressão Secundária ao Uso de Medicamentos Utilizados em Pacientes com Dor, *151*
Renato Lendimuth Mancini

15 Psicofármacos no Tratamento da Dor e da Depressão em Pacientes com Dor Crônica, *163*
André Russowsky Brunoni

Índice Remissivo, *171*

Capítulo 1

Depressão e Dor
Critérios Diagnósticos e de Avaliação Terapêutica

Bruno Pinatti Ferreira de Souza
Renério Fráguas
Danyella de Melo Santos
João Augusto Bertuol Figueiró

➢ Depressão e dor

Depressão e dor são comorbidades frequentes. Estudos epidemiológicos apontam que 52% dos pacientes com dor crônica apresentam transtorno depressivo maior (TDM) e 65% dos pacientes com TDM apresentam dor[1]. Além disso, sabe-se que a população de pacientes com a comorbidade depressão e dor causa um impacto negativo em diversas áreas da sociedade, uma vez que demandam um custo significativamente maior de tratamento[2], apresentam menor produtividade e maior número de faltas no trabalho[3], além de ter menor chance de remissão dos sintomas depressivos[4]. Pacientes com sintomas depressivos residuais apresentam maior comprometimento funcional em aspectos físicos e sociais[5,6], maior taxa de tentativas de suicídio[7], maior prejuízo nas relações matrimoniais[8] e pior desenvolvimento na saúde mental de seus filhos[9].

Na atenção primária, o diagnóstico de depressão pode muitas vezes não ser evidente, pois pelo menos 75% dos pacientes com depressão atendidos nesse setor apresentam exclusivamente queixas físicas[10,11] e raramente atribuem seus sintomas dolorosos à depressão ou outra doença psiquiátrica. Estas queixas físicas acabam muitas vezes sendo interpretadas como uma doença física, sendo investigadas e tratadas como tal, ao invés de se explorar os sintomas dolorosos de uma maneira mais ampla, inserindo-os também como potenciais indicativos de um transtorno mental.

➢ Dor

Apesar de ser uma experiência corriqueira e conhecida por todos, a definição de dor não é tão simples quanto parece. Isso por ser uma experiência subjetiva que varia individualmente em função de aspectos emocionais, culturais e ambientais. A definição de dor mais aceita atualmente é a da *International Association for the Study of Pain* (IASP), que define dor como uma "experiência sensorial e emocional desagradável, associada a dano presente ou potencial, ou descrita em termos de tal dano". Complementando o conceito, é ressaltado que a dor é um fenômeno multidimensional que envolve aspectos fisiológicos, sensoriais, afetivos, cognitivos, comportamentais e sócio-culturais. Por esta grande variedade de aspectos envolvidos na dor, é natural que sua avaliação seja ampla e complexa.

Critérios Diagnósticos

Mesmo sendo uma experiência subjetiva, é necessário na prática clínica uma avaliação objetiva da dor. Para tanto, há diversos instrumentos de mensuração da dor que podem ser divididos em unidimensionais e multidimensionais.

As escalas unidimensionais estão entre as mais utilizadas pela fácil e rápida aplicação; no entanto, avaliam apenas um aspecto: a intensidade da dor. Nesse modelo de avaliação, temos a Escala Visual Analógica (EVA), que consiste em uma linha reta não numerada, tendo uma extremidade indicando a ausência de dor e a outra extremidade representando a pior dor imaginável; o paciente deve marcar um ponto nesse intervalo para assinalar a intensidade de sua dor. A Escala Visual Numérica (EVN) parte do mesmo princípio que a EVA, mas a linha possui uma graduação numérica que vai da ausência de dor (0) a pior dor imaginável[10]. Apesar da praticidade e de serem muito úteis na avaliação longitudinal do tratamento, as escalas unidimensionais apresentam uma limitação considerável como instrumento de avaliação por não abordarem os outros aspectos da experiência dolorosa.

Para uma avaliação mais completa da dor, temos os instrumentos multidimensionais, como o questionário de McGill[12]. De um modo geral, a avaliação multidimensional da dor pode ser divida em três dimensões: a sensorial-discriminativa, a motivacional-afetiva e a cognitiva-avaliativa. A dimensão sensório-discriminativa avalia os componentes físicos da dor, como localização, intensidade, qualidade e irradiação, entre outros. A motivacional-afetiva volta-se para como o paciente interpreta a experiência dolorosa; portanto, nessa dimensão busca-se a associação da dor com aspectos como tensão, medo, punição e outros sentimentos. Já a dimensão cognitivo-avaliativa foca nos aspectos relacionados à compreensão da dor através das características sensoriais e afetivas, significado da situação, representações dos sintomas e outros aspectos cognitivos (Tabela 1.1).

Tabela 1.1
Critérios para Avaliação Multidimensional da Dor

Dimensão da experiência dolorosa	Fatores avaliados
Sensório-discriminativa (Componentes físicos da dor)	Intensidade
	Localização
	Qualidade
	Irradiação
	Fatores temporais
	Fatores de piora e melhora
	Necessidade de doses de resgate
	Impacto no sono
Motivacional-afetiva (Interpretação da experiência dolorosa)	Tensão
	Medo
	Punição
	Respostas neurovegetativas
Cognitiva-avaliativa (Compreensão da experiência dolorosa)	Características sensoriais e afetivas
	Experiências passadas
	Significado da situação
	Representação dos sintomas

Critérios de Avaliação Terapêutica

As escalas unidimensionais podem fornecer uma visualização longitudinal da intensidade da dor e ser um parâmetro objetivo para resposta ao tratamento, mas continuam fornecendo uma visão muito restrita do fenômeno doloroso. Portanto, a avaliação terapêutica não deve deixar de abordar a dor utilizando um olhar biopsicossocial. E se apesar de na prática a avaliação multidimensional for trabalhosa e demorada, deve-se ter sempre em mente três questões fundamentais propostas por Angelotti e Sardá na avaliação do fenômeno doloroso:

- Qual a extensão e magnitude da doença ou sintoma?
- Como a dor interfere na vida do paciente e quais as limitações impostas por ela?
- Quando e como os sintomas podem estar sendo alterados por aspectos sociais, emocionais ou comportamentais?[13].

➢ Depressão

A depressão é um transtorno psiquiátrico que tem como características principais o humor deprimido e a anedonia. O grande impacto que gera em âmbito populacional advém de sua elevada prevalência e de seu curso crônico e recorrente. Estudos demonstram que a prevalência da depressão na população norte-americana é de 6,6% em um ano e de 16,2% em toda vida[14]. Dados do International Consortium of Psychiatric Epidemiology (ICPE) Surveys, que incluiu o Brasil, além de países da Europa, América do Norte, Ásia e outros países da América do Sul, indicaram uma prevalência ao longo da vida de 8% a 12% do episódio depressivo maior[15]. De acordo com dados de um estudo avaliando uma área de captação, a prevalência de episódio depressivo ao longo da vida na cidade de São Paulo foi de 16%[16]. Em populações com co-morbidades clínicas sabe-se que a prevalência de depressão aumenta consideravelmente. Em pacientes internados com qualquer doença física, a prevalência de depressão gira em torno de 22% a 33%[17] e chega a 47% em pacientes com câncer[18]. De modo geral, 80% dos pacientes com depressão recorrente, se não tratados, terão um novo episódio ao longo de três anos[19] e 12% dos pacientes apresentam um curso crônico sem remissão completa dos sintomas[20]. É importante ressaltar que a depressão é uma doença com alto grau de incapacitação, assemelhando-se a doenças isquêmicas cardíacas graves[21] e com maior prejuízo do que a angina, artrite, asma e diabetes[22].

Apesar de prevalente e impactante, estudos demonstram que médicos não-psiquiatras têm dificuldade em reconhecer e diagnosticar a depressão. Em serviços médicos gerais, 30% a 50% dos pacientes com depressão não recebem o diagnóstico[23,24,25].

Critérios Diagnósticos

Atualmente há dois sistemas classificatórios para operacionalização do diagnóstico de depressão mais amplamente utilizados: o Manual Diagnóstico de Transtornos Mentais – Texto Revisado (DSM-IV-TR)[26] e a Classificação Estatística Internacional de Doenças e Problemas Relacionados à Saúde – Décima Revisão (CID10)[27].

O DSM-IV-TR foi publicado, em 2000, pela Associação Psiquiátrica Americana (APA), sendo um sistema multiaxial que avalia o paciente em cinco eixos:

- *Eixo I:* Consiste de distúrbios clínicos e de outras condições que possam ser foco da atenção clínica.
- *Eixo II:* Consiste de transtornos da personalidade e retardo mental.

- *Eixo III:* Lista qualquer transtorno físico ou condição médica geral que esteja presente além do transtorno mental. A condição clínica pode ser causativa ou não estar relacionada ao transtorno mental.
- *Eixo IV:* Codificar os problemas psicossociais e ambientais que contribuem significativamente para o desenvolvimento ou exacerbação do transtorno atual.
- *Eixo V:* Escala de avaliação global do funcionamento pela qual os clínicos analisam os níveis gerais de funcionamento dos pacientes durante determinado período.

De acordo com DSM-IV-TR, um transtorno depressivo maior ocorre sem história de episódios maníacos, mistos ou hipomaníacos. Cada episódio deve durar, no mínimo, duas semanas, e tipicamente o indivíduo com diagnóstico de episódio depressivo maior também experimenta pelo menos quatro sintomas de uma lista que inclui mudanças no apetite e no peso, alterações no sono e no nível de atividade, falta de energia, sentimentos de culpa, dificuldade para pensar e tomar decisões, além de pensamentos recorrentes de morte e suicídio (Tabela 1.2). Além do diagnóstico, o DSM-IV-TR oferece uma série de critérios especificadores quanto às características, gravidade e situação do episódio depressivo detalhados na Tabela 1.3.

Apesar de amplamente utilizado em pesquisas, o DSM-IV-TR sofre muitas críticas quanto à sua aplicabilidade na prática clínica pelo grande número de detalhes em comparação ao CID10[28].

Tabela 1.2
Critérios do DSM-IV-TR para Episódio Depressivo Maior

A. No mínimo, cinco dos seguintes sintomas estiveram presentes durante o mesmo período de duas semanas e representam uma valteração do funcionamento anterior; pelo menos um dos sintomas é (1) humor deprimido ou (2) perda do interesse ou prazer.
Não incluir sintomas nitidamente devidos a uma condição médica geral ou alucinações ou delírios incongruentes com o humor.
 1. Humor deprimido na maior parte do dia, quase todos os dias, indicado por relato subjetivo ou observações feitas por terceiros (em crianças e adolescentes pode ser humor irritável).
 2. Acentuada diminuição do interesse ou prazer em todas ou quase todas as atividades na maior parte do dia, quase todos os dias (indicado por relato subjetivo ou por terceiros)
 3. Perda ou ganho significativo de peso sem estar em dieta ou diminuição ou aumento do apetite quase todos os dias.
 4. Insônia ou hipersonia quase todos os dias.
 5. Agitação ou retardo psicomotor, quase todos os dias (observáveis por outros, não meramente sensações subjetivas de inquietação ou de estar mais lento).
 6. Fadiga ou perda de energia quase todos os dias.
 7. Sentimento de inutilidade ou culpa excessiva ou inadequada (que pode ser delirante) quase todos os dias.
 8. Capacidade diminuída de pensar ou concentrar-se ou indecisão quase todos os dias (por relato subjetivo ou por terceiros).
 9. Pensamentos de morte recorrentes (não apenas medo de morrer), ideação suicida recorrente sem um plano específico, tentativa de suicídio ou plano específico para cometer suicídio.

B. Os sintomas não satisfazem os critérios para episódio misto.

C. Os sintomas causam sofrimento clinicamente significativo ou prejuízo no funcionamento social ou ocupacional ou em outras áreas importantes da vida do indivíduo.

D. Os sintomas não se devem aos efeitos fisiológicos diretos de uma condição médica geral.

E. Os sintomas não são mais bem explicados por luto, ou seja, após a perda de um ente querido, os sintomas persistem por mais de dois meses ou são caracterizados por acentuado prejuízo funcional, preocupação mórbida com desvalia, ideação suicida, sintomas psicóticos ou retardo psicomotor.

Tabela 1.3
Critérios Especificadores para Episódio Depressivo Maior (DSM-IV-TR)

Leve	Poucos sintomas (se existem) além dos exigidos para o diagnóstico, sendo que esses sintomas resultam apenas em pequeno prejuízo no funcionamento ocupacional, em atividades sociais habituais ou no relacionamento com os outros.
Moderado	Sintomas de prejuízo funcional entre leve e grave.
Grave, sem características psicóticas	Diversos sintomas excedendo os necessários para o diagnóstico, sendo que os sintomas interferem acentuadamente no funcionamento ocupacional, em atividades sociais habituais ou no relacionamento com os outros.
Grave, com características psicóticas	Delírios ou alucinações: • Características psicóticas congruentes com o humor: delírios ou alucinações cujo conteúdo é inteiramente coerente com os temas depressivos típicos de inadequação pessoal, culpa, doença, morte, niilismo ou punição merecida. • Características psicóticas incongruentes com o humor: delírios ou alucinações cujo conteúdo não envolve os temas depressivos típicos de inadequação pessoal, culpa, doença, morte, niilismo ou punição merecida. Estão incluídos sintomas como delírios persecutórios, inserção de pensamentos, irradiação de pensamentos e delírios de controle.
Em remissão parcial	Presença de sintomas de um episódio depressivo maior, porém não são satisfeitos todos os critérios ou existe um período sem quaisquer sintomas significativos de episódio depressivo maior, com duração mínima de dois meses após o término de um episódio depressivo maior.
Em remissão completa	Durante os últimos dois meses, ausência de sinais ou sintomas significativos da perturbação.
Crônico	Todos os critérios para episódio depressivo maior foram satisfeitos continuamente por um período mínimo de dois anos.

Com Características Melancólicas	• Qualquer um dos seguintes quesitos ocorrendo durante o período mais grave do episódio atual:
	  – Perda de prazer por todas (ou quase todas) as atividades.
	  – Falta de reatividade a estímulos habitualmente agradáveis (não se sente melhor, mesmo temporariamente, quando acontece algo agradável).
	• Três (ou mais) dos seguintes quesitos:
	  – Qualidade distinta de humor depressivo (p. ex., o humor depressivo é vivenciado como nitidamente diferente do tipo de sentimento experimentado após a morte de um ente querido).
	  – Depressão regularmente pior pela manhã.
	  – Despertar muito cedo pela manhã (pelo menos duas horas antes do horário habitual).
	  – Acentuado retardo ou agitação psicomotora.
	  – Anorexia ou perda de peso significativa.
	  – Culpa excessiva ou inadequada.

Com Características Atípicas	• Reatividade do humor (p. ex., o humor melhora em resposta a eventos positivos reais ou potenciais).
	• Duas ou mais das seguintes características:
	  – Ganho de peso ou aumento do apetite significativos.
	  – Hipersonia.
	  – Paralisia de "chumbo" (i.e., sensações de peso, de ter chumbo nos braços ou nas pernas).
	  – Padrão persistente de sensibilidade à rejeição interpessoal (não limitado aos episódios de perturbação do humor) que resulta em prejuízo social ou ocupacional significativo.
	• Não são satisfeitos os critérios de características melancólicas ou de características catatônicas durante o mesmo episódio.

Com Características Catatônicas	• Predomínio de, no mínimo, dois dos seguintes aspectos:
	  – Imobilidade evidenciada por catalepsia (incluindo flexibilidade cérea) ou estupor.
	  – Atividade motora excessiva (aparentemente sem propósito e não influenciada por estímulos externos).
	  – Negativismo extremo (resistência aparentemente imotivada a todas as instruções ou manutenção de uma postura rígida, contrariando tentativas de mobilização) ou mutismo.
	  – Peculiaridades dos movimentos voluntários, evidenciadas por posturas (adoção voluntária de posturas inadequadas ou bizarras), movimentos estereotipados, maneirismos ou trejeitos faciais proeminentes.
	  – Ecolalia ou ecopraxia.

Com início no pós-parto	O início do episódio ocorre dentro de quatro semanas do período pós-parto.

O CID10 é um sistema classificatório de doenças criado pela Organização Mundial de Saúde que entrou em vigor em 1993. É um sistema amplamente utilizado e possui a vantagem de ser mais aplicável na prática clínica por não possuir um grande número de especificações como o DSM-IV-TR. Os transtornos psiquiátricos são abordados no capítulo de Transtornos Mentais e Comportamentais, sendo a depressão referida como Transtornos do Humor (afetivos) e dividida nas seguintes categorias: Episódio Depressivo, Transtorno Depressivo Recorrente, Transtornos Persistentes do Humor, Outros Transtornos do Humor e Transtorno do Humor não-especificado. Os critérios diagnósticos e especificações do Episódio Depressivo estão expostos na Tabela 1.4.

Critérios de Avaliação Terapêutica da Depressão

Na avaliação terapêutica de pacientes com depressão é importante ter claro os conceitos de resposta e remissão. A resposta corresponde a uma diminuição da sintomatologia e a remissão corresponde ao retorno do nível de funcionamento pré-mórbido. Assim, a avaliação terapêutica dos pacientes deprimidos passa por conceitos simples, mas pode muitas vezes ser difícil quantificar a melhora ou piora da depressão, em grande parte pela subjetividade dos sintomas e dos relatos dos pacientes. No entanto, é de suma importância avaliar-se objetivamente a resposta ao tratamento para identificar de forma precoce e segura os quadros refratários ao tratamento. Para facilitar tal avaliação, o clínico pode lançar mão de escalas de avaliação de gravidade da depressão, que podem ser de autoavaliação, avaliação feita por um entrevistador ou mistas. Dentre as escalas para avaliação por um entrevistador, a mais utilizada atualmente é a de Hamilton[29], considerada padrão-ouro, sendo amplamente utilizada em pesquisas e na prática clínica. E dentre as escalas de autoavaliação, a mais utilizada é o Inventário de Depressão de Beck[30].

> **Diagnóstico da Depressão em Pacientes com Cor**

Como exposto anteriormente, o diagnóstico da depressão em pacientes com dor pode muitas vezes ser desafiador. É natural imaginar que os dois sintomas principais da depressão, humor deprimido e anedonia, sejam prevalentes e garantam especificidade para o diagnóstico de depressão mesmo nessa população. No entanto, vemos que podem surgir incertezas quando avaliamos os demais critérios do DSM-IV. Quatro dos sete critérios não-fundamentais podem ser atribuíveis a um quadro doloroso: alterações do sono, anorexia, fadiga ou perda de energia e dificuldade de concentração. Diante disso, foi proposto por Endicott[31] que o diagnóstico de depressão em pacientes com comorbidades clínicas seria mais fácil substituindo estes quatro critérios pelos seguintes: aparência deprimida ou amedrontada, isolamento social ou diminuição da comunicação pela fala, preocupação excessiva, autopiedade ou pessimismo e diminuição da modulação do humor. Porém, há controvérsias se a retirada de sintomas somáticos aumenta a eficácia do diagnóstico de depressão nessa população; o Inventário para Depressão de Beck foi avaliado juntamente com a Escala para Depressão do Centro para Estudos Epidemiológicos em uma população com dor crônica mostrando a mesma capacidade de discriminar os pacientes deprimidos, mesmo com a retirada dos sintomas somáticos dos questionários[32]. Dentre os sintomas depressivos, tem-se observado que alterações da psicomotricidade são mais típicas de quadros depressivos do que de quadros orgânicos, sendo poucas as doenças que produzem retardo psicomotor, como doença de Parkinson e hipotireoidismo.

Diante de tais considerações, observamos que para o diagnóstico de depressão nos pacientes com dor é fundamental não só pesquisar sintomas depressivos, mas explorar o que cada sintoma significa para o paciente. Nesse ponto, a avaliação multidimensional da experiência

Tabela 1.4
Critérios do CID10 para Episódios Depressivos (F32)

Nos episódios típicos de cada um dos três graus de depressão – leve, moderado ou grave, o paciente apresenta um rebaixamento do humor, redução da energia e diminuição da atividade. Existe alteração da capacidade de experimentar o prazer, perda de interesse, diminuição da capacidade de concentração, associadas em geral à fadiga importante, mesmo após um esforço mínimo. Observam-se em geral problemas do sono e diminuição do apetite. Existe quase sempre uma diminuição da autoestima e da autoconfiança e frequentemente ideias de culpabilidade e/ou de indignidade, mesmo nas formas leves. O humor depressivo varia pouco de dia para dia ou segundo as circunstâncias e pode ser acompanhado de sintomas ditos "somáticos", como, por exemplo, perda de interesse ou prazer, despertar matinal precoce, várias horas antes da hora habitual de despertar, agravamento matinal da depressão, lentidão psicomotora importante, agitação, perda de apetite, perda de peso e perda da libido. O número e a gravidade dos sintomas permitem determinar três graus de um episódio depressivo: leve, moderado e grave.

Inclui:
- Episódios isolados de uma:
  – depressão:
    - psicogênica
    - reativa
  – reação depressiva

Exclui:
- Quando associados com transtornos de conduta em F91.- (F92.0)
- Transtornos (de):
  – adaptação (F43.2)
  – depressivo recorrente (F33.-)

F32.0 Episódio depressivo leve
Geralmente estão presentes ao menos dois ou três dos sintomas citados anteriormente. O paciente usualmente sofre com a presença destes sintomas, mas provavelmente será capaz de desempenhar a maior parte das atividades.

F32.1 Episódio depressivo moderado
Geralmente estão presentes quatro ou mais dos sintomas citados anteriormente e o paciente aparentemente tem muita dificuldade para continuar a desempenhar as atividades de rotina.

F32.2 Episódio depressivo grave sem sintomas psicóticos
Episódio depressivo onde vários dos sintomas são marcantes e angustiantes, tipicamente a perda da autoestima e ideias de desvalia ou culpa. As ideias e os atos suicidas são comuns e observa-se em geral uma série de sintomas "somáticos".
Depressão:
- agitada
- maior episódio único sem sintomas psicóticos
- vital

F32.3 Episódio depressivo grave com sintomas psicóticos
Episódio depressivo correspondente à descrição de um episódio depressivo grave (F32.2), mas acompanhado de alucinações, ideias delirantes, de uma lentidão psicomotora ou de estupor de uma gravidade tal que todas as atividades sociais normais tornam-se impossíveis; pode existir o risco de morrer por suicídio, de desidratação ou de desnutrição. As alucinações e os delírios podem não corresponder ao caráter dominante do distúrbio afetivo.
Episódios isolados de:
- depressão:
  – major com sintomas psicóticos
  – psicótica
  – psicose depressiva:
    - psicogênica
    - reativa

F32.8 Outros episódios depressivos
Depressão atípica
Episódios isolados de uma depressão "mascarada" SOE

F32.9 Episódio depressivo não especificado
Depressão SOE
Transtorno depressivo SOE

dolorosa torna-se uma ferramenta valiosa. Especialmente a avaliação motivacional-afetiva e cognitiva-avaliativa, que avaliam a interpretação e a compreensão da experiência dolorosa, possibilitando a visualização do componente afetivo subjacente à queixa e, a partir de então, o julgamento se o sintoma deve ou não ser atribuído a um quadro depressivo.

> Tratamento da Depressão em Pacientes com Dor

O objetivo do tratamento da depressão é sempre a remissão completa dos sintomas depressivos e a presença de dor não muda este objetivo. No entanto, sabe-se que na presença de quadros álgicos o tratamento antidepressivo tem suas peculiaridades. A intensidade da dor, antes mesmo do início do tratamento antidepressivo, já esta associada a fatores que podem comprometer sua resposta, tais como quadros depressivos graves, pior autopercepção da saúde, maior taxa de desemprego e maior utilização de serviços de saúde[33]. Além disso, chama atenção a associação entre quadros dolorosos graves e a maior frequência de suicídio[34]. Uma vez iniciado o tratamento antidepressivo, sabe-se que pacientes com dor apresentam pior resposta quanto a sintomas físicos, psiquiátricos e funcionais[35]. É fundamental que o clínico esteja atento ao quadro álgico, uma vez que a ausência de melhora nos sintomas dolorosos ao longo do tratamento antidepressivo tem sido associada à maior sintomatologia depressiva e depressão crônica[33,36-37] e a diminuição dos sintomas dolorosos está associada à redução dos sintomas depressivos[38].

Além da ação antidepressiva propriamente dita, um fator fundamental na escolha da medicação antidepressiva é a atuação que esta droga pode ter sobre a dor. Sabe-se que os antidepressivos que atuam nos neurotransmissores serotonina e/ou noradrenalina costumam ter efeito no controle da dor, havendo maiores evidências para a importância do último[39]. No entanto, os que atuam em ambos os neurotransmissores são os mais eficazes[40]. Inclusive, estas drogas são utilizadas no controle da dor mesmo em pacientes sem depressão. Em muitos casos, as doses utilizadas no controle da dor ainda não são eficazes para o tratamento da depressão, como no caso da amitriptilina, que apresenta eficácia para dor com doses a partir de 12,5 a 25 mg/dia, mas tem sua ação antidepressiva apenas a partir de 75 mg/dia. Desta forma, quando diagnosticada depressão em pacientes com dor crônica que já fazem uso de antidepressivos, uma boa opção é a progressão, quando possível, para doses adequadas ao tratamento da depressão.

Outro ponto fundamental na escolha do tratamento antidepressivo é o perfil de interação medicamentosa. Além do tratamento das causas da dor, estes pacientes devem ser submetidos ao controle dela e, diferentente da dor aguda, que, na maioria dos casos, é controlada com facilidade, a dor crônica muitas vezes mostra-se refratária. Nestes casos, não é raro que os pacientes possam necessitar de diversas medicações, como anti-inflamatórios não hormonais, anticonvulsivantes, corticoides e opioides nas mais variadas doses e combinações para o controle da dor. Assim, o clínico deve sempre ter em mente que pacientes com quadros álgicos, se já não fazem uso de polifarmácia, são potenciais candidatos a fazê-lo, e que estas medicações podem ter seu metabolismo influenciado ou influenciar o metabolismo dos antidepressivos.

Os antidepressivos tricíclicos (ADT), como a amitriptilina, são uma boa opção para o tratamento da depressão em pacientes com dor, uma vez que mostram-se eficazes no combate a dor crônica desde doses baixas e com respostas relativamente rápidas para dor (dois a três dias). No entanto, esta classe de antidepressivos está associada a mais efeitos colaterais e interações medicamentosas, podendo limitar seu uso. Os antidepressivos duais, como venlafaxina e duloxetina, atuam tanto no sistema noradrenérgico como serotoninérgico e têm demonstrado bons resultados sobre a dor com maior tolerabilidade do que os ADT. Já os inibidores seletivos de recaptação de serotonina, apesar de, em modo geral, apresentarem maior tolerabilidade e menor interação medicamentosa, têm uma atuação menos convincente sobre a dor. A pregabalina é um anticonvulsivante análogo do acido gama-aminobutírico comumente utilizado no controle da dor em fibromialgia, que, no meio acadêmico, vem trazendo novas perspectivas para o tratamento da comorbidade depressão e dor. Estudos especulam que esta medicação, responsável pela redução da liberação dos neurotransmissores glutamato, noradrenalina e substancia P, pode ter efeito antidepressivo e ansiolítico[41,42].

➢ Referências Bibliográficas

1. Bair MJ et al. Depression and pain comorbidity: a literature review. Arch Intern Med 2003; 163(20):2433-2445.
2. Gameroff MJ, Olfson M. Major depressive disorder, somatic pain, and health care costs in an urban primary care practice. J Clin Psychiatry 2006; 67(8):1232-1239.
3. Demyttenaere K et al. Comorbid painful physical symptoms and depression: prevalence, work loss, and help seeking. J Affect Disord 2006; 92(2-3):185-193.
4. Geerlings SW et al. Longitudinal relationship between pain and depression in older adults: sex, age and physical disability. Soc Psychiatry Psychiatr Epidemiol 2002; 37(1):23-30.
5. Keller MB. Past, present, and future directions for defining optimal treatment outcome in depression: remission and beyond. JAMA 2003; 289(23):3152-3160.
6. Sobocki P et al. The mission is remission: health economic consequences of achieving full remission with antidepressant treatment for depression. Int J Clin Pract 2006; 60(7):791-798.
7. Kennedy N, Foy K. The impact of residual symptoms on outcome of major depression. Curr Psychiatry Rep 2005; 7(6):441-446.
8. Bromberger JT, Wisner KL, Hanusa BH. Marital support and remission of treated depression. A prospective pilot study of mothers of infants and toddlers. J Nerv Ment Dis 1994; 182(1):40-44.
9. Weissman MM et al. Remissions in maternal depression and child psychopathology: a STAR*D-child report. JAMA 2006; 295(12):1389-1398.
10. Simon GE et al. An international study of the relation between somatic symptoms and depression. N Engl J Med 1999; 341(18):1329-1335.
11. Sawamoto N et al. Expectation of pain enhances responses to nonpainful somatosensory stimulation in the anterior cingulate cortex and parietal operculum/posterior insula: an event-related functional magnetic resonance imaging study. J Neurosci 2000; 20(19):7438-7445.
12. Melzack R. The McGill Pain Questionnaire: major properties and scoring methods. Pain 1975; 1(3):277-299.
13. Angelotti G, Sardá JJ. Avaliação Psicológica da Dor. In: Figueiró JA, Angelotti G, Pimenta CA de M (org.). Dor e Saúde Mental. São Paulo: Atheneu, 2005.
14. Waraich P et al. Prevalence and incidence studies of mood disorders: a systematic review of the literature. Can J Psychiatry 2004; 49(2):124-138.
15. Andrade L et al. The epidemiology of major depressive episodes: results from the International Consortium of Psychiatric Epidemiology (ICPE) Surveys. Int J Methods Psychiatr Res 2003; 12(1):3-21.
16. Andrade L et al. Prevalence of ICD-10 mental disorders in a catchment area in the city of Sao Paulo, Brazil. Soc Psychiatry Psychiatr Epidemiol 2002; 37(7):316-325.
17. World Psychiatric Association. Educational program on depressive disorders. Overview and fundamental aspects. World Psychiatric Association: New York 1997.
18. Bukberg J, Penman D, Holland JC. Depression in hospitalized cancer patients. Psychosom Med 1984; 46(3):199-212.
19. Anderson IM, Nutt DJ, Deakin JF. Evidence-based guidelines for treating depressive disorders with antidepressants: a revision of the 1993 British Association for Psychopharmacology guidelines. British Association for Psychopharmacology. J Psychopharmacol 2000; 14(1):3-20.
20. Souery D et al. Clinical factors associated with treatment resistance in major depressive disorder: results from a European multicenter study. J Clin Psychiatry 2007; 68(7):1062-1070.
21. Wells KB et al. The functioning and well-being of depressed patients. Results from the Medical Outcomes Study. JAMA 1989; 262(7):914-919.

22. Moussavi S et al. Depression, chronic diseases, and decrements in health: results from the World Health Surveys. Lancet 2007; 370(9590):851-858.
23. Rost K et al. Persistently poor outcomes of undetected major depression in primary care. Gen Hosp Psychiatry 1998; 20(1):12-20.
24. Ronalds C et al. Outcome of anxiety and depressive disorders in primary care. Br J Psychiatry 1997; 171:427-433.
25. Freeling P et al. Unrecognised depression in general practice. Br Med J (Clin Res Ed) 1985; 290(6485):1880-1883.
26. DSM-IV Manual Diagnóstico e Estatístico de Transtornos Mentais. Porto Alegre: Artes Médicas Sul, 2000.
27. Organização Mundial de Saúde. Classificação Estatística Internacional de Doenças e Problemas Relacionados à Saúde. Décima Revisão. Edusp. 2009.
28. Kaplan HI, Sadock BJ. Tratado de psiquiatria. 6. ed. Porto Alegre: Artes Médicas Sul 1999; v. 1/2.
29. Hamilton M. A Rating Scale for Depression. Journal of Neurology`, Neurosurgery and Psychiatry 1960; 23:56-62.
30. Beck AT, Ward CH, Mendelsohn M, Mock J, Erbaugh J. An Inventory for Measuring Depression. Archives of General Psychiatry 1961; 4:561-571.
31. Endicott J. Measurement of depression in patients with cancer. Cancer 1984; 53 (10 Suppl):2243-2249.
32. Geisser ME, Roth RS, Robinson ME. Assessing depression among persons with chronic pain using the Center for Epidemiological Studies-Depression Scale and the Beck Depression Inventory: a comparative analysis. Clin J Pain 1997; 13(2):163-170.
33. Von Korff M et al. Disability and depression among high utilizers of health care. A longitudinal analysis. Arch Gen Psychiatry 1992; 49(2):91-100.
34. Fishbain DA et al. Chronic pain-associated depression: antecedent or consequence of chronic pain? A review. Clin J Pain 1997; 13(2):116-137.
35. Downes-Grainger E et al. Clinical factors associated with short-term changes in outcome of patients with somatized mental disorder in primary care. Psychol Med 1998; 28(3):703-711.
36. Cherkin DC et al. Predicting poor outcomes for back pain seen in primary care using patients' own criteria. Spine (Phila Pa 1976) 1996; 21(24):2900-2907.
37. Von Korff M et al. Back pain in primary care. Outcomes at 1 year. Spine (Phila Pa 1976) 1993; 18(7):855-862.
38. Von Korff M et al. An epidemiologic comparison of pain complaints. Pain 1988; 32(2):173-183.
39. Campbell LC, Clauw DJ, Keefe FJ. Persistent pain and depression: a biopsychosocial perspective. Biol Psychiatry 2003; 54(3):399-409.
40. Briley M. Clinical experience with dual action antidepressants in different chronic pain syndromes. Hum Psychopharmacol 2004; 19 (Suppl 1):S21-5.
41. Marks DM et al. Does pregabalin have neuropsychotropic effects?: a short perspective. Psychiatry Investig 2009; 6(2):55-58.
42. Stein DJ et al. Efficacy of pregabalin in depressive symptoms associated with generalized anxiety disorder: a pooled analysis of 6 studies. Eur Neuropsychopharmacol 2008; 18(6):422-430.

Capítulo 2

Lombalgia e Depressão

Joaci Oliveira Araújo
Sidarta Zuanon Dias
Alice Arruda Câmara de Paula
Adolfo Marcondes Amaral Neto
Rubens Hirsel Bergel

➢ Introdução

A lombalgia pode ser definida como uma dor no terço inferior da coluna vertebral, em uma área situada entre o último arco costal e a prega cutânea. Como lombociatalgia entende-se a manifestação de dores lombares com irradiações para um ou ambos os membros inferiores. Devido às múltiplas causas de lombalgias, torna-se necessário uma anamnese pormenorizada do paciente com dor na coluna vertebral. Cerca de 90% dos quadros de dor lombar são benignos e autolimitados, e somente 10% são causados por doenças severas, tais como doenças inflamatórias, doenças infecciosas e neoplasias. A causa específica das lombalgias é diagnosticada por médicos não especializados em patologias da coluna vertebral em apenas 15% dos pacientes.

Entre as principais causas de dor na coluna, temos: dor lombar ou de membros inferiores de origem mecânica (entorse ou contratura, discopatias ou síndromes facetaria, hérnias de discais, estenose de canal, fraturas traumáticas ou por osteoporose, espondilolistese, doenças congênitas – cifose e escoliose severas, vértebra de transição), dor lombar de origem não mecânicas (neoplasias – mieloma múltiplo, carcinoma metastático, linfoma, leucemia, tumores medulares, tumores retroperitoniais, tumores espinhais primários, infecções – osteomielite, discite séptica, abscesso paraespinhoso e epidural, herpes-zóster, espondilopartropatias inflamatórias – espondilite anquilosante, psoriática, reativa e associada à doença inflamatória intestinal. Doença de Paget), doença visceral (envolvimento orgânico pélvico – doença inflamatória pélvica crônica, endometriose e prostatite), envolvimento renal (nefrolitíase, pielonefite e abcesso parapiélico), aneurisma de aorta, envolvimento gastrointestinal (pancreatite, colecistite e úlcera perfurante)[1]. Estruturas próximas a coluna vertebral com afecções podem manifestar dor na região lombar.

A Comissão de Avaliação de Instituição de Reabilitação dos Estados Unidos, a Sociedade Americana de Dor e a Agência para Políticas de Saúde têm sugerido avaliações psicológicas como parte do tratamento de síndromes dolorosas, justificando a necessidade de produzir mais conhecimentos sobre a etiologia das dores lombares para que as intervenções mais eficazes possam ser realizadas[2,3].

Os estudos apontam para uma associação entre depressão e ansiedade e a instalação ou manifestação de dores crônicas ou agudas. Tal relação tem sido referencial, a partir da qual a clínica médica e neuropsicológica têm desenvolvido e aplicado técnicas para auxiliar no diagnóstico e tratamento de diversos tipos de dor[4]. Com grande frequência, podemos encontrar dores associadas à lombalgia, à depressão e à ansiedade. Estas, por sua vez, podem prolongar o quadro doloroso, o que gera angústia, incapacidade e insatisfação, seja no trabalho ou na vida social[5].

A lombalgia é comum em pacientes com transtornos psiquiátricos (depressão, ansiedade, fobia, transtorno compulsivo e transtorno somatoforme). Dor lombossacral moderada a intensa e espasmo da musculatura da região lombar podem ser produzidos ou agravados por doenças psiquiátricas. A análise clínica demonstra hiperatividade neurovegetativa e anormalidades psicológicas e comportamentais[6]. A abordagem adequada em dor crônica é multidisciplinar, pois além de estabelecer estratégias de tratamento, orienta o diagnóstico e a reabilitação, bem como elimina as morbidades associadas.

> ## Fisiopatologia da Lombalgia

A dor lombar pode ser primária ou secundária, com ou sem envolvimento neurológico, sendo frequentemente causada por lesão local das estruturas ligamentares intervertebrais ou da musculatura paravertebral com inflamação e espasmos musculares[7]. Além disso, afecções localizadas neste segmento, em estruturas próximas ou mesmo à distância, de natureza diferenciada, como congênitas, neoplásicas, inflamatórias, infecciosas, metabólicas, traumáticas, degenerativas e funcionais, podem provocar dor lombar[8].

O processo degenerativo do disco intervertebral é consequência normal do envelhecimento, que pode ser acompanhado de alterações na produção de proteoglicanos e pode modificar suas propriedades mecânicas[9]. As matrizes extracelular e pericelular podem inicialmente ser modificadas por um estresse anormal sobre o tecido do disco intervertebral[10] e pela produção de mediadores lipídicos da inflamação[11]. Os discos intervertebrais sofrem alterações degenerativas caracterizadas por desidratação no núcleo pulposo com depleção do conteúdo de proteoglicanos no decorrer do tempo. Componentes do núcleo pulposo, mais notadamente a enzima fosfolipase A2, podem atuar diretamente sobre o tecido neural, podendo ocorrer uma resposta inflamatória, manifestando-se como dor lombar. O glutamato, um neurotransmissor excitatório, foi identificado no disco degenerado. A substância P, que está presente em neurônios aferentes, é liberada em resposta a estímulos nocivos e compressão mecânica dos nervos. Estes mecanismos induzem a alterações na viscoelasticidade das estruturas dos elementos da coluna vertebral. Há controvérsia em relação ao papel da ruptura das fibras anulares nas formações das dores lombares, pois há terminações nociceptivas somente no terço externo das suas fibras[12]. As anormalidades degenerativas podem refletir o envelhecimento normal ou a anormalidade clínica, alterações na morfologia e na presença de pinçamento. Assim como os processos degenerativos discais podem ser observados e não são necessariamente sintomáticos, fatores genéticos ou de predisposição familiar contribuem para o desenvolvimento da degeneração discal. A predisposição genética para a discopatia lombar foi confirmada pela sua associação com polimorfismos ou mutações dos genes codificadores para proteínas da matriz do disco intervertebral da cartilagem[13], abrindo novas perspectivas, além de terapia gênica, assim como permite elaborar novas hipóteses sobre a fisiopatologia da degeneração discal[14].

As alterações interapofisárias são comumente atribuídas na origem das lombalgias. A substância P é conhecida como um mediador inflamatório que pode sensibilizar outros mediadores, resultando em dor crônica. Douglas *et al.* identificaram presença de substância P no osso subcondral e na cartilagem articular calcificada[15], enquanto Gronblad *et al.* demonstraram escassez de substância P nas fibras nervosas em nível da faceta articular[16].

A presença de fibras nervosas nociceptivas nas diferentes estruturas das facetas articulares, bem como a existência de nervos autonômicos lá existentes, sugerem que estas estruturas possam causar dor devido à sobrecarga imposta.

O encurtamento dos músculos flexores da coxa de causa indeterminada é a manifestação frequente da espondilolistese. Em vários doentes há frouxidão ligamentar, que pode ser um dos possíveis mecanismos fisiopatológicos da espondilolistese. Os sintomas dolorosos geralmente estão relacionados a escorregamentos superiores a 25%.

A musculatura também exerce papel importante na fisiopatologia da dor lombar. Estudos dirigidos por Laroche *et al.*[17] avaliaram pacientes com cifose lombar, provavelmente secundária a uma "distrofia muscular tardia", comparando a tomografia computadorizada dos músculos espinhais. Os doentes mostraram baixa densidade muscular (avaliada tomograficamente) e diminuição do trabalho dos músculos paravertebrais, após contrações repetidas. Os achados foram compatíveis com as mudanças observadas em alguns pacientes, que podiam ficar na posição ereta logo após acordarem; todavia, durante o dia, adotavam a posição cifótica, indicando baixa resistência da musculatura paravertebral. Métodos de imagem com tomografia computadorizada mostram amiotrofia expressiva dos músculos paraespinhais em lombalgia crônica[18]. A síndrome miofascial exerce papel importante na gênese ou manutenção da lombalgia. Recentemente, as alterações de imagem infravermelha se constituem recurso objetivo na demonstração de pontos-gatilho miofascial, correlatos com queixas do doente[19,20].

Há aumento das aderências anteriores da dura-máter no ligamento longitudinal posterior no segmento lombar com maior prevalência no L5 - S1[21]. O descolamento da dura-máter causa lesões vasculares e nervosas que podem justificar a dor quando o ligamento longitudinal posterior é traumatizado por hérnia de disco. O local mais comum de ocorrência de problemas na coluna vertebral é no segmento L5 - S1, em virtude do mesmo sustentar mais peso do que qualquer outro nível vertebral. Há uma transição do segmento móvel L5 para o segmento estável do sacro (S1), podendo aumentar o estresse sobre a área.

Foram identificados mediadores locais que desempenham um papel importante nas síndromes dolorosas, tais como a interleucina-1, interleucina-6, óxido nítrico e prostaglandinas. A história natural da doença discal lombar revela uma resposta favorável ao tratamento conservador. Estudos revelam que uma hérnia discal, particularmente um grande disco herniado extruso, é reabsorvida com o tempo.

➤ Epidemiologia da Lombalgia

Com o aumento da expectativa de vida da população, evidencia-se uma tendência do crescimento dos doentes de dor crônica, causando impacto nos setores da saúde, social ou econômico.

Estudos epidemiológicos demonstraram que 70% a 80% da população apresentam dor na região lombar em algum momento ou fase de sua vida, com uma incidência anual de 15% a 45%[22]. A depressão é a condição psicológica mais frequente[23]. As publicações sobre dados epidemiológicos dependem do sistema de saúde de cada nação. O número de cirurgias realizadas na coluna vertebral em cada país era proporcional à percentagem dos neurocirurgiões ou cirurgiões ortopédicos em relação aos respectivos habitantes[24]. A prevalência das lombalgias aumenta progressivamente com a idade até 65 anos e se reduz nos anos subsequentes.

A dor aguda constitui um importante sinal de alerta na ocorrência de lesões teciduais ou de disfunções orgânicas e, primariamente, é um sobreaviso, ou seja, um sinal de vigilância ao indivíduo para a necessidade da assistência médica. A dor crônica não apresenta este valor biológico, mas é uma das mais frequentes razões de incapacidades temporária e definitiva. Estudos realizados no Brasil demonstraram que 51,7% dos doentes avaliados pelos médicos entrevistados apresentavam dor crônica e 48,3% dor aguda. As afecções musculoesqueléticas, lombalgia (16,7%) e luxações/contusões (10,0%) foram a primeira causa citada como razão das consultas médicas dos entrevistados. Tais estudos ainda constataram que 13% dos entrevistados consideraram como psicológica ou psiquiátrica a dor de seus doentes. Geralmente, as alterações comportamentais podem ser fatores desencadeantes da dor. A dor crônica é de origem psicológica para 30% dos entrevistados e a aguda para 20,7%. Cerca de 60% das pessoas com depressão apresentam dor, podendo ser de natureza miofascial, sendo que alterações emocionais podem reduzir atividades do sistema supressor da dor[25].

Aproximadamente 20% dos médicos entrevistados consideram como valor terapêutico uma equipe multidisciplinar, incluindo a psicoterapia[25].

A dor sob a visão dos pacientes foi causa de incapacidade das atividades habituais para 84,5% dos doentes. A interferência na vida familiar foi relatada em 93,4% e se traduz em uma série de aspectos, relacionados com o estado de humor do paciente, especialmente irritação, síndromes de ansiedade e depressão. As alterações das capacidades afetivas contribuem para a incapacidade na esfera social, profissional e familiar. Entre os familiares dos 52,8% dos entrevistados houve relato de abandono de emprego. A lombalgia foi citada como a principal causa[25].

Nos Estados Unidos, a lombalgia é a causa mais comum de limitação de atividades em pessoas com menos de 45 anos de idade, a segunda razão mais frequente da procura por consulta médica, a quinta causa no *"rank"* de internação hospitalar e a terceira causa mais comum de cirurgia. Cerca de 2% da força de trabalho é substituída, a cada ano, por causa de lombalgia[26].

Conforme a Associação Americana de Dor, um em cada três americanos sofre de dor crônica, para um atendimento anual estimado de 35 milhões de novas lesões musculoesqueléticas com considerável risco de cronificação em torno de 5% a 20%, com um custo anual de US$ 120 bilhões. Sua incidência é variável, representando cerca de 5% a 35% da população, o que constitui um problema de saúde pública[27,28].

Estudos mostram que as afecções do aparelho locomotor são frequentes, sendo a razão da ocorrência de dor crônica[29]. Walddell denominou a lombalgia como "o enigma da saúde do século XX, e que ainda no século XXI não foi solucionado"[30]. Apresenta incidência duradoura em torno de 70% a 85%[26].

Pesquisa realizada com a população brasileira mostrou que as afecções do aparelho locomotor representadas principalmente por lombalgias são a causa mais comum de dor. A causa prevalente de dor foi em torno de 42,8% dos casos atendidos no Centro Multidisciplinar de Dor do Hospital das Clínicas da Faculdade de Medicina da Universidade de Medicina de São Paulo[31,32]. A prevalência é de 8% a 45% em brasileiros e de 26,3% em norte-americanos. A lombalgia atinge 70% dos brasileiros entre 30 e 39 anos de idade e diminui sua incidência após os 50 anos. Em mulheres existe uma predominância da dor musculoesquelética entre 55 e 64 anos. A prevalência entre homens e mulheres é homogênea a partir dos 65 anos; no entanto, é mais elevada em pessoas com depressão. Isto sugere que exista uma relação envolvendo aspectos endócrinos, constitucionais (próprios do organismo de um indivíduo e que fazem parte do seu temperamento) e hábitos de vida. As condições de vida, socioeconômicas e/ou ocupacionais podem exercer influência na ocorrência da dor lombar[33]. Há, de fato, uma relação entre as queixas e as atividades profissionais que requerem esforços desmedidos ou posturas viciosas, inadequadas e prolongadas.

Estudos epidemiológicos realizados na Dinamarca concluíram que a lombalgia é responsável por 29% de ocorrência de dor crônica de origem não oncológica[34]. É crônica entre 10% e 15% dos trabalhadores[35]. Aproximadamente 11% das pessoas mostram incapacidade devido a dores lombares[36]. É a razão de presença de dor entre 70% e 80% dos casos na região da coluna vertebral[37]. Estudos publicados na revista *Pain* mostram que a lombalgia ocorre na maioria dos dias, pelo menos durante duas semanas, em aproximadamente 3,8% dos indivíduos[38]. Ainda, mostram que responde pela perda de 250 milhões de dias parados, por 19 milhões de visitas aos médicos, por metade dos gastos com compensações trabalhistas e pelo consumo de 14 bilhões ao ano para o tratamento das doenças causais ou suas complicações[39]. É considerada um problema de saúde pública, com altos custos socioeconômicos, que chegaram a 50 bilhões de dólares anuais nos Estados Unidos[28].

➢ Lombalgia e Fatores Psicossociais

Uma revisão sistemática com 37 estudos prospectivos sugeriu que fatores psicológicos estão significativamente relacionados ao aparecimento de dores na região lombar, bem como ao desenvolvimento da dor. Além disso, os fatores psicológicos exibem mais poder predileto do que as variáveis biomecânicas. Na prática clínica, estes fatores de riscos psicológicos devem ser considerados como "bandeiras amarelas", caso a dor lombar não responda a um tratamento médico por mais de quatro semanas. Por conseguinte, o tratamento deve ir além do médico, com intervenções psicossociais. Os autores ainda recomendam a abordagem de uma equipe interdisciplinar nas fases iniciais da lombalgia, a fim de evitar cronicidade e incapacidade[40].

Outra revisão sistemática visando avaliar as evidências de fatores psicológicos no desenvolvimento da cronicidade da dor lombar mostrou que o modelo biopsicossocial é adequado para a lombalgia, e tem proporcionado uma base para rastreamento de medições, orientações e intervenções. Os autores concluíram que fatores psicológicos (notadamente aflição, humor depressivo e somatização) estão envolvidos na transição para lombalgia crônica[41]. Em vista da importância atribuída a outros fatores psicológicos (especialmente o medo e a evasão) existe uma necessidade de tornar claro o seu papel nas dores lombares, necessitando de estudos prospectivos mais rigorosos.

Outro aspecto relatado na literatura é a associação entre lombalgia crônica e menor qualidade de vida com sofrimento psicológico e, muitas vezes, causando relacionamento pífio entre parceiros. Estudos sugerem que variáveis psicossociais, especificamente depressão e percepção negativa com companheiro, tenham impacto significativo sobre a relação entre indivíduos com dor lombar crônica[42]. Estes resultados chamam a atenção para questões que integram o ajustamento social de pacientes com dor lombar crônica. Além disso, um estudo realizado por Valat[43] concluiu que fatores psicológicos (tendência à depressão e ansiedade) e sociais (relacionamento no trabalho e baixa educação) estão envolvidos no desenvolvimento da cronicidade do mecanismo de dor lombar.

A avaliação de doentes queixando-se de dor crônica sem sinais objetivos permanece um encargo árduo, mesmo com novos avanços e maiores informações científicas sobre os mecanismos nociceptivos. Na avaliação semiológica clínica e terapêutica, o profissional da saúde deve estar atento aos aspectos psicológicos e psicossociais associados à percepção da dor. A lombalgia crônica associada à depressão e, principalmente, quando associada a um alto grau de incapacidade, não é mais exclusivamente um problema a ser resolvido por um único profissional, mas necessariamente por uma equipe interdisciplinar.

> **Transtornos Depressivos e Lombalgia**

O sentimento de depressão é comum em pacientes com dor lombar crônica, e sintomas depressivos tendem a ser mais frequentes e graves na presença de outras condições clínicas, como acidente vascular cerebral, doenças cardíacas, câncer, HIV/AIDS, diabetes e doença de Parkinson[44]. Embora não fosse com pacientes especificamente com dor lombar, um estudo realizado no Hospital das Clínicas da Faculdade de Medicina da Universidade de Medicina de São Paulo com 92 pacientes oncológicos constatou que pacientes com dor apresentaram escores mais elevados no Inventário de Depressão de Beck do que aqueles sem dor[45].

Estudos sobre a prevalência da depressão maior em pacientes com dor lombar crônica indicam que a depressão nestes pacientes pode ser até três a quatro vezes maior que na população em geral[46]. A prevalência da depressão nesses pacientes é variável, oscilando entre 22% e 78%, conforme alguns autores[47-49], e, de acordo com outros, entre 10% e 30%[50]. Cabe lembrar que prevalências menores podem ser relatadas em função de peculiaridades da amostra ou uso de entrevista e critérios rigorosos. Por exemplo, foi relatada a prevalência de 4% de depressão maior em pacientes com dor lombar utilizando a entrevista estruturada *Mini-International Neuropsychiatric Interview*[41]. Pacientes que apresentam dor crônica e depressão como comorbidade apresentam maior prevalência de episódios depressivos anteriores[51].

Poucos estudos epidemiológicos têm analisado a relação temporal entre dor crônica e depressão. Existem estudos consistentes que constataram que a depressão aumenta o desenvolvimento de dor lombar crônica. O mecanismo basal ligando essas condições é desconhecido, porém a depressão pode representar um fator de risco[52]. Deste modo, a associação entre dor lombar e depressão pode ocorrer nos dois sentidos: por um lado, a dor lombar pode aumentar o risco de depressão, e a depressão também pode aumentar o risco da ocorrência de dor crônica. De acordo com o estudo prospectivo de Docking e cols., pacientes idosos com sintomas depressivos apresentaram um risco 2,2 maior de vir a ter dor lombar do que aqueles sem sintomas depressivos[43].

O próprio antecedente de depressão compromete o prognóstico da dor lombar. Shaw e cols. relataram que pacientes com dor lombar que apresentaram história pessoal de depressão maior tiveram um risco de 4,9 vezes maior de evoluir para dor lombar crônica quando comparados com pacientes sem esse antecedente[53].

> **Depressão e Lombalgia: Reflexões Psicodinâmicas**

Depressão é um agravante altamente prevalente nas afecções crônicas e, em particular, quando se acompanha de incapacitações funcionais atribuíveis ou – na visão do paciente – aparentemente atribuíveis àquela afecção. O conceito de depressão é um conceito ressignificado segundo o referencial teórico conceitual de quem o utiliza.

Sob um estado depressivo é bastante patente que o panorama vislumbrado pelo portador da condição crônica em particular – aqui falamos de lombalgia – é bastante comum que esse estado o leve a vivenciar a lombalgia de modo muito mais doloroso. Já são bem conhecidas as bases neuroquímicas que permitem compreender essa subjetividade negativa operante, de que não é meramente imaginária e infundada. Embora as compreensões quanto às vivências do paciente não devam depender de provas biológicas, tem valor a fundamentação fisiopatológica neuroquímica conhecida como imagenológica; na visão psicodinâmica constitui um correlato não uma causa, um correlato dessa vivência negativa.

Não custa esforço, não há dificuldade e a experiência clínica é de uma clareza gritante ao constatar que a dor tende a se perpetuar em um portador de dor incapacitante quando em estado depressivo. Inúmeras são as maneiras pelas quais este processo tende a se dar, como, por exemplo, por um empenho menor em todos os comportamentos ativos, os quais, bem se sabe, podem contribuir para o restabelecimento.

O sujeito incapacitado, depressivo, frequentemente incompreendido pelos seus pares, vive – sempre se lembrar disto – dentro de uma realidade de dor que não é imaginária. Mesmo que fosse imaginária, teria, ainda assim, importância e poderia ser real, embora no plano simbólico. Entretanto, a realidade muito pouco abstrata do mercado de trabalho das relações ocupacionais, profissionais e mesmo familiares acarreta sistematicamente perdas, mesmo que possam estar obscurecidas por um precário seguro previdenciário. Agarrado frequentemente no desespero de sobreviver, de não sucumbir, descrente de soluções efetivas, inseguro especialmente na realidade hodierna e, mais particularmente, em organizações sociais, onde a cidadania é assegurada e o suporte social é insuficiente.

Agarra-se então aos recursos de que consegue se valer; a isto, absolutamente sem a preocupação de rigor teórico, é comum que se atribua a designação "ganho secundário", banalizando indevidamente a expressão de origem psicanalítica. Questões absolutamente complexas envolvendo dinâmica psíquica e inconsciente são reduzidas com frequência ao uso preconceituoso da expressão ganho secundário.

Só não reconhece a complexidade relativa ao tema quem adota posturas ideológicas e não científicas; a complexidade do tema tem sido reconhecida na literatura médica por diferentes correntes de pensamentos e linhas de pesquisa no estudo do campo. Tanto a oferta excessivamente liberal de recompensa para o incapacitado estimula a perpetuação da queixa de lombalgia, como uma previdência draconiana pode também constituir agravantes. A realidade das relações de trabalho perversas e os aspectos negativos do mercado de trabalho também atuam, estimulando o presenteísmo, condição progressivamente mais reconhecida e valorizada pela gravidade que envolve e pelos prejuízos individuais e coletivos que certamente acarretam. Tendem a agravar e perpetuar o complexo lombalgia/depressão.

Não sendo aqui neste capítulo o lugar adequado para se desenvolver o tema, faz-se constar, apenas quase como nota-de-rodapé, o presenteísmo como a distorção caracterizada pelo comparecimento ao trabalho, apesar das más condições de saúde que justificariam sua ausência para cuidados com a saúde.

Lembrar: em situações de ameaça à sobrevivência, sendo vividas como tal, entram normalmente em operação mecanismos de sobrevivência. É obvio que tais mecanismos de sobrevivência entrando em conflito com outros interesses, necessidades, desejos, mesmo que não claros conscientemente, pressionam para o ingresso em um campo, um estado depressivo. Deve-se lembrar neste momento que a depressão e a dor, embora a muitos pareçam menos reais, se associam frequentemente às más condições nas relações de trabalho, *de per se* indutoras de formação de fenômenos psicopatológicos. E do que fina abordagem compreensiva psicossomática de inspiração psicodinâmica pode dar conta. Especialmente ao se superpor no mesmo sujeito tal disposição depressiva de personalidade com a ocorrência de condições ambientais sociais físicas. Talvez não o desencadeamento, o surgimento inicial da lombalgia, mas, certamente, a tendência cronificante poderá se manifestar. Pode-se assim compreender a complexidade do tema que se propõe a focalizar a associação de depressão com lombalgia.

Assim sendo, não se podendo mais aplicar a rede conceitual convencional com enfoque individual no sujeito isolado, a própria interação com o profissional trata este sujeito adoentado lombálgico levando em conta inclusive a relatividade, conforme ensinada por Balint, conceito especialmente mais apropriado nas condições dos adoecimentos crônicos.

Depressão e lombalgia, uma dupla mutuamente fiel, ambas reciprocamente fiéis companheiras, obrigam a um enfoque global que respeite toda a multidimensionalidade do ser humano que sofre.

Cuidado ao pretender atendê-lo, cuidado ao pretender tratá-lo, muito cuidado se pretender curá-lo. *Primum non nocere..*

A contribuição psicodinâmica ao tema conduz a buscar distinguir o paciente primariamente depressivo – que pode desenvolver dor crônica lombar, daquele que atingido pela dor inescapável vem a deprimir-se secundariamente. Há ainda os que, organizados como personalidades mais ou menos rígidas, lidam com as realidades baseados em recursos pouco flexíveis; podem também se deprimir a partir de agressões persistentes. Perdas significativas podem acompanhar-se de vivências de culpa, impotência, ou reavivar velhos ressentimentos: todos estes processos podem expressar-se como depressão. Tais distinções só se descortinam por meio de métodos qualitativos de pesquisa.

➢ Tratamento da Lombalgia e Depressão

A lombalgia é uma das principais causas de incapacidade nos Estados Unidos e apresenta um impacto econômico expressivo, com perda significativa na produtividade e despesas com a saúde. Estudos mostram que cerca de um quinto dos pacientes visitam vários médicos em busca do alívio da dor lombar[53]. A depressão piora diversos fatores relacionados à saúde em pacientes clínicos. Estudos recentes descreveram maior mortalidade em pacientes idosos com doenças crônicas associados a sintomas de depressão[54, 55]. Doentes com depressão e doenças clínicas apresentam maior risco de não aderirem aos conselhos médicos[56]. Por outro lado, o tratamento da depressão realizado com sucesso nos pacientes deprimidos de alto custo diminui os dias de incapacitação[57].

O profissional de saúde desempenha um papel importante na avaliação e no tratamento dos pacientes com queixas álgicas da coluna vertebral. A avaliação do comportamento, o exame clínico detalhado e uma postura agressiva e franca na relação do médico com o paciente são importantes, pois a maioria dos doentes apresenta melhora do quadro doloroso e retornam às suas atividades habituais após um período de duas ou três semanas de tratamento.

A dor deve ser caracterizada em sua intensidade, horário, localização, natureza, modo de início, periodicidade, atividade corporal e repouso, irradiação, além de pesquisa das alterações neurológicas sensitivas ou motoras associadas. Após a história, deve ser realizado um interrogatório relativo aos antecedentes pessoais e familiares. Os reflexos, bem como as funções esfincterianas vesical e anal, devem ser pesquisados. A história profissional e os hábitos de vida podem revelar fortes fatores de risco importantes, tais como trabalhos com carga pesada, atividades físicas intensas ou práticas esportivas violentas. Os pacientes acima de 45 anos de idade apresentam risco duas vezes e meia de ausentarem-se do trabalho em decorrência da dor lombar, quando comparados aos trabalhadores de 24 anos de idade ou menos[58]. Condições psicológicas estão também associadas às dores da coluna; a depressão é a complicação mais frequente. O perfil psicológico do paciente deve ser conhecido, em razão da importância dos fatores neurológicos centrais e psíquicos na origem e modulação das lombalgias.

O consenso existente entre os especialistas e pesquisadores é que há uma necessidade de uma maior compreensão sobre uma instalação e manifestação de síndromes dolorosas e presença de estados emocionais associados a estas, particularmente se considerarmos os eventos fisiopatológicos pregressos e modo de ação dos indivíduos em seu cotidiano de vida e trabalho[4].

Para uma avaliação diagnóstica da dor lombar, a história é fundamental, devendo ser questionados os seguintes itens[59]:

- Intensidade, horário e outras características da dor;
- Relação existente entre a dor e atividade corporal ou repouso;
- Associação da dor com queixas sistêmicas;
- Tipo de irradiação da dor;
- Dor de origem extrarraquidiana. A dor não tem relação com os movimentos da coluna. Nessa situação, devem ser lembradas a calculose renal, a endometriose, os processos expansivos abdominais e outros;
- Fatores psicológicos.

Em relação ao tratamento, os pacientes que não estão em situações de emergência vertebral podem ser tratados de forma conservadora. A literatura mais recente preconiza mobilização e atividade orientada no tratamento da dor lombar, opondo-se ao repouso no leito[60].

Os pacientes com uma emergência espinhal, como a síndrome de cauda equina, necessitam de intervenções cirúrgicas de urgência para descompressão dos elementos neurais. Indicação cirúrgica, quando realizada, deve ser muito criteriosa e específica para determinadas entidades ou afecções.

O prognóstico para a maioria dos pacientes com dor lombar é excelente. Aproximadamente 90% dos pacientes com lombalgia aguda têm alívio do sintoma em duas semanas, independente do tratamento prescrito. Os pacientes submetidos à descompressão cirúrgica ou estabilização nas doenças mais envolvidas (distúrbios degenerativos graves) têm um prognóstico há longo prazo menos favorável[7].

Sabe-se que a dor persistente ocorre por uma combinação de parâmetros somáticos, psicológicos e sociais. Quanto mais deprimido estiver o humor antes da terapia, mais provavelmente o paciente evitará a atividade social ou física. Quanto maior for o controle e a responsabilidade assumidos pelo paciente, mais rápida é a cura e mais completa a recuperação. Os pacientes que evitam atividade física têm possibilidade menor de se curar rapidamente e mais chances de desenvolver dor crônica[61].

Os problemas de lombalgia crônica frequentemente tornam-se centrados em torno da dor, o que leva o paciente a esquivar-se e finalmente tornar-se incapacitado. O ponto a ser considerado é que quando uma pessoa expressa dor, ela é real. Mesmo que um fator psicológico desencadeie em um comportamento de dor, se o paciente afirma que a dor existe, então, ela existe para ele, a menos que o paciente esteja fingindo.

A pesquisa básica está avançando em direção à compreensão da patogenia e manejo da dor lombar em níveis molecular e genético. Frequentemente, a dor lombar é causada por transtornos do disco intervertebral. Considera-se que mediadores químicos contribuam para o desenvolvimento da lombalgia. Estão sendo desenvolvidos fármacos para modular esses mediadores. Pesquisa recente usando os fatores de crescimento para promover regeneração dos condrócitos apresenta resultados promissores. Os avanços na terapia genética para prevenir a degeneração discal e regenerar o disco podem eventualmente ter aplicação clínica[62].

O tratamento farmacológico pode incluir o uso de anti-inflamatórios, opioides, antidepressivos, anticonvulsivantes e relaxantes musculares. Outros tipos de tratamento podem ser indicados, tais como: corticoide epidural, bloqueio de articulação facetária e acupuntura.

Uso de Antidepressivos e Benzodiazepínicos no Tratamento da Dor Lombar

O tratamento antidepressivo deve ser realizado considerando os aspectos biológicos, psicológicos e sociais do indivíduo. O tratamento com antidepressivos não deve ser visto como substitutivo à psicoterapia.

Uma metanálise incluindo dez estudos randomizados, totalizando 504 pacientes, revelou que pacientes recebendo antidepressivos apresentaram maior chance de melhorar da dor lombar do que aqueles recebendo placebo[7]. Entretanto, pacientes usando antidepressivos não apresentaram melhora superior aos que receberam placebo em relação às atividades de vida diária[7].

Embora se aceite que os antidepressivos tricíclicos possuam eficácia para a dor lombar[7], a eficácia para a dor lombar crônica dos antidepressivos como um todo não tem sido confirmada. Pelo contrário, revisões recentes mostram que, de modo geral, os antidepressivos não apresentam superioridade em relação ao placebo na redução da dor lombar crônica[7,61]. Outro trabalho de revisão sistemática, incluindo três estudos com antidepressivos sem ação noradrenérgica, concluiu que os antidepressivos de ação específica sobre o sistema serotonérgico não foram eficazes para tratar a dor lombar[7]. Por outro lado, essa revisão confirmou que os antidepressivos com ação dupla sobre o sistema serotonérgico e noradrenérgico foram mais eficazes para o placebo no tratamento da dor lombar[7].

Em estudo recente, a duloxetina mostrou significativa superioridade em relação ao placebo para reduzir a dor lombar, melhora essa que foi acompanhada de melhora em indicadores de qualidade e atividade de vida[7]. Considerando que a duloxetina possui ação noradrenérgica e serotonérgica, esse estudo oferece suporte para a concepção de que a ação noradrenérgica, além da serotonérgica, é necessária para que o antidepressivo possua eficácia na dor lombar.

Apesar da elevada comorbidade da dor lombar com a depressão, estudos mostram que mesmo pacientes com dor lombar que apresentam sintomas depressivos recebem terapêutica antidepressiva. No estudo de Carey e cols., metade dos pacientes com dor lombar que não recebiam antidepressivos tinham sintomas depressivos no *screening* para depressão[7].

Vários estudos, embora não todos, indicam que os benzodiazepínicos possuem eficácia similar aos relaxantes musculares para reduzir a dor lombar aguda[7]. Para a dor lombar crônica, a eficácia de benzodiazepínicos é controversa, sendo que vários estudos indicam que benzodiazepínicos não são mais eficazes do que o placebo[7]. Em função desses dados, o uso de benzodiazepínicos deve ser criteriosamente avaliado e quando utilizados devem ser por tempo limitado.

➢ Considerações Finais

Depressão e ansiedade são os transtornos mentais mais comuns associados à dor lombar. Mecanismos neurofisiológicos periféricos podem fortalecer a nocicepção e mecanismos cognitivo-afetivos frequentemente contribuem para a percepção da dor crônica. Queixas de dores são comuns em indivíduos deprimidos, e os pacientes com lombalgia crônica frequentemente tornam-se deprimidos. Mecanismos psicofisiológicos podem levar a dano muscular, aumento da fadiga e outros problemas (por exemplo, síndrome muscular miofascial e cefaleia). O estresse emocional que provoca dor tende a aumentar a atividade da norepinefrina e do sistema nervoso simpático, que pode amplificar ainda a nocicepção através de mecanismos centrais ou periféricos.

A Organização Mundial da Saúde[63] sugere a utilização de anti-inflamatórios para dor leve, e o uso de opioides fracos para dor moderada e o emprego de opioides potentes para dor de forte intensidade. São considerados adjuvantes para tratamento da dor: antidepressivos tricíclicos, anticonvulsivantes, neurolépticos, relaxantes musculares, antiespasmódicos, benzodiazepínicos, anestésicos locais, clonidina, cetamina, bifosfonatos e corticosteroides. É importante ressaltar sobre o papel do médico em fornecer explicações sobre a indicação dos fármacos adjuvantes, das vantagens do seu uso terapêutico e efeitos colaterais, pois frequentemente os pacientes ficam equivocados a respeito dos procedimentos e suas indicações.

Os estudos realizados para avaliar diagnóstico e influências dos sintomas depressivos e ansiosos em pacientes com lombalgia mostraram alta prevalência de comorbidade psiquiátrica; influência do gênero na apresentação de sintomas psiquiátricos; pior qualidade de vida e, ainda, correlação entre ocorrência de sintomas psiquiátricos e sua situação ocupacional.

O conceito de clínica de dor emergiu no decorrer da Segunda Guerra Mundial. Nesta época, surgiram e foram desenvolvidas as intervenções multiprofissionais na abordagem do tratamento nos doentes com dor. Em 1960, John Bonica desenvolveu o primeiro Centro de Dor nos EUA. O Centro Multidisciplinar de Dor do Hospital das Clínicas da Faculdade de Medicina da Universidade de São Paulo foi organizado em 1974.

A implantação do modelo biopsicossocial tem-se afirmado gradualmente. De acordo com esse modelo há uma visão integral do ser e do adoecer que compreende as dimensões físicas, psicológicas e sociais.

➤ Referências Bibliográficas

1. Jarvik J, Deyo R. Diagnostic evaluation of low back pain with emphasis on imaging. Ann Intern Med 2002; 137(7):586-597.
2. Kerns R, Rosenberg R, Jamison R et al. Readiness to adopt a self-management approach to chronic pain: the Pain Stages of Change Questionnaire (PSOCQ). Pain 1997; 72(1-2):227-234.
3. Tolisson C, Hinnant B. Psycological testing in the evolution of the patient in pain. In: Waldman P. Intervention pain management in pain. 1996, Saunders.
4. Cruz R, Sarda J. Diagnóstico dos aspectos emocionais associados a lombalgia e a lombociatalgia. Avaliação Psicológica 2003; 1:29-33.
5. Elkayam O, Ben Itzhak S, Avrahami E et al. Multidisciplinary approach to chronic back pain: prognostic elements of the outcome. Clin Exp Rheumatol 1996; 14(3):281-288.
6. Andersson G. Epidemiology. In Weisntein J, Rydevik B, Sonntag V.Essentials of the Spine. Raven Press: New York 1995; p. 1-10.
7. Heckman A, Argarwal A. Ortopedia diagnóstico e tratamento 1st ed. Rio de Janeiro: Guanabara Koogan 2001.
8. Sheon R, Moskowitz R, Goldberg V. Soft Tissue Rheumatic Pain: Recognition, Management, and Prevention. 3 ed. Philadelphia: Lippincott Williams & Wilkins; 1996.
9. Bayliss M, Johnstone B, O'Brien J. Proteoglycan synthesis in the human intervertebral disc. Variation with age, region and pathology. Spine (Phila Pa 1976) 1988; 13(9):972-981.
10. Roberts S, Menage J, Duance V et al. Collagen types around the cells of the intervertebral disc and cartilage end plate: an immunolocalization study. Spine (Phila Pa 1976). 1991; 16(9):1030-1038.
11. Rannou F, Richette P, Benallaoua M et al. Cyclic tensile stretch modulates proteoglycan production by intervertebral disc annulus fibrosus cells through production of nitrite oxide. J Cell Biochem 2003; 90(1):148-157.
12. Bogduk N, Tynan W, Wilson A. The nerve supply to the human lumbar intervertebral discs. J Anat 1981; 132(Pt 1):39-56.
13. Kawaguchi Y, Osada R, Kanamori M et al. Association between an aggrecan gene polymorphism and lumbar disc degeneration. Spine (Phila Pa 1976) 1999; 24(23):2456-2460.
14. Teixeira J, Stump P. Abordagem terapêuticas nas diversas modalidades das lombalgias. Dor é coisa séria. 2006; 2(5).

15. Douglas S. Elevated plasma substance P in sickle cell disease and vaso-occlusive crisis. Med Hypotheses 2008; 70(6):1229.
16. Gronblad M, Korkala O, Konttinen Y et al. Silver impregnation and immunohistochemical study of nerves in lumbar facet joint plical tissue. Spine 1991; 16(1):34-38.
17. Laroche M, Ricq G, Delisle M et al. Bent spine syndrome: computed tomographic study and isokinetic evaluation. Muscle Nerve 2002; 25(2):189-193.
18. Suzuki N, Endo S. A quantitative study of trunk muscle strength and fatigability in the low-back-pain syndrome. Spine (Phila Pa 1976) 1983; 8(1):69-74.
19. Brioschi M, Colman D, Kosikov A et al. Terapia de pontos-gatilho guiada por termogafia infravermelha. Rev Dor 2004; 5(3):9.
20. Brioschi M, Yeng L, Teixeira M. Diagnóstico avançado em dor por imagem infravermelha e outras aplicações. Prática hospitalar 2007; N. 50.
21. Parke W, Watanabe R. Adhesions of the ventral lumbar dura. An adjunct source of discogenic pain? Spine (Phila Pa 1976) 1990; 15(4):300-303.
22. Andersson G. The epidemilogy of spinal disorders. In Frymoyer J.The adult spine: principles and practice. Lippincot-Raven: Philadelphia 1997; p. 93-141.
23. Deyo R, Bass J. Lifestyle and low-back pain. The influence of smoking and obesity. Spine (Phila Pa 1976) 1989; 14(5):501-506.
24. Cherkin D, Deyo R, Loeser J et al. An international comparison of back surgery rates. Spine (Phila Pa 1976) 1994; 19(11):1201-1206.
25. Teixeira M, Shibata M, Pimenta C et al. Dor no Brasil: estado atual e perspectivas In: Teixeira M, Corrêa C, Pimenta C (eds.). Dor: conceitos gerais. Limay: São Paulo 1995; p. 196.
26. Andersson G. Epidemiological features of chronic low-back pain. Lancet 1999; 354(9178):581-585.
27. Elliott A, Smith B, Hannaford P et al. The course of chronic pain in the community: results of a 4-year follow-up study. Pain 2002; 99(1-2):299-307.
28. Frymoyer J, Cats-Baril W. An overview of the incidences and costs of low back pain. Orthop Clin North Am 1991; 22(2):263-271.
29. Brattberg G. Epidemiological Studies of pain [dissertations]. Uppsala: Uppsala 1989.
30. Waddell G. Low back pain: a twentieth century health care enigma. Spine (Phila Pa 1976) 1996; 21(24):2820-2825.
31. Teixeira M, Correia C, Pimenta C. Dor: Conceitos gerais. São Paulo: Limay 1994.
32. Teixeira M, Figueiró J. Dor: epidemiologia, fisiopatologia, avaliação, síndromes dolorosas e tratamento. São Paulo: Grupo Editorial Moreira Jr 2001.
33. Teixeira M. Dor: manual para o clínico. São Paulo: Atheneu 2006.
34. Sorensen H, Rasmussen H, Moller-Petersen J et al. Epidemiology of pain requiring strong analgesics outside hospital in a geographically defined population in Denmark. Dan Med Bull. 1992; 39(5):464-467.
35. Baker J, Merskey H. Pain in general practice. J Psychosom Res 1967; 10(4):383-387.
36. Von Korff M, Ormel J, Keefe FJ et al. Grading the severity of chronic pain. Pain 1992; 50(2):133-149.
37. Dionce C. Low back pain. In: Crombie IA, Croft PR, Linton SJ, Leresche L, Von Korff M. Epidemiology of pain. IASP Press: Seattle 1999.
38. Deyo R, Tsui-Wu Y. Descriptive epidemiology of low-back pain and its related medical care in the United States. Spine (Phila Pa 1976) 1987; 12(3):264-268.
39. Magni G, Marchetti M, Moreschi C et al. Chronic musculoskeletal pain and depressive symptoms in the National Health and Nutrition Examination. I. Epidemiologic follow-up study. Pain 1993; 53(2):163-168.
40. Hasenbring M, Hallner D, Klasen B. [Psychological mechanisms in the transition from acute to chronic pain: over- or underrated?]. Schmerz. 2001; 15(6):442-447.
41. Pincus T, Burton AK, Vogel S et al. A systematic review of psychological factors as predictors of chronicity/disability in prospective cohorts of low back pain. Spine (Phila Pa 1976) 2002; 27(5):E109-20.
42. Waxman S, Tripp D, Flamenbaum R. The mediating role of depression and negative partner responses in chronic low back pain and relationship satisfaction. J Pain 2008; 9(5):434-442.
43. Valat J. Factors involved in progression to chronicity of mechanical low back pain. Joint Bone Spine 2005; 72(3):193-195.
44. Cassano P, Fava M. Depression and public health: an overview. J Psychosom Res 2002; 53(4):849-857.
45. Pimenta C, Koizumi M, Teixeira M. Chronic pain and depression: study of 92 patients. Rev Esc Enferm USP. 2000; 34(1):76-83.

46. Sullivan M, Reesor K, Mikail S et al. The treatment of depression in chronic low back pain: review and recommendations. Pain 1992; 50(1):5-13.
47. Bonica J. Treatment of cancer pain: current status andfuture needs. In: Fields H, Dubner R, Cervero F. Advances in pain research and therapy: proceeding of the Fourth World Congress on Pain. Raven: New York 1985; p. 589-615.
48. Bukberg J, Penman D, Holland J. Depression in hospitalized cancer patients. Psychosom Med 1984; 46(3):199-212.
49. Ward N. Pain and depression In Bonica J. The management of pain. Lea & Febeger: Philadelphia 1990; p. 310-19.
50. Merskey H. Pain and psychological medicine. In: Wall P, Melzack R.Textbook of pain. Churchill Livingstone: Edinburgh. 1994; p. 903-920.
51. France R, Urban B, Pelton S et al. CSF monoamine metabolites in chronic pain. Pain 1987; 31(2):189-198.
52. Currie S, Wang J. More data on major depression as an antecedent risk factor for first onset of chronic back pain. Psychol Med 2005; 35(9):1275-1282.
53. Jermyn R. A nonsurgical approach to low back pain. J Am Osteopath Assoc 2001; 101(4 Suppl Pt 2):S6-11.
54. Cooper J, Harris Y, McGready J. Sadness predicts death in older people. J Aging Health 2002; 14(4):509-526.
55. Unutzer J, Patrick D, Marmon T et al. Depressive symptoms and mortality in a prospective study of 2,558 older adults. Am J Geriatr Psychiatry 2002; 10(5):521-530.
56. DiMatteo M, Lepper H, Croghan T. Depression is a risk factor for noncompliance with medical treatment: meta-analysis of the effects of anxiety and depression on patient adherence. Arch Intern Med 2000; 160(14):2101-2107.
57. Von Korff M, Ormel J, Katon W et al. Disability and depression among high utilizers of health care. A longitudinal analysis. Arch Gen Psychiatry 1992; 49(2):91-100.
58. Rossignol M, Suissa S, Abenhaim L. The evolution of compensated occupational spinal injuries. A three-year follow-up study. Spine (Phila Pa 1976) 1992; 17(9):1043-1047.
59. Brazil A, Ximenes A, Radu A et al. Diagnóstico e Tratamento das Lombalgias e Lombociatalgias. Rev Bras Reumatol 2004; 44(6):419-425.
60. Cavalheiro MG. Abordagem e tratamento da dor lombar. Revista Dor & Analgesia 2009; N 11.
61. Cassisi J, Sypert G, Lagana L et al. Pain, disability, and psychological functioning in chronic low back pain subgroups: myofascial versus herniated disc syndrome. Neurosurgery 1993; 33(3):379-385; discussion 385-386.
62. Biyani A, Andersson G. Low back pain: pathophysiology and management. J Am Acad Orthop Surg 2004; 12(2):106-115.
63. La selección de medicamentos esenciales. Tecnicos SdI, Editor. OMS: Genebra 1977; p. 615.

Capítulo 3

Depressão e Fibromialgia

Danyella de Melo Santos
Helena Hideko Seguchi Kaziyama

➢ Introdução
Aspectos Clínicos

A fibromialgia é uma síndrome dolorosa não-inflamatória, cuja etiologia ainda não está completamente esclarecida. Até recentemente os critérios utilizados pelo Colégio Americano de Reumatologia para estabelecer o diagnóstico de fibromialgia se baseavam na palpação e no estabelecimento de número de *"tender points"*. Assim, para confirmação do diagnóstico era necessário que o paciente apresentasse dor à palpação usando uma força de 4 kg, devendo estar presente em pelo menos 11 dos 18 *"tender points"*[1]. Além disso, o quadro doloroso deveria estar presente há pelo menos três meses, não devendo ser encontrada nenhuma causa de nocicepção periférica, contudo a presença de outra condição clínica não excluiria o diagnóstico de fibromialgia. Porém, ao longo dos anos, a prática clínica mostrou uma série de objeções contra tais critérios diagnósticos, entre elas, a dificuldade de se utilizar o conceito dos *"tender points"* na atenção primária e a importância cada vez maior de outros sintomas-chave na fibromialgia, como fadiga, distúrbios cognitivos e sintomas somáticos (insônia, cefaleia, síndrome do intestino irritável, entre outros). Somando-se a esses fatores, alguns clínicos consideram a fibromialgia como um espectro de sintomas, sendo difícil defini-la por uma classificação diagnóstica dicotômica. Então, em 2010, o Colégio Americano de Reumatologia aprovou novos critérios para o diagnóstico de fibromialgia. De acordo com os novos critérios, o paciente deve apresentar um mínimo de gravidade sintomatológica em duas escalas. A primeira é uma escala que avalia a intensidade da dor generalizada (*widespread pain index*), que avalia o número de regiões dolorosas no corpo. A segunda é um constructo que avalia a gravidade sintomatológica, incluindo aspectos de escalas para sintomas cognitivos, sono não restaurador, fadiga e número de sintomas somáticos[2].

A prevalência da fibromialgia na população geral fica em torno de 1,3% a 4,8%[3], sendo que entre as mulheres esse diagnóstico pode ser até dez vezes mais prevalente[1].

A literatura considera que haveria alguns fatores desencadeadores para o desenvolvimento da fibromialgia, a saber: aspectos emocionais, como estresse e ansiedade, história de abandono e/ou divórcio, trauma na infância e algumas características de personalidade, como perfeccionismo e neuroticismo. Os aspectos de personalidade em fibromialgia serão abordados no item "Características de personalidade em fibromialgia" nesse mesmo capítulo.

O tratamento para fibromialgia inclui terapia medicamentosa (antidepressivos ou anticonvulsivantes), atividade física e outras terapias alternativas (por exemplo, acupuntura). E, ainda, psicoterapia enfocando o desenvolvimento de comportamentos adaptativos para lidar com a dor e as limitações no cotidiano do paciente.

Etiopatogenia

Em relação à etiopatogenia da fibromialgia, recentemente parece haver um consenso de que uma alteração no processamento da dor provavelmente é o principal contribuinte em sua patogênese. Essa alteração seria decorrente de uma série de distúrbios neuroendócrinos, disautonômicos, de neurotransmissores e neurossensoriais[4]. Em um estudo recente, pacientes com fibromialgia apresentaram alteração na habituação de potenciais evocados por estímulos dolorosos a *laser*, sugerindo alteração no processamento central da dor. Esse estudo encontrou uma correlação entre a gravidade da sintomatologia depressiva e habituação do potencial evocado pelo estímulo doloroso. Os resultados oferecem suporte para a concepção de que a fibromialgia caracteriza-se por um aumento generalizado na percepção da dor e menor habituação do córtex motor, sugerindo alterações na excitabilidade cortical. Essa disfunção seria facilitada pela presença de sintomas depressivos[5].

Haveria ainda evidências crescentes que sustentam a existência de predisposição genética na etiopatogênese da fibromialgia. O parentesco de primeiro grau de pacientes com a doença mostra um risco oito vezes maior em desenvolver fibromialgia do que na população geral[6].

A disfunção neuroendócrina envolve principalmente a disfunção do eixo hipotalâmico-pituitário-adrenal[7,8]. O nível de concentração de cortisol sérico em 24 horas está reduzido e a concentração de cortisol no padrão circadiano é anormal na fibromialgia quando comparado com grupo controle de pessoas sem a doença. Os pacientes apresentam também curva do cortisol sérico retificada em resposta à liberação do hormônio corticotropina (CRH), que é liberado pelo hipotálamo. Há uma liberação elevada desproporcional da corticotrofina pela glândula pituitária e uma liberação pequena desproporcional de cortisol pela glândula adrenal. Isto sugere que pacientes com fibromialgia têm uma resposta anormal ao estresse e, portanto, uma reação inadequada para os eventos estressantes, incluindo traumatismo ou infecção[9]. A disfunção neuroendócrina também envolve alteração na secreção do hormônio de crescimento. Os níveis de hormônio de crescimento estão reduzidos durante o sono, provavelmente por causa da interrupção documentada no quarto estágio do sono na maioria dos pacientes com fibromialgia (a fase quando o hormônio é secretado).

As alterações disautonômicas caracterizam-se por uma hiperatividade persistente do sistema nervoso simpático com hipoatividade paradoxal do mesmo sistema para estresse[7,8].

As disfunções dos neurotransmissores observadas em pacientes com fibromialgia consistem em alterações nas concentrações das substâncias envolvidas na transmissão da dor, com decréscimo dos níveis de mediadores antinociceptivos (serotonina, noradrenalina) e elevados níveis de mediadores pronociceptivos (substância P). A concentração de serotonina sérica e no líquido cefalorraquidiano está reduzida nos pacientes com SFM quando comparado com pacientes com lombalgia e controles assintomáticos, bem como a concentração de triptofano precursor da serotonina[4].

Em relação à disfunção neurossensorial, como já dito anteriormente, alguns estudos têm demonstrado que pacientes com fibromialgia seriam mais sensíveis não somente a estímulos dolorosos, mas também a outros estímulos nocivos (como odores e barulho). Os pacientes exibem limiar de dor menor do que o normal para estímulos térmicos, mecânicos, elétricos e químicos na pele (subcutâneo e/ou músculo)[10, 11].

Estes achados indicam o estado de sensibilização central nessa síndrome. A sensibilização central é expressa como excitabilidade elevada dos neurônios da medula espinal que transmite a informação nociceptiva para o centro superior. Isso implica atividade nervosa espontânea, expansão dos campos receptivos (aumento das áreas doloridas) e resposta aos estímulos aumentada, tais como somação temporal anormal ou "wind-up" na medula espinal[4]. Estudos em animais e humanos mostram que os receptores de NMDA (N-methyl-D-aspartate) são responsáveis pelo "wind-up" e sensibilização central. Assim, em pacientes com fibromialgia antagonistas, receptores NMDA, tais como ketamina e dextromethorphan – atenuam a dor muscular em repouso, dor referida, hiperalgesia muscular e "wind-up" induzida experimentalmente[12, 13]. Além disso, na sensibilização central, pacientes com fibromialgia também possuem anormalidades funcionais nas vias descendentes do cérebro para a medula espinal, que é normalmente responsável pela "downregulating" das respostas aos estímulos dolorosos[14]. Desse modo, a fibromialgia poderia ser caracterizada como um fenômeno de amplificação dos sinais da dor e/ou nocicepção reduzida.

Características de Personalidade em Fibromialgia

A questão sobre a existência de um perfil psicológico específico para pacientes com fibromialgia ainda permanece contraditória. Generalizar um perfil psicológico a determinada condição clínica pode gerar o subdiagnóstico de transtornos psiquiátricos e o não tratamento desses transtornos, tendo como principal consequência a não melhora da condição clínica de base.

Alguns estudos defendem que haveria um padrão emocional específico para pacientes com fibromialgia. Esse padrão incluiria características como alexitimia (dificuldade para comunicar os próprios sentimentos)[15], perfeccionismo[16], neuroticismo[16], incapacidade para relaxar e se divertir e, ainda, dificuldade para lidar com conflitos emocionais e interpessoais[17-19].

Outra vertente de estudos[20, 21] defende que entre os pacientes com fibromialgia haveria diferentes perfis de personalidade, ou seja, existiria um grupo de pacientes com as características descritas acima, porém esse perfil não deve ser generalizado para todos os pacientes com fibromialgia. Utilizando o "*Minnesota Multiphasic Personality Inventory*" (MMPI), Yunus *et al.*[22] observaram que dentro de um mesmo grupo de pacientes com fibromialgia haveria três subgrupos: um subgrupo com perfil dentro da normalidade, um segundo subgrupo com características típicas de dor crônica (com maior pontuação nas escalas de hipocondria, depressão e histeria) e um terceiro com perfil psicológico de desajustamento.

Atualmente existem diversos trabalhos que consideram a fibromialgia como um grupo heterogêneo em relação aos aspectos psicológicos. Muller *et al.*[23] propõem a existência de quatro subgrupos na fibromialgia: um com alta sensibilidade dolorosa e sem comorbidades psiquiátricas; um segundo subgrupo com fibromialgia e depressão, cuja dor estaria relacionada com a depressão; um terceiro que apresentaria depressão e fibromialgia como comorbidades e um quarto subgrupo no qual a fibromialgia seria considerada resultado de um processo de somatização.

Uma questão relevante quando se estuda características de personalidade é que a mesma pode sofrer influências de sintomas depressivos e ansiosos. Assim, muitas vezes o que se acredita ser uma alteração de personalidade associada à fibromialgia, pode ser uma alteração decorrente da presença de um transtorno depressivo. Nesse sentido, o estudo de Santos[24], que utilizou o Inventário de Temperamento e Caráter de Cloninger[25] para avaliar a personalidade de 78 mulheres com fibromialgia comparando com 78 mulheres sem a doença, observou que a maior parte das alterações nos traços de personalidade era decorrente da presença de sintomas depressivos e/ou ansiosos. Apenas um traço (busca de novidades) dos seis traços que se mostraram alterados no grupo de fibromiálgicas teve sua alteração associada à presença da fibromialgia. Resultados semelhantes são encontrados em estudos realizados com outros tipos de dor crônica[26-28].

Por último, um aspecto que chama atenção, porém pouco estudado na literatura, é que na história de pacientes com fibromialgia, a maior parte deles sofreu algum tipo de abuso na infância[17, 19]. O abuso infantil também é relatado frequentemente na história de pacientes com transtorno de personalidade *borderline*[29]. Em um estudo com mulheres brasileiras, Martinez *et al.*[30] observaram algum transtorno de personalidade (de acordo com a classificação de Kurt Schheider) em 63,8% das pacientes com fibromialgia.

➢ Transtornos Depressivos

Prevalência

A prevalência de depressão em fibromialgia pode variar entre 20% e 80%[31]; essa grande variação ocorre em virtude dos diferentes critérios utilizados para realizar o diagnóstico da depressão e também por causa das diferentes populações estudadas. Já para o diagnóstico de transtorno depressivo maior atual ou com ocorrência nos últimos 12 meses, a prevalência pode oscilar entre 20% e 30% nos pacientes com fibromialgia[32, 33], enquanto na população geral a prevalência do mesmo transtorno psiquiátrico fica em torno de 4% a 6%[34, 35]. Em um estudo epidemiológico que investigou a associação de transtorno depressivo maior e diversas condições clínicas em população geral, Patten *et al.*[36] observaram que a fibromialgia foi a segunda condição médica mais associada com depressão maior.

Martinez *et al.*[30], num estudo com amostra brasileira, observaram uma prevalência de 80% de depressão no grupo de pacientes e 12% no grupo controle, tal diferença entre os grupos foi estatisticamente significativa. Alguns estudos apontam que a prevalência de depressão em fibromialgia também se mostra maior mesmo quando comparada com outros tipos de doenças reumatológicas (como artrite reumatoide)[37, 38]. Todavia, Ahles *et al.*[39] não encontraram diferença na prevalência de depressão entre os grupos com artrite reumatoide e fibromialgia.

Impacto da Depressão

A alta prevalência de sintomas depressivos em pacientes com fibromialgia muitas vezes dificulta a avaliação dos sintomas dolorosos por parte do clínico. Ao mesmo tempo, essa presença de sintomas depressivos também dificulta que o clínico avalie se se trata realmente de um episódio depressivo maior ou não.

Sabe-se que a depressão em comorbidade com outra condição clínica pode influenciar de forma negativa a adesão ao tratamento; a pessoa deprimida pode apresentar maiores dificuldades para compreender as orientações médicas e em buscar apoio nas relações interpessoais. Na fibromialgia, isso se torna mais complicado, já que o tratamento da condição fibromiálgica exige que o paciente tenha uma postura ativa na realização de atividade física regular e na capacidade de lidar com as restrições impostas pela dor no seu cotidiano. No estudo desenvolvido por Okifuji *et al.*[40], os autores compararam as características de pacientes com fibromialgia deprimidas e não deprimidas e observaram que as pacientes deprimidas apresentavam maior dificuldade para aderir ao tratamento fisioterápico. De acordo com alguns estudos, a depressão em pacientes com fibromialgia também pode se associar a disfunções sexuais e déficits de vitamina D[41, 42].

Portanto, observa-se que transtorno depressivo maior é uma comorbidade psiquiátrica importante em pacientes com fibromialgia, com impacto principalmente na adesão ao tratamento. O clínico deve apresentar uma atitude ativa na investigação da depressão nestes pacientes e encaminhar a um especialista os pacientes que apresentem transtornos depressivos, para que assim possam ser tratados da forma mais adequada.

Mecanismos para Explicar a Associação entre Fibromialgia e Depressão

Os estudos encontrados na literatura são controversos sobre a existência de uma relação positiva entre presença de sintomas depressivos e aumento na intensidade da dor.

Novamente, a questão é polêmica e permanece sem uma resposta conclusiva. Estudos como o de Yunus et al.[22], que avaliaram 103 pacientes com fibromialgia, observou que as características centrais da fibromialgia (número de *tender points*, intensidade da dor, fadiga e sono não reparador) seriam independentes do estado psicológico. Com resultados semelhantes, outro estudo verificou que a dor seria independente da presença do diagnóstico de depressão maior atual, e a depressão na fibromialgia foi associada a morar só, pior percepção das limitações funcionais, pensamentos não adaptativos e pouca adesão às atividades físicas[40]. Por último, um estudo que comparou mulheres com fibromialgia e mulheres com artrite reumatoide, avaliando sintomatologia depressiva e intensidade da dor, concluiu que nas pacientes com artrite reumatoide quanto maior a intensidade da dor, maior a presença de sintomas depressivos, e no grupo de fibromiálgicas a dor não se relacionou com os sintomas depressivos[43]. Esses aspectos indicam que a depressão deva ser encarada dentro de um espectro mais amplo do que apenas resultante da disfunção do SNC associada à fibromialgia.

Por outro lado, são encontrados alguns trabalhos que observaram uma relação positiva entre aumento da dor e presença de depressão. Um deles avaliou 107 mulheres com fibromialgia e a influência de variáveis físicas e psicológicas na variação da dor. Os resultados mostraram que a dor em três dimensões (sensória, afetiva e intensidade) se associou moderadamente com a depressão e a fadiga[44]. Já os resultados de Celiker et al.[45] mostraram que somente a ansiedade estaria relacionada à intensidade da dor. Nesse estudo foi avaliada a correlação entre alterações psicológicas, tempo da doença e intensidade da dor em 39 pacientes com fibromialgia.

Depressão e Personalidade em Fibromialgia

Como foi dito anteriormente, sabe-se que a presença de sintomas depressivos ou de episódio depressivo acarreta mudanças nos traços de personalidade do indivíduo. E apesar da alta prevalência dos transtornos depressivos em fibromialgia pouco se estudou até o momento sobre a influência do episódio depressivo maior na personalidade de pacientes com fibromialgia.

O estudo brasileiro de Santos et al.[46] avaliou 69 pacientes mulheres com fibromialgia, das quais 28 foram diagnosticadas com episódio depressivo maior atual. Os autores, utilizando o Inventário de Temperamento e Caráter de Cloninger, compararam os traços de personalidade das pacientes deprimidas com as não deprimidas e observaram que as pacientes com depressão maior atual apresentam alteração dos traços semelhante ao que é esperado em pacientes com diagnóstico de depressão primária. E, mais importante ainda, as pacientes que não receberam o diagnóstico de depressão maior atual não apresentaram tais alterações de personalidade.

Foram encontrados mais dois estudos que investigaram a influência da depressão na personalidade de pessoas com fibromialgia. Johnson *et al.*[47] avaliaram a estrutura da autoestima comparando 61 fibromiálgicas (separando em dois grupos: deprimidas e não deprimidas), 40 estudantes de psicologia saudáveis e 37 pacientes com artrite reumatoide. Observaram que as pacientes fibromiálgicas deprimidas apresentavam um padrão de autoestima (menor senso de amor próprio, mais baixo senso de positivismo e dificuldade para lidar com as próprias emoções) diferente das pacientes fibromiálgicas não deprimidas. Quando compararam os quatro grupos, somente o grupo de pacientes fibromiálgicas com depressão apresentou uma diferença estatisticamente significativa no padrão de autoestima em relação ao grupo de estudantes saudáveis[47]. Com resultados similares, Nordahl e Stiles[48] concluíram que um estilo depressivo de personalidade estaria relacionado ao diagnóstico de transtorno depressivo maior em pacientes com fibromialgia e não com a presença da fibromialgia em si.

Os achados dos estudos citados corroboram com a vertente de estudos que defende a existência de diferentes perfis psicológicos na fibromialgia; portanto, não haveria um padrão de personalidade específico para a fibromialgia. E que a depressão maior apresentaria um papel importante na alteração da personalidade do paciente fibromiálgico, alertando para a relevância do adequado diagnóstico e tratamento do transtorno depressivo quando em comorbidade com a fibromialgia.

Tratamento Medicamentoso da Depressão

Em relação ao tratamento medicamentoso da depressão em fibromialgia deve-se considerar que no caso de o paciente não estar recebendo nenhum antidepressivo, na presença de depressão deve-se considerar a utilização de um antidepressivo com ação noradrenérgica e serotonérgica, uma vez que dados da literatura sugerem que essa classe de antidepressivos apresenta melhor atuação sobre os sintomas da fibromialgia. Entretanto, a remissão sintomatológica da depressão deve sempre ser o objetivo do tratamento. Além dos antidepressivos, a pregabalina e a gabapentina possuem ação anticonvulsivante e efeitos analgésicos e ansiolíticos. Nos casos em que o paciente já faz uso de algum tipo de antidepressivo em baixa dose, deve-se ajustar a dose do antidepressivo não apenas em função dos sintomas dolorosos, mas visando tratar toda sintomatologia depressiva. Como os antidepressivos tricíclicos são pouco tolerados em doses antidepressivas, cabe ao médico, utilizando o julgamento clínico, avaliar a possibilidade de substituir o tricíclico por um medicamento de nova geração. Continuar utilizando uma subdose antidepressiva pode levar a uma melhora parcial do quadro depressivo e essa recuperação incompleta se associa ao maior risco de recorrência da depressão.

Intervenções Psicoterápicas

Alguns trabalhos têm mostrado a eficácia de psicoterapia psicodinâmica para depressão maior primária. Embora vários aspectos psicodinâmicos tenham sido descritos em pacientes com depressão e fibromialgia, a literatura ainda carece de estudos investigando especificamente a eficácia das psicoterapias de base psicanalítica nessa população.

Os estudos de psicoterapia em fibromialgia focam a redução e o manejo da dor no cotidiano e não o tratamento da depressão. Duas revisões de literatura sobre tratamento psicoterápico para dor em fibromialgia[49,50] sugerem que exercícios físicos associados à terapia comportamental cognitiva são as formas mais benéficas e aceitas de terapias não farmacológicas que visam à redução da dor.

➢ Considerações Finais

Para finalizar, vale ressaltar a dimensão subjetiva da experiência dolorosa para cada indivíduo dentro de sua constituição psíquica. Lembrando que toda dor, independente de conhecida ou não em suas causas orgânicas, remete o ser humano às suas questões emocionais mais primitivas. E são as dimensões subjetivas (que aparecem não só no paciente que sofre de dor) que muitas vezes tornam estes pacientes poliqueixosos e de difícil manejo, pois a sensação do clínico é de que teria "algo mais" que a medicação não consegue tratar. Esse "algo mais" muitas vezes está relacionado às questões emocionais que, ao invés de serem vistas simplesmente como fatores confundidores do tratamento, devem ser encaminhadas para os profissionais de saúde mental para que possam receber o tratamento adequado, seja pela psicoterapia individual ou de grupo.

➢ Referências Bibliográficas

1. Wolfe F, Smythe HA, Yunus MB et al. The American College of Rheumatology 1990 Criteria for the Classification of Fibromyalgia. Report of the Multicenter Criteria Committee. Arthritis Rheum. 1990; 33(2):160-172.
2. Wolfe F, Clauw DJ, Fitzcharles MA et al. The American College of Rheumatology preliminary diagnostic criteria for fibromyalgia and measurement of symptom severity. Arthritis Care Res (Hoboken). 2010; 62(5):600-610.
3. Biewer W, Conrad I, Hauser W. [Fibromyalgia]. Schmerz. 2004; 18(2):118-124.
4. Abeles AM, Pillinger MH, Solitar BM et al. Narrative review: the pathophysiology of fibromyalgia. Ann Intern Med. 2007; 146(10):726-734.
5. de Tommaso M, Federici A, Santostasi R et al. Laser-evoked potentials habituation in fibromyalgia. J Pain 12(1):116-124.
6. Arnold LM, Hudson JI, Hess EV et al. Family study of fibromyalgia. Arthritis Rheum 2004; 50(3):944-952.
7. Martinez-Lavin M. Biology and therapy of fibromyalgia. Stress, the stress response system, and fibromyalgia. Arthritis Res Ther 2007; 9(4):216.
8. Sarzi-Puttini P, Atzeni F, Diana A et al. Increased neural sympathetic activation in fibromyalgia syndrome. Ann N Y Acad Sci 2006; 1069:109-117.
9. Crofford LJ. Neuroendocrine abnormalities in fibromyalgia and related disorders. Am J Med Sci 1998; 315(6):359-366.
10. Schweinhardt P, Sauro KM, Bushnell MC. Fibromyalgia: a disorder of the brain? Neuroscientist. 2008; 14(5):415-421.
11. McDermid AJ, Rollman GB, McCain GA. Generalized hypervigilance in fibromyalgia: evidence of perceptual amplification. Pain 1996; 66(2-3):133-144.
12. Staud R, Vierck CJ, Robinson ME et al. Effects of the N-methyl-D-aspartate receptor antagonist dextromethorphan on temporal summation of pain are similar in fibromyalgia patients and normal control subjects. J Pain 2005; 6(5):323-332.
13. Graven-Nielsen T, Aspegren Kendall S, Henriksson KG et al. Ketamine reduces muscle pain, temporal summation, and referred pain in fibromyalgia patients. Pain 2000; 85(3):483-491.
14. Kosek E, Ekholm J, Hansson P. Sensory dysfunction in fibromyalgia patients with implications for pathogenic mechanisms. Pain 1996;68(2-3):375-83.
15. Sayar K, Gulec H, Topbas M. Alexithymia and anger in patients with fibromyalgia. Clin Rheumatol 2004; 23(5):441-448.
16. Fietta P. Fibromyalgia: state of the art. Minerva Med 2004; 95(1):35-47, 47-52.
17. Keel P. Psychological and psychiatric aspects of fibromyalgia syndrome (FMS). Z Rheumatol. 1998; 57 (Suppl 2):97-100.
18. Colangelo N, Bertinotti L, Nacci F et al. Dimensions of psychological dysfunction in patients with fibromyalgia: development of an Italian questionnaire. Clin Rheumatol 2004; 23(2):102-108.
19. Wolfe F, Hawley DJ. Psychosocial factors and the fibromyalgia syndrome. Z Rheumatol. 1998; 57 (Suppl 2):88-91.

20. de Souza JB, Goffaux P, Julien N et al. Fibromyalgia subgroups: profiling distinct subgroups using the Fibromyalgia Impact Questionnaire. A preliminary study. Rheumatol Int 2009;29(5):509-515.
21. Blasco Claros L, Mallo Cano M, Mencia Presa A et al. Clinical profiles in fibromyalgia patients of the community mental health center: a predictive index of psychopathological severity. Actas Esp Psiquiatr. 2006; 34(2):112-122.
22. Yunus MB, Ahles TA, Aldag JC et al. Relationship of clinical features with psychological status in primary fibromyalgia. Arthritis Rheum 1991; 34(1):15-21.
23. Muller W, Schneider EM, Stratz T. The classification of fibromyalgia syndrome. Rheumatol Int 2007; 27(11):1005-1010.
24. Santos DM. Estudos dos traços de personalidade de pacientes com fibromialgia através do Inventário de Temperamento e Caráter de Cloninger. [tese de doutorado] Faculdade de Medicina da Universidade de São Paulo 2010.
25. Cloninger CR. A unified biosocial theory of personality and its role in the development of anxiety states. Psychiatr Dev 1986; 4(3):167-226.
26. Malmgren-Olsson EB, Bergdahl J. Temperament and character personality dimensions in patients with nonspecific musculoskeletal disorders. Clin J Pain 2006; 22(7):625-631.
27. Boz C, Velioglu S, Ozmenoglu M et al. Temperament and character profiles of patients with tension-type headache and migraine. Psychiatry Clin Neurosci 2004; 58(5):536-543.
28. Mongini F, Fassino S, Rota E et al. The temperament and character inventory in women with migraine. J Headache Pain 2005; 6(4):247-249.
29. Zanarini MC, Williams AA, Lewis RE et al. Reported pathological childhood experiences associated with the development of borderline personality disorder. Am J Psychiatry. 1997; 154(8):1101-1106.
30. Martinez JE, Ferraz MB, Fontana AM et al. Psychological aspects of Brazilian women with fibromyalgia. J Psychosom Res 1995; 39(2):167-174.
31. Fietta P, Manganelli P. Fibromyalgia and psychiatric disorders. Acta Biomed 2007; 78(2):88-95.
32. Kassam A, Patten SB. Major depression, fibromyalgia and labour force participation: a population-based cross-sectional study. BMC Musculoskelet Disord 2006; 7:4.
33. Russell AS, Hui BK. The use of PRIME-MD questionnaire in a rheumatology clinic. Rheumatol Int 2005; 25(4):292-295.
34. Kessler RC, Berglund P, Demler O et al. The epidemiology of major depressive disorder: results from the National Comorbidity Survey Replication (NCS-R). JAMA 2003; 289(23):3095-3105.
35. Blazer DG, Kessler RC, McGonagle KA et al. The prevalence and distribution of major depression in a national community sample: the National Comorbidity Survey. Am J Psychiatry 1994; 151(7):979-986.
36. Patten SB, Beck CA, Kassam A et al. Long-term medical conditions and major depression: strength of association for specific conditions in the general population. Can J Psychiatry 2005; 50(4):195-202.
37. Alfici S, Sigal M, Landau M. Primary fibromyalgia syndrome--a variant of depressive disorder? Psychother Psychosom 1989; 51(3):156-161.
38. Walter B, Vaitl D, Frank R. Affective distress in fibromyalgia syndrome is associated with pain severity. Z Rheumatol 1998; 57 (Suppl 2):101-104.
39. Ahles TA, Khan SA, Yunus MB et al. Psychiatric status of patients with primary fibromyalgia, patients with rheumatoid arthritis, and subjects without pain: a blind comparison of DSM-III diagnoses. Am J Psychiatry 1991; 148(12):1721-1726.
40. Okifuji A, Turk DC, Sherman JJ. Evaluation of the relationship between depression and fibromyalgia syndrome: why aren't all patients depressed? J Rheumatol 2000; 27(1):212-219.
41. Kalichman L. Association between fibromyalgia and sexual dysfunction in women. Clin Rheumatol 2009; 28(4):365-369.
42. Armstrong DJ, Meenagh GK, Bickle I et al. Vitamin D deficiency is associated with anxiety and depression in fibromyalgia. Clin Rheumatol 2007; 26(4):551-554.
43. Viitanen JV, Kautiainen H, Isomaki H. Pain intensity in patients with fibromyalgia and rheumatoid arthritis. Scand J Rheumatol 1993; 22(3):131-135.
44. Hughes L. Physical and psychological variables that influence pain in patients with fibromyalgia. Orthop Nurs 2006; 25(2):112-119; quiz 120-121.
45. Celiker R, Borman P, Oktem F et al. Psychological disturbance in fibromyalgia: relation to pain severity. Clin Rheumatol 1997; 16(2):179-184.

46. Santos Dde M, Lage LV, Jabur EK et al. The association of major depressive episode and personality traits in patients with fibromyalgia. Clinics (Sao Paulo) 2011; 66(6):973-978.
47. Johnson M, Paananen ML, Rahinantti P et al. Depressed fibromyalgia patients are equipped with an emphatic competence dependent self-esteem. Clin Rheumatol 1997; 16(6):578-584.
48. Nordahl HM, Stiles TC. Personality styles in patients with fibromyalgia, major depression and healthy controls. Ann Gen Psychiatry 2007; 6:9.
49. Thieme K, Gracely RH. Are psychological treatments effective for fibromyalgia pain? Curr Rheumatol Rep 2009; 11(6):443-450.
50. Casale R, Cazzola M, Arioli G et al. Non pharmacological treatments in fibromyalgia. Reumatismo. 2008; 60 (Suppl 1):59-69.

Capítulo 4

Depressão e Dor Facial

José Tadeu Tesseroli de Siqueira
Silvia Regina Dowgan Tesseroli de Siqueira

➢ Introdução

Na face realizam-se funções fundamentais à vida de relação, às quais é dada grande importância, pois configuram a essência da nossa humanidade; permitem-nos falar e sorrir; ver e beijar; cheirar, saborear, tocar, comer e engolir; chorar pela dor; e transmitir sentimentos e emoções através das expressões faciais; além disso, a cavidade oral abriga uma microbiota abundante com a qual vive em simbiose e protege-nos contra infecções e agressões ambientais. A importância da boca e da face para a sobrevivência é realçada pelos diversos reflexos que permitem a integração das suas funções, além da sua enorme e reconhecida sensibilidade devido à extensa representação no córtex cerebral, seja na área somatossensitiva, seja na área motora[1]. A complexidade do sistema trigeminal explica em parte as dificuldades clínicas encontradas no diagnóstico e tratamento das dores orofaciais, que frequentemente são difusas e mal-localizadas.

Muitas doenças manifestam-se primária ou secundariamente nos tecidos da cavidade oral, e esta pode ser sede de infecções oportunistas quando o equilíbrio com sua microbiota é rompido. A complexidade da face pode ser minimamente compreendida pelo número de profissões ou especialidades que aí exercem suas atividades: odontologia, otorrinolaringologia, oftalmologia e fonoaudiologia. Além disso, outras profissões e especialidades médicas têm nesse segmento corpóreo também sua área de atuação, como: psicologia, fisioterapia, psiquiatria, neurologia, cirurgia plástica e cirurgia de cabeça e pescoço.

➢ Fisiopatologia da Dor Facial e Classificação

Para a classificação da dor facial, existem os critérios da Sociedade Internacional de Cefaleias[2] e os critérios da IASP[3]. As dores pertinentes à odontologia são oriundas de doenças ou distúrbios funcionais que envolvem o aparelho mastigatório, particularmente da cavidade oral, dentes, maxilares, articulação temporomandibular (ATM) e os músculos da mastigação[4].

Odontalgias

Estão entre as mais comuns que afetam a humanidade, comumente agudas. Seu tratamento inclui as restaurações dentárias, o tratamento dos canais e/ou a remoção do dente. Pode ser causada por qualquer uma das estruturas relacionadas aos dentes, sendo, na maioria dos casos, de origem inflamatória: traumatismos mecânicos, acidentais ou repetitivos (bruxismo do sono), doenças infecciosas (cárie e periodontites). A dor de dente pode ser de natureza pulpar, periodontal ou mista.

Dor por Bruxismo

O bruxismo é considerado um distúrbio de movimento caracterizado pelo ranger ou apertar dos dentes. Pode ocorrer durante a vigília (bruxismo em vigília) e/ou durante o sono (bruxismo do sono), não ter causa definida (idiopático) ou ser secundário a distúrbios neurológicos (doença de Parkinson, esquizofrenia), psiquiátricos (depressão) ou à medicação[4].

Dor facial ou na cabeça é uma das queixas mais frequentes atribuída ao bruxismo do sono; cerca de 6% destes pacientes queixam-se de dor de dente e cerca de 76% deles reclamam de sensibilidade ou desconforto dental ao acordar, sendo a queixa que também ocorre em cerca de 26% das pessoas que rangem ou apertam os dentes mas não se queixam de dor crônica crânio-facial[5].

Neuralgia Trigeminal (NT)

Trata-se de uma síndrome caracterizada por dor em choque paroxística, que respeita o território de inervação de um ou mais ramos trigeminais, desencadeada por um leve estímulo em uma zona de gatilho. O doente frequentemente apresenta limitações importantes em suas atividades diárias, como mastigação, fala, escovação de dentes etc. No início, os medicamentos apresentam grande eficácia, porém, com o passar dos anos, uma grande parte dos doentes necessita de tratamento cirúrgico, que pode também levar a complicações sensitivas e funcionais[6,7]. Iatrogenias até o momento do diagnóstico preciso são frequentes[8].

Odontalgias de Origem Sistêmica

Nos casos de queixas de dor dental sem sinais clínicos de envolvimento dental, a dor pode ser referida de áreas adjacentes, como os seios maxilares, ou mais distantes, como no infarto agudo do miocárdio, mas também pode ser decorrente de doenças sistêmicas.

Dor Facial Atípica (Odontalgia Atípica)

O termo dor facial atípica compreende condição álgica que ainda é motivo de controvérsias e de difícil classificação. Pode apresentar-se como dor profunda localizada em uma área limitada da face, ou em ambos os lados, frequentemente na maxila e associada a dor mandibular ou cervical sem anormalidades neurológicas. Frio, ansiedade e depressão podem piorar a dor; raramente ela surge e desaparece subitamente. Atualmente, essa denominação é ainda utilizada e considerada como diagnóstico de exclusão de pacientes com queixas de dor facial persistente que não têm diagnóstico estabelecido nem boa resposta aos tratamentos[9].

Síndrome de Ardência Bucal (SAB)

É uma afecção intraoral dolorosa complexa, de origem multifatorial, observada geralmente em mulheres durante a menopausa. Caracteriza-se pela ocorrência de ardor superficial ou queimor na mucosa da língua, pálato, gengiva ou bochecha na ausência de sinais de doença.

Parece haver fatores somáticos e neuropáticos envolvidos na sua gênese; forte tendência de caracterizá-la como dor neuropática, produto do fenômeno de desinibição. A prevalência da SAB oscila de 0,7% e 18% das amostras adultas avaliadas. O diagnóstico deve ser cuidadosamente elaborado, pois várias doenças produzem alterações na mucosa oral e se manifestam de forma semelhante[10], inclusive o câncer bucal[11].

Dor no Câncer Bucal

O câncer bucal ocorre em cerca de 40% dos cânceres de cabeça e pescoço[12] e corresponde a cerca de 3% dos cânceres que acometem o ser humano (INCA). A dor é queixa frequente em todos os estágios de evolução do câncer em geral e também do câncer bucal. Ocorre em cerca de 58% dos pacientes que aguardam tratamento e em cerca de 30% dos pacientes já tratados, e afeta muito as funções orais.

Dor na Mucosa Oral

Próteses dentárias podem causar traumatismo na mucosa oral; as lesões são ulceradas e variam de tamanho, quando infectadas acentuam as queixas. Inicialmente, a dor nem sempre é bem localizada e pode ser difusa, brusca ou desencadeada pela mastigação ou pelo movimento mandibular.

➤ Depressão e Dor Facial

Alguns estudos mostram que não há diferenças em geral no humor ansioso e/ou depressivo que acompanha o doente com dor quanto à etiologia da doença, mas sim quanto à gravidade dos sintomas e controle da dor. Pacientes com dor crônica orofacial, especialmente quando a dor não está controlada e as crises são frequentes, apresentam impacto neuropsicológico importante que gera depressão e irritabilidade ao longo do tempo[13]. Pacientes que apresentam cefaleia crônica diária caracterizam-se por apresentar dor mais grave, mais depressão, maior dificuldade de expressar suas emoções e maior índice de catastrofização do que doentes com Disfunção Temporomandibular (DTM)[14].

Em geral, a DTM é considerada mais controlável, menos dolorosa e com menos impacto do que a Cefaleia Crônica Diária[14]. Independentemente da doença, com o tempo, o humor depressivo se instala e acaba por necessitar de atendimento, mas a ansiedade a acompanha, principalmente com quadro de dor não controlada, o que pode ser um importante alvo do tratamento[14]. Sendo assim, o diagnóstico específico da dor propriamente dita é fundamental para que os sintomas psicológicos secundários sejam devidamente abordados.

Por outro lado, é importante observar que alguns quadros dolorosos são extremamente típicos e característicos, e que diferem das cefaleias crônicas contínuas ou em longas crises, seja por DTM, seja por outras causas, e este é o caso das Neuralgias Trigeminais, anteriormente descritas. Suas crises, por serem muito intensas, geram ansiedade intensa; porém, as características de enfrentamento destes indivíduos são muito diferentes do que pacientes com DTM. Em um estudo realizado no Hospital das Clínicas da Faculdade de Medicina da USP, em que foram avaliados 30 pacientes (15 com DTM e 15 com Neuralgia Trigeminal), foi observado que os pacientes com DTM tinham menor entendimento de seu diagnóstico, porém pacientes com Neuralgia consideravam sua condição mais grave, o que possivelmente deveu-se à maior intensidade das crises[15]. A DTM, por ser multifatorial, apresenta maior dificuldade de compreensão por parte do doente, o que acaba por comprometer a aderência ao tratamento[16] e o enfrentamento propriamente dito. Já a Neuralgia, além de apresentar hipótese etiológica mais evidente, tem protocolos de tratamento bem estabelecidos mundialmente e com resultados excelentes para a maioria dos casos, o que não acontece nas DTM, onde oscilações e períodos mais frequentes de crises são mais comuns[15,16]. De qualquer maneira, o grau de ansiedade e de depressão que acompanha a dor crônica permanece semelhante entre os diferentes diagnósticos da dor facial (Figura 4.1).

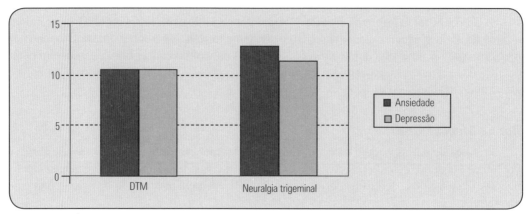

FIGURA 4.1. Índices de ansiedade e depressão (Escala Hospitalar de Depressão e Ansiedade): comparação entre Disfunção Temporomandibular (DTM) e Neuralgia Trigeminal (N=30)[15].

É importante salientar que outros aspectos podem também interferir nas características da dor do doente, comportamento e humor associados. Em crianças brasileiras de Pelotas (RS), observou-se que aspectos sócio-econômicos estavam envolvidos na prevalência de dor dentária, como a falta de convívio com o pai biológico e menores índices econômicos[17]. No caso da dor dentária, sendo esta aguda, e dependente de fatores de prevenção e cuidados, os fatores sócio-econômicos podem influenciar no maior desconhecimento das causas das infecções orais (principalmente as cáries, no caso das crianças).

Podemos observar, então, que o humor ansioso ou depressivo acompanha constantemente o doente com dor crônica, e que este pode ser modulado/piorado diante de crises ou do não controle da dor. Como então reconhecer que o transtorno de humor agravou-se de tal maneira que torna-se necessário o encaminhamento e tratamento específicos? Como diferenciar esta condição de um erro de diagnóstico, ou do não reconhecimento de novos componentes ligados diretamente à dor e que merecem ser também tratados, dentre as causas físicas? Como identificar uma dor que é completamente secundária à depressão que o doente apresenta, e não causa dela? Essas são algumas dentre as perguntas que merecem atenção durante a abordagem do doente com dor, para que o tratamento mais correto seja devidamente estabelecido.

> ## Dados Epidemiológicos: Prevalência da Dor Facial e Comorbidade com Depressão

A dor crônica é bastante prevalente na população mundial em geral, acometendo de 9% a 63,5% dos adultos e idosos[18]. No Brasil, não é conhecida a prevalência geral da dor, mas alguns estudos mostram que a lombalgia é a afecção dolorosa mais prevalente (65,9%), sendo seguida pela cefaleia tipo tensão (60,2%)[19]. Entretanto, apesar da disponibilidade de diversos materiais educativos sobre avaliação, diagnóstico e tratamento da dor, muito doentes são inadequadamente diagnosticados e tratados, devido em parte ao despreparo dos profissionais de saúde[20, 21].

Os indivíduos com dor crônica acarretam elevados custos diretos e indiretos, já que levam um grande período para concluir o diagnóstico e o tratamento, resultando em um elevado impacto econômico à sociedade mundial e brasileira. Este impacto é caracterizado por perdas de dias de trabalho, aposentadorias precoces, frequente procura por atendimento em serviços de saúde e gastos com tratamentos[22]. Segundo inquérito populacional realizado no Brasil, mais de 1/3 de nossa população julga que a dor crônica compromete as atividades habituais e mais de 3/4 consideram que a dor crônica é limitante para as atividades recreacionais, as relações sociais e familiares.

Dez a 40% dos indivíduos apresentam dor com duração superior a um dia, pelo menos uma vez por ano. Na população brasileira, 2,7% apresentaram sete ou mais dias de dor incapacitante para a execução de atividades habituais durante os seis meses que precederam as entrevistas. Em até 2/3 dos casos, a dor crônica geralmente localiza-se na região lombar e nas articulações, e em 1/4 dos indivíduos, no segmento cefálico.

Dor é o sintoma mais frequentemente reportado pelos idosos, presente em mais de 50% de suas queixas, sendo que 19% dos idosos internados apresentam dor moderada a grave[4].

Dor no segmento cefálico ocorre em algum momento da vida em mais de 70% das pessoas. Na Divisão de Neurologia do Hospital das Clínicas, 97,1% dos indivíduos apresentaram cefaleia, porém, no Brasil, são frequentemente mal diagnosticadas. Também são comuns as cefaleias secundárias, como as dores orofaciais, sendo que, dentre elas, as de origem dentária e as DTM são as mais frequentes[23]. A dor de dente odontogênica é frequentemente inflamatória e causa intensa sensibilização secundária; sua prevalência em escolares brasileiros com 14 a 15 anos foi descrita como 33,6% e 12,8%, respectivamente[24]. Dentre as dores não-odontogênicas, destacam-se as de caráter neuropático. As DTM representam um termo coletivo relacionado a vários problemas clínicos envolvendo a musculatura mastigatória, a articulação temporomandibular (ATM) ou ambas as estruturas[23]. As DTM raramente apresentam-se como entidade única; frequentemente há superposição de sintomas e etiologias multifatoriais. Ems grande parte das vezes, encontram-se associadas a outras síndromes álgicas faciais, inclusive de origem neuropática[7]. Também em crianças, o gênero feminino é mais afetado pela dor de dente[17].

Causa emocional foi atribuída à DTM em 13,3% dos pacientes acompanhados em um estudo no Hospital das Clínicas de São Paulo[16]; um paciente atribuiu a perda de um parente como causa de sua dor, nesse mesmo estudo. Doentes com Neuralgia Trigeminal, encaminhados para tratamento neurocirúrgico devido às crises de dor intensas e ao não controle com medicamentos, apresentaram alto comprometimento emocional em nossa amostra, sendo que em 36,2% a dor comprometia as atividades diárias, 66,7% apresentavam algum grau de depressão, e 51,4% apresentavam algum grau de ansiedade. Todas essas variáveis foram controladas com o controle da dor (Figura 4.2), o que mostra que nesses indivíduos o comprometimento emocional era secundário à dor não controlada[7].

Em um estudo na população chinesa, observou-se que, dentro do grupo de idosos que apresentavam depressão, a dor esteve significantemente mais prevalente (59,2%) do que no grupo de idosos sem depressão (43,1%). Em geral, a dor no grupo deprimido era mais intensa e mais limitante. Em um hospital psiquiátrico no Zimbábue, observou-se que cefaleias secundárias devido a doenças sistêmicas foram muito frequentes, seguidas de causa neurológica. Cefaleia tipo tensional foi a mais comum dentre as cefaleias primárias (39,3%)[25].

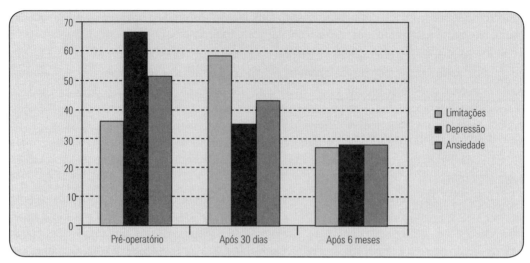

FIGURA 4.2. Melhora em porcentagens nas limitações diárias, grau de depressão e de ansiedade pelos Critérios de Diagnóstico em Pesquisa para Disfunção Temporomandibular (RDC/TMD, Eixo II) em pacientes com Neuralgia Trigeminal, pré e pós-tratamento neurocirúrgico através de compressão do gânglio trigeminal com balão (N=105)[7].

Um sinal frequentemente encontrado em doentes psiquiátricos é o bruxismo, presente em 46,8% dos doentes internados. O bruxismo está presente em cerca de 20% da população em geral. Porém, sua maior prevalência nesse grupo de doentes está mais associada ao uso de neurolépticos do que a causas primárias, e não está associada a uma maior incidência de sintomas e sinais de Disfunção Temporomandibular[26].

Em um estudo que investigou a prevalência de dor e suas características em pacientes diagnosticados primariamente com uma doença psiquiátrica, 50% apresentavam dor, sendo mais comum a dor lombar, seguida de cefaleia e dor nos ombros e pescoço. Os pacientes com transtornos de humor foram os que mais apresentaram dor, seguidos de transtornos neuróticos, associados ao estresse, somatoformes e, por último, esquizofrênicos ou com outro transtorno associado a sinais positivos. A depressão era o fator de risco mais comum para a presença de dor[27].

➢ Impacto da Depressão na Dor Facial: Como Identificar

Como observado através dos estudos epidemiológicos, tanto ansiedade como depressão são sintomas frequentemente associados à dor, não havendo distinção com relação ao diagnóstico do doente. Por outro lado, dentre as doenças psiquiátricas, a depressão é o principal fator de risco para a dor, que apresenta prevalência de diagnósticos semelhante quanto ao local afetado, ou seja, tanto nos primariamente deprimidos como nos primariamente com dor, o local mais comum é o segmento lombar, seguido do segmento cefálico[27].

Na maioria dos diagnósticos da dor facial, que incluem as dores dentárias, as DTM e as Neuralgias Trigeminais idiopáticas, os critérios são bastante claros e através da história do doente e do exame conduzido corretamente, o diagnóstico pode ser realizado com precisão. Porém, em alguns casos, como dor facial atípica e odontalgia atípica, o perfil psicológico do doente pode contribuir para a característica de dor e de dificuldade de controle. Além disso, a área afetada, no caso a face, facilita a procura por tratamentos odontológicos e otorrinolaringológicos; estes, muitas vezes, devido à frequência de condições sintomáticas nessa região, acabam por dificultar o diagnóstico e conduzir para procedimentos iatrogênicos[9]. Sabe-se também que os protocolos de tratamento dessas condições muitas vezes não levam ao alívio completo da sintomatologia, e o doente acaba por permanecer em um estado de sofrimento na sua dor e em suas dúvidas quanto à realidade de seus sintomas. Antecedentes psicológicos e dificuldades interpessoais devem ser investigados como parte da avaliação da dor no segmento cefálico. O enfrentamento inadequado acompanhado de estresse ocorre comumente pela persistência do sintoma. Pacientes assim identificados devem ser aconselhados e encaminhados para a avaliação precisa do médico psiquiatra, para que comorbidades sérias como depressão maior, transtorno de pânico, abuso de substâncias e transtornos de personalidade sejam devidamente detectados e tratados[16].

A dor, de uma maneira geral, é propriamente definida como experiência emocional desagradável. Manifesta-se assim tanto na dimensão física como na psicossocial, e até espiritual. Pela definição, tanto o diagnóstico como o tratamento devem ser acompanhados de uma abordagem que inclua os fatores emocionais associados. Para tanto, além dos instrumentos psicológicos específicos, que devem ser aplicados por profissionais da saúde mental treinados, desenvolveu-se um questionário que se propõe a classificar as Disfunções Temporomandibulares e rastrear sintomas de depressão, ansiedade e limitações diárias que a dor facial apresenta (RDC/TMD – Critérios de Diagnóstico em Pesquisa de DTM – Eixo II)[23]. Porém, não há indicação diagnóstica para esse instrumento, e sim de sinalização de anormalidades ou de acompanhamento de transtorno emocional já identificado.

A dor, quando instalada, segue um processo complexo, que inclui a ruptura, comoção psíquica e reação defensiva do eu[28]. Na ruptura, há interrupção da atuação do prazer e geração de tensão, que intensifica por si só a própria dor; existe um investimento afetivo e valorização da imagem do local lesado do corpo. A representação mental do órgão lesado é ampliada e torna-se isolada, acompanhada de grande esforço para se defender do transtorno evidenciado. As informações acumulam-se na forma de memória, carregadas de significado. Ocorre então um encadeamento de aspectos biofísicos, afetivos e comportamentais que propiciam os estados de dor, sofrimento e comportamento doloroso. A vivência dolorosa surge como possibilidade de preservação da integridade psíquica, e a vida passa a girar em torno da mesma, e são gerados afetos associados à equipe que acompanha o doente[28].

A dor afeta diferentes tipos de personalidades, que determinam a forma de reações frente ao quadro que se instala e à equipe que o acompanha. Tanto o surgimento da dor crônica, quanto a sua manutenção possuem um significado diferente para cada paciente. A dor é a representação mental de um conflito, particular e único, daquele indivíduo[16]. Raramente, o doente pode apresentar transtorno factício ou simulatório; casos de tratamento rebelde devem ser avaliados por profissional da saúde mental treinado para que esses transtornos sejam precocemente identificados[28].

➢ Aspectos Emocionais da Dor Musculoesquelética da Face (DTM)

A despeito das controvérsias sobre as etiologias das DTM, sabe-se existir associação proporcional entre o estresse emocional determinado por alteração na atividade de vida diária, hábitos parafuncionais e aumento da disfunção e da atividade muscular. Portanto, fatores emocionais são também moduladores da atividade mandibular repetitiva. Não devemos confundir estas manifestações emocionais relacionadas à vida diária com quadros de doenças psiquiátricas bem estabelecidos, como depressão, que podem gerar hiperatividade muscular e dores secundárias.

Os doentes com DTM, queixosos de dor crônica, podem ter histórico de maior procura por atendimento assistencial à saúde, uso contínuo de fármacos, inúmeros tratamentos (incluindo cirurgias), níveis elevados de ansiedade ou de depressão, além de maior índice de conflitos familiares e sociais. Inicialmente, atribuiu-se a anormalidade de oclusão dentária a principal causa de DTM. Recentemente, concluiu-se que faltavam evidências científicas para subsidiar aquele conceito de várias causas contribuírem para a ocorrência da dor, principalmente quando esta torna-se crônica, ou seja, a etiologia das DTM é multifatorial e ainda não bem esclarecida. Recentemente, evidenciou-se que as dores decorrentes de DTM expressam-se como padrão de dor crônica, ou seja, ocorrem em doentes com alterações físicas e comportamentais seme-lhantemente ao que ocorre nos doentes com cefaleia ou lombalgia. Portanto, nem sempre há alteração significativa da função mandibular, de tal forma que apenas as alterações observadas durante o exame físico nem sempre são suficientes para justificar ou esclarecer o quadro clínico. Os doentes devem ser avaliados, portanto, no contexto de doentes com dor crônica, ou seja, além da avaliação física, deve ser avaliado o aspecto comportamental, que pode ser de extrema relevância para o entendimento do caso. Há depressão em 18% a 40% dos doentes com DTM e ansiedade em 17% a 30%.

Questiona-se a existência de condições psicológicas predisponentes de dor muscular mastigatória. Não existem evidências da existência de um perfil psicológico de doentes com DTM. Quando há dor crônica, são frequentes as alterações do humor, os quadros ansiosos e não se pode afirmar que existem diferentes perfis psicológicos entre os subgrupos de DTM, embora fatores psicológicos sejam importantes na evolução de casos. As controvérsias existentes provavelmente decorrem das diferenças na metodologia aplicada e nos critérios de seleção dos doentes. É indicado o uso de questionários validados e aceitos universalmente para estudos prospectivos de médio e longo prazo. Portinoi[29] revelou que havia mais sintomas psicológicos em doentes com DTM do que em indivíduos saudáveis. Entretanto, doentes com DTM e indivíduos saudáveis não diferem quanto a características da personalidade, habilidades de enfrentamento das situações e atitudes relacionadas à preservação da saúde. Existem diferentes padrões psicológicos que podem caracterizar a mesma doença. Desse fato decorrem diferenças na evolução da condição e no enfrentamento da dor em doentes com DTM, cefaleias ou lombalgias.

A terapia cognitivo-comportamental melhora a qualidade de vida de doentes com dor crônica da face. Esta, quando associada ao uso de antidepressivos tricíclicos, reduz a interferência da dor na vida do doente e aumenta o controle sobre sua vida.

Historicamente, os doentes com DTM eram considerados ansiosos; sugeriu-se que a dor e a DTM decorreriam dessa condição. Estes conceitos foram revistos, pois alterações neurovegetativas e do humor podem ocorrer em doentes crônicos e ser consequência e não causa de dor, e a alteração emocional nem sempre é proporcional à gravidade da doença. É fundamental o diagnóstico correto de dor para evitar o risco de designar como "psicológica" a dor decorrente de doenças não identificadas, como tumores ou infecções. O cirurgião-dentista deve reconhecer as alterações comportamentais que acompanham o doente crônico com DTM.

> ### Depressão e Dor Facial: Qual Tratar Primeiro e Como Tratar?

Identificar sintomas de comprometimento emocional em indivíduos com dor é importante porque o tratamento de transtornos psicológicos/psiquiátricos associados à dor primária pode contribuir para um melhor enfrentamento da condição[16]. Porém, é de extrema importância que o profissional que acompanha a dor do doente tenha evidenciado que suas queixas não sejam secundárias a uma dor não controlada e que necessita de novas estratégias terapêuticas. Como reportado neste capítulo, pacientes com Neuralgia Trigeminal apresentam melhora de seus sintomas psicossociais após o controle de sua dor[7]. Porém, sabe-se também que há doentes com perfis de personalidade que devem ser trabalhados, ou com transtornos de humor que merecem uma investigação específica e tratamento adequado. Sendo assim, em casos de dor persistente, mesmo após adequação do tratamento e re-investigação diagnóstica, o encaminhamento para a identificação de condição emocional associada deve ser realizado.

Diversos fatores psíquicos envolvidos na melhora da dor crônica podem estar associados às crenças existentes com relação ao tratamento[15]. Em geral, a expectativa do doente é voltada para a equipe, mas aspectos de religiosidade também estão envolvidos no enfrentamento da dor (Figura 4.3). Às vezes, o tratamento não apresenta sucesso por falta de adesão do doente, não identificada pela equipe. Sendo assim, o profissional de saúde responsável pelo tratamento da dor facial deve esclarecer o doente em primeiro lugar quanto às causas em potencial de sua dor, mesmo que multifatorial, e quanto às estratégias de tratamento disponíveis, com suas qualidades e limitações. O doente deve fazer parte da escolha das estratégias terapêuticas, e dessa maneira apresentará uma adesão muito maior ao tratamento, pois estará compreendendo o porquê das estratégias e o prognóstico esperado[16].

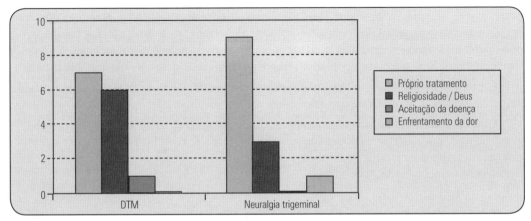

FIGURA 4.3. Fatores relacionados à superação das limitações devido à dor em pacientes com Disfunção Temporomandibular e Neuralgia Trigeminal (N=30)[15].

➢ Experiência Prática

A dor faz parte da rotina clínica dos cirurgiões, independente de sua área de atuação, mas nem sempre é considerada prioritária, e muitas vezes é ignorada e subtratada[30]. Por outro lado, dor persistente afeta emocionalmente os profissionais da área da saúde, que eventualmente se defrontam com queixas inespecíficas, onde não se veem alterações visuais ou macroscópicas, e que os deixam no dilema sobre a *verdade* dessas queixas. E os pacientes, o que exatamente pensam sobre nós quando dizemos que são eles que estão ansiosos e reclamam demais de dor?. Pois é, vamos ouvi-los:

> *"Gostaria que todo dentista que fizesse cirurgia de implantes passasse pela minha experiência: fiquei quatro meses com dor na boca, praticamente não dormia; a dor vinha em pontadas e 'latejadas' e não tinha remédio que desse conta. Fiz seis implantes no maxilar superior e não tive problemas, mas neste último, do lado direito, foi um inferno. Meu dentista removeu duas vezes os implantes e colocou este que aqui está. Depois, cortou minha gengiva umas três vezes. Sofri horrores; cada cirurgia era pior que a outra. No fim, ele disse que não era possível*

eu ter essa dor; pois eu devia estar muito nervoso e ser coisa psicológica. Como é possível isso, doutor? Ele é que estava nervoso. Ele esqueceu que tenho mais de 80 anos de idade, já fiz grandes cirurgias, até operei o coração, e nunca tive dor igual a esta. **Psicológico! Só na boca dos outros!**".

Assim falava um simpático senhor cuja saúde estava sob absoluto controle, exceto por essa terrível dor que havia surgido, *inexplicavelmente*, após tão *pequena* cirurgia. Iniciar este capítulo com a sua queixa é a homenagem que lhe presto, pois ele tinha razão: sua dor não era *psicológica,* e era intensa mesmo, embora não houvesse nenhuma anormalidade macroscópica que a justificasse. Além disso, grande parte dos pacientes que se submetem à implantodontia pertencem à faixa etária acima dos 60 anos de idade. Coincidentemente, a Organização Mundial de Saúde (OMS) e a *International Association for the Study of Pain* (IASP) indicaram o período compreendido entre outubro de 2006 e outubro de 2007 como o "*Ano de Combate à Dor no Idoso*". Justificam essa escolha pelo crescimento da população de idosos no mundo, que irá dos 17,5% atuais a cerca de 36% no ano de 2050[31]. Além disso, a dor crônica afeta cerca de 50% dos idosos que moram na comunidade e mais de 80% dos que são institucionalizados[32,33]. É possível que o limiar de dor seja reduzido nos idosos; porém, quando se queixam de dor, é necessário avaliar a presença de doenças ou causas subjacentes[34,35]. É evidente que complicações pós-operatórias ocorrem em todas as idades e, nos idosos, o que chama a atenção, é o fato de formarem um grupo pouco compreendido frente às queixas de dores persistentes orofaciais[36].

O profissional de saúde, diante de um quadro como este, também encontra-se estressado e perplexo, pois está além do que ocorre comumente em seu dia-a-dia.

Quando a dor é aguda, como no caso descrito, é geralmente acompanhada de ansiedade, e isso vale para quaisquer dores do ser humano; quanto mais se cronifica, no entanto, a dor tende a ser acompanhada de humor depressivo, e pode, muitas vezes, necessitar de acompanhamento e tratamento específico dessa condição.

➤ Perspectivas Futuras e Considerações Finais

Sabe-se que a dor facial pode causar depressão, e que a depressão pode gerar dor. Porém, ainda há carência na literatura de estudos que investiguem como identificar a depressão primária presente no doente crônico, e suas características diferenciais com relação ao sintoma depressivo secundário à dor. Nas dores faciais, nossos estudos recentes têm identificado que a adesão ao tratamento depende do esclarecimento do doente quanto ao seu diagnóstico e quanto às estratégias terapêuticas existentes, o que é crucial para um melhor enfrentamento de sua condição[7,15,16]. Esse enfrentamento é muito importante quando se trata de um longo acompanhamento e comprometimento com a equipe de saúde, necessários para o tratamento da dor crônica. Hábitos nocivos e crenças com relação à dor também são fatores de perpetuação de dor que devem ser compreendidos para o sucesso do tratamento físico. Estes influenciam no comportamento doloroso e podem ser tratados através de técnicas cognitivo-comportamentais.

Havendo comprometimento do doente com o tratamento, sintomas depressivos primários poderão ser melhor identificados e devidamente encaminhados para o sucesso da terapêutica utilizada, auxiliando inclusive na prevenção de reincidência de crises de dor, como nos casos de DTM, ou ainda na busca precoce por readequação do tratamento, no caso de dores atípicas ou neuropáticas.

➤ Referências Bibliográficas

1. Miyamoto JJ, Honda M, Saito DN et al. The representation of the human oral area in the somatosensory cortex: a functional MRI study. Cereb Cortex 2006; 16(5):669-675.
2. Society IH. The International Classification of Headache Disorders: 2nd edition. Cephalalgia 2004; 24:9-160.
3. Merskey H, Bogdu N. Classification of Chronic Pain, Second Edition. Seattle: IASP Press 1994.
4. Pain AAO. Orofacial pain: Guidelines for assesments, diagnosis and management. Pain AAoO, Editor. 1996, Quintessence: Chicago.
5. Camparis CM, Siqueira JT. Sleep bruxism: clinical aspects and characteristics in patients with and without chronic orofacial pain. Oral Surg Oral Med Oral Pathol Oral Radiol Endod 2006; 101(2):188-193.
6. Siqueira SRDT, Nóbrega JCM, Teixeira MJ et al. Frequency of post-operative complications after balloon compression for idiopathic trigeminal neuralgia – prospective study. Oral Surgery Oral Medicine Oral Pathology Oral Radiology Endodontics 2006; 102:39-42.
7. Siqueira SR, da Nóbrega JC, Teixeira MJ et al. Masticatory problems after balloon compression for trigeminal neuralgia, a longitudinal study. J Oral Rehabil 2007; 34(2):88-96.
8. Siqueira SRDT, Nóbrega JCM, Valle LBS et al. Idiopathic trigeminal neuralgia: Clinical aspects and dental procedures. Oral Surgery Oral Medicine Oral Pathology Oral Radiology and Endodontics. 2004b; 98:311-315.
9. Siqueira JTT, Ching LH, Nasri C et al. Clinical study of patients with persistent orofacial pain. Arq Neuropsiquiatr 2004a; 62(4):988-996.
10. Nasri C, Teixeira MJ, Okada M et al. Burning mouth complaints: clinical characteristics of a Brazilian sample. Clinics 2007; 62(5):561-566.
11. Cuffari L, Siqueira JTT, Nemr K et al. Pain complaint as the first symptom of oral cancer: a descriptive study. Oral Surg Oral Med Oral Pathol Oral Radiol Endod 2006; 102(1):56-61.
12. Câncer INd. O Câncer no Brasil Globo Ciências 1998; 81:42.
13. Grossi ML, Goldberg MB, Locker D et al. Irritable bowel syndrome patients versus responding and nonresponding temporomandibular disorder patients: a neuropsychologic profile comparative study. Int J Prosthodont 2008; 21(3):201-209.
14. Jerjes W, Madland G, Feinmann C et al. A psychological comparison of temporomandibular disorder and chronic daily headache: are there targets for therapeutic interventions? . Oral Surg Oral Med Oral Pathol Oral Radiol Endod 2007; 103(3):367-373.
15. Castro AR, Siqueira SR, Perissinotti DM et al. Psychological evaluation and cope with trigeminal neuralgia and temporomandibular disorder. Arq Neuropsiquiatr 2008; 66(3B):716-719.
16. de Oliveira SB, de Siqueira SR, Sanvovski AR et al. Temporomandibular Disorder in Brazilian patients: a preliminary study. J Clin Psychol Med Settings 2008; 15(4):338-343.
17. Bastos JL, Peres MA, Peres KG et al. Toothache prevalence and associated factors: a life course study from birth to age 12 yr. Eur J Oral Sci 2008; 116(5):458-466.
18. Watkins EA, Wollan PC, Melton LJ 3rd et al. A population in pain: report from the Olmsted County health study. Pain Med 2008; 9(2):166-174.
19. Dellaroza MS, Pimenta CA, Matsuo T. [Prevalence and characterization of chronic pain among the elderly living in the community]. Cad Saude Publica 2007; 23(5):1151-1160.
20. Chen JT, Fagan MJ, Diaz JA et al. Is treating chronic pain torture? Internal medicine residents' experience with patients with chronic nonmalignant pain. Teach Learn Med 2007; 19(2):101-105.
21. Ferreira KASL, Kimura M, Teixeira MJ. Impact of adequacy of pain treatment on quality of life of cancer patients. In Research QoL.13th Annual Conference of the International Society for Quality of Life Research. Quality of Life Research: Portugal 2006; p. A-90.
22. McDermott AM, Toelle TR, Rowbotham DJ et al. The burden of neuropathic pain: results from a cross-sectional survey. Eur J Pain 2006; 10(2):127-135.
23. Dworkin SF, LeResche L. Research diagnostic criteria for temporomandibular disorders: review, criteria, examinations and specifications, critique. J Craniomandib Disord 1992; 6(4):301-355.
24. Goes PSA. The prevalence, severity and impact of dental pain in Brazilian schoolchildren and their families. London (UK): University of London 2001.
25. Quesada-Vazquez AJ, Rodriguez-Santana N. [The epidemiology of headaches in hospitalised psychiatric patients]. Rev Neurol 2007; 45(4):216-218.

26. Winocur E, Hermesh H, Littner D et al. Signs of bruxism and temporomandibular disorders among psychiatric patients. Oral Surg Oral Med Oral Pathol Oral Radiol Endod 2007; 103(1):60-63.
27. Baune MB, Aljeesh Y. [Is pain a clinically relevant problem in general adult psychiatry? A clinical epidemiological cross-sectional study in patients with psychiatric disorders]. Schmerz 2004; 18(1):28-37.
28. Perissinotti DMN. Adesão ao tratamento dos doentes com dor crônica: perfil de um ambulatório especializado. Revista Simbidor 2001; 2(1):8-22.
29. Portnoi AG. Estresse e distúrbios craniomandimulares. In: Barros JJ, Rode SM. Tratamento das disfunções craniomandibulares. Livravia Santos: São Paulo. 1995; p. 165-168.
30. Ready L, Edwards W. Tratamento da dor aguda. Rio de Janeiro: Revinter; 1995.
31. American Geriatrics Society releases persistent pain management guideline. J Pain Palliat Care Pharmacother 2002; 16(4):127-129.
32. Ferrell BR, Dean GE, Grant M et al. An institutional commitment to pain management. J Clin Oncol 1995; 13(9):2158-2165.
33. Helme RD, Gibson SJ. The epidemiology of pain in elderly people. Clin Geriatr Med 2001; 17(3):417-31.
34. Gagliese L, Weizblit N, Ellis W et al. The measurement of postoperative pain: a comparison of intensity scales in younger and older surgical patients. Pain 2005; 117(3):412-420.
35. Gibson SJ, Helme RD. Age-related differences in pain perception and report. Clin Geriatr Med 2001; 17(3):433-56, v-vi.
36. Siqueira J. Dores dentárias difusas / Odontalgia atípica. In: Siqueira JT. Dor Orofacial: Diagnóstico, Terapêutica e Qualidade de Vida. Ed. Maio: Curitiba 2001; p. 243-253.

Capítulo 5

Depressão e Cefaleias

Antonio Cezar Ribeiro Galvão
Dalva Carrocini

➢ Introdução
Aspectos Clínicos

As cefaleias são classificadas em primárias e secundárias. As primárias são definidas por não serem devidas a lesões estruturais do organismo, admitindo-se que sua fisiopatogenia se baseie em disfunções neuroquímicas e neurofisiológicas, além de predisposição genética. Constituem a maioria das dores de cabeça, sendo a cefaleia tipo tensional e a enxaqueca (ou migrânea) as mais comuns, totalizando mais de 90% das cefaleias vistas na prática clínica[1,2]. Os critérios da *International Headache Society* na Classificação Internacional das Cefaleias (CIC) de 2004 para tais entidades estão nas Tabelas 5.1 a 5.5 com os códigos específicos da CIC[3].

A prevalência da enxaqueca na população geral é de 15%, sendo incapacitante em 10% dos afetados. A cefaleia tipo tensional crônica (CTTC) ocorre em 2% a 4% da população[4,5].

Tabela 5.1 Enxaqueca Sem Aura	
	É uma cefaleia idiopática, recorrente, que se manifesta em ataques que duram de quatro a 72 horas. Características típicas da dor são: localização unilateral, qualidade pulsátil, intensidade leve ou moderada, agravamento por atividade física rotineira e associação com náuseas, fotofobia e fonofobia. Pode ser bilateral e ter qualidade em peso, constante. Antes da nova classificação era chamada enxaqueca comum.
Critérios Diagnósticos	A. Pelo menos cinco crises preenchendo os critérios B a D.
	B. Crises de cefaleia que durem de quatro a 72 horas (tratadas ou tratadas sem sucesso).
	C. A cefaleia deve ter pelo menos duas das seguintes características: 1. Localização unilateral. 2. Qualidade pulsátil. 3. Intensidade moderada ou grave (que iniba ou proíba atividades diárias). 4. Exacerbada por atos como subir escadas ou atividade física rotineira.
	D. Durante a cefaleia deve ocorrer pelo menos um dos seguintes sintomas: 1. Náusea e/ou vômitos. 2. Fotofobia e fonofobia.
	E. Não atribuída a outro transtorno.

Tabela 5.2
Enxaqueca Com Aura

É uma alteração idiopática recorrente que se manifesta com crises de sintomas neurológicos focais que podem ser considerados como de origem inequívoca no córtex cerebral ou no tronco encefálico, e que normalmente duram mais de cinco minutos e menos de 60 minutos. A seguir ocorre cefaleia, náuseas e/ou fotofobia diretamente ou após um intervalo livre de menos de uma hora. A cefaleia dura geralmente de quatro a 72 horas, mas pode estar completamente ausente.

Critérios Diagnósticos	A. Pelo menos duas crises preenchendo B.
	B. Pelo menos três das seguintes características devem estar presentes:
	1. Um ou mais sintomas de aura que revertem totalmente, indicando disfunção focal cerebral (cortical e/ou do tronco cerebral).
	2. Pelo menos um sintoma da aura se desenvolve gradualmente por mais de quatro minutos ou então dois ou mais sintomas ocorrem em sucessão.
	3. Nenhum sintoma da aura dura mais de 60 minutos (ela também pode começar antes ou simultaneamente com a aura).
	C. Não atribuída a outro transtorno.

Tabela 5.3
Enxaqueca com Aura Típica
(Aura Visual, Sensitiva, Motora, Afasia ou Combinações)

É uma alteração idiopática recorrente que se manifesta com crises de sintomas neurológicos focais que podem ser considerados como de origem inequívoca no córtex cerebral ou no tronco encefálico, e que normalmente duram mais de cinco minutos e menos de 60 minutos. A seguir ocorre cefaleia, náuseas e/ou fotofobia diretamente ou após um intervalo livre de menos de uma hora. A cefaleia dura geralmente de quatro a 72 horas, mas pode estar completamente ausente.

Critérios Diagnósticos	A. Preencher os critérios 1.2 incluindo todos os critérios descritos em B.
	B. Um ou mais dos sintomas da aura são dos seguintes tipos:
	1. Distúrbio visual homônimo.
	2. Parestesias e/ou dormências unilaterais.
	3. Fraqueza unilateral.
	4. Afasia ou outra dificuldade de linguagem.

Tabela 5.4
Cefaleia Tipo Tensional Episódica

Critérios Diagnósticos	A. Pelo menos dez episódios prévios preenchendo os critérios B-D listados e número de dias com cefaleia menor que 180/ano ou menor que 15/mês.
	B. Cefaleia durando de 30 minutos a sete dias.
	C. A dor deve ter pelo menos duas das seguintes características:
	1. Caráter de pressão ou aperto (não pulsátil).
	2. Intensidade fraca a moderada (pode limitar, mas não impedir as atividades).
	3. Localização bilateral.
	4. Não agravamento pelos esforços físicos rotineiros.
	D. Ambos os seguintes itens:
	1. Ausência de náuseas ou vômitos (pode ocorrer anorexia).
	2. Ausência de fotofobia e fonofobia ou apenas um deles estar presente.
	E. Não atribuída a outro transtorno.

	Tabela 5.5
	Cefaleia do Tipo Tensional Crônica
Critérios Diagnósticos	A. Cefaleia com frequência de 15 dias ou mais/mês, ou 180 dias ou mais/ano persistindo por tempo igual ou maior que três meses, e preenchendo os critérios B-D listados abaixo:
	B. A cefaleia dura horas ou pode ser contínua.
	C. A dor deve ter pelo menos duas das seguintes características: 1. Caráter de pressão ou aperto (não pulsátil). 2. Intensidade fraca a moderada que não limite as atividades diárias. 3. Localização bilateral. 4. Não agravada por esforços físicos rotineiros.
	D. Ambos os seguintes itens: 1. Ausência de vômitos. 2. Não mais que um dos seguintes itens: náusea, fotofobia ou fonofobia.
	E. Não atribuída a outro transtorno.

➤ Cefaleia Crônica Diária

Os pacientes com cefaleia crônica diária (CCD) perfazem 35% a 40% dos pacientes tratados em ambulatórios especializados e atinge de 2% a 5% da população geral. Queiroz, num estudo pioneiro com a população brasileira, concluiu que a CCD afeta um total de 6,9% da população, incidência mais alta do que a encontrada em estudos internacionais. Destes, 5% apresentavam enxaqueca crônica e 1,8% CTTC, sendo 2,4 vezes mais comum em mulheres. Uma das possíveis causas encontradas para essa alta prevalência pode ser atribuída à facilidade de aquisição de medicamentos sem controle e hábitos de automedicação vigentes em nosso país[6-9].

O conceito de CCD foi introduzido por Mathew e col.[10], agrupando vários tipos de cefaleia, que se manifestam diária ou quase diariamente. As CCDs primárias, particularmente a enxaqueca transformada e a CTTC, são as mais comuns. O termo "enxaqueca transformada" não é reconhecido na CID de 2004, que cataloga "enxaqueca crônica", termo que não incorpora o abuso de analgésicos. A enxaqueca transformada é uma evolução da enxaqueca com ou sem aura; em geral, a dor de cabeça tem início na infância ou adolescência, em episódios, e com decorrer do tempo, na idade adulta, transforma-se em cefaleia diária. Essa transformação tem algumas características, como aumento da frequência, redução da intensidade da dor e menor proeminência dos sintomas da enxaqueca. Assim, a cefaleia diária passa a apresentar mais semelhanças com a cefaleia de tipo tensional e episódios sobrepostos de crises de enxaqueca[3,5,9,11,12].

Mathew[11,12] observou que uma boa parte da origem da CCD era decorrente do uso abusivo de analgésicos e ergotamínicos, principalmente na enxaqueca transformada. Sabe-se que qualquer forma de dor de cabeça pode se tornar crônica quando induzida por drogas e acompanhada de hábito e dependência. Os pacientes apresentaram perfis anormais de personalidade e maior presença de doenças psiquiátricas. Dependência química foi um achado comum nestes indivíduos, assim como uso de álcool e fumo, abuso de cafeína e referência ao estresse como desencadeador da cronicidade. Breslau[13] já havia citado que tais pacientes, independentemente de estarem deprimidos, apresentavam taxas mais altas de tentativas de suicídio, sendo estas maiores nos pacientes com enxaqueca com aura. Recentemente, outros fatores de risco foram traçados para a progressão da enxaqueca para CCD, como, por exemplo, obesidade, alodínia cefálica nas crises, ronco e apneia do sono[5].

O tratamento da CCD apresenta muitas dificuldades, com índices de fracasso terapêutico ao redor de 30% a 40% nos melhores centros, mesmo se abordando adequadamente a patologia orgânica e mental. A maioria dos pacientes ainda persiste com cefaleia frequente, pouco intensa, com exacerbações periódicas; sofrem hospitalizações repetidas e retornam ao uso abusivo de analgésicos; cerca de 20% tornam-se inábeis para o trabalho e o resto fica improdutivo, com perdas frequentes do emprego por absenteísmo[5,7,14-16].

> ## Fisiopatologia das Cefaleias
> ### Fisiopatologia da Enxaqueca

O fator genético para a enxaqueca tem sido confirmado por inúmeros estudos. Parentes de primeiro grau de portadores de enxaqueca têm maior risco para apresentar cefaleia do que a população geral, e a incidência em gêmeos quando um dos irmãos é afetado é maior nos monozigóticos do que nos dizigóticos. O modo de herança, entretanto, não foi ainda determinado. Propõe-se que exista uma combinação de fatores genéticos e ambientais. A exceção é a uma forma clínica rara, a enxaqueca hemiplégica familiar (EHF), em que 50% das famílias afetadas mostram uma mutação no cromossomo 19 (19p 13) envolvendo o gene CACNA1A relacionado a um subtipo de canais de cálcio voltagem-dependentes P/Q, partindo daí a hipótese de que a enxaqueca seja uma doença por canelopatia. Em 20% das famílias com EHF, a mutação envolve o gene ATP1A2 que codifica uma ATP-ase $Na^+/K^{+15,17}$.

Estudos neurofisiológicos têm associado a enxaqueca à hiperexcitabilidade neuronal que predispõe a depressão alastrante cortical (DAC), fenômeno correlacionado à aura da enxaqueca, que se mostra de maneira subclínica mesmo na enxaqueca sem aura. O mecanismo da DAC envolve alterações homeostáticas nos neurônios e células gliais, com efluxo de aminoácidos excitatórios, íons K^+, redução do magnésio intracelular e desregulagem de canais de cálcio modulados por receptores NMDA. Já a dor na enxaqueca origina-se na liberação de neuropeptídios vasoativos (CGRP, substância P, neurocininas) e de óxido nítrico na parede dos vasos cranianos, provocando vasodilatação e inflamação neurogênica estéril, com extravasamento de plasma e substâncias algiogênicas (histamina, prostaglandinas etc.). Comprova-se que essas alterações são induzidas pela ativação antidrômica das fibras nervosas trigeminais que inervam a parede dos vasos, o denominado sistema trigêmino-vascular (STV) descrito por Moskowitz (Figura 5.1)[17].

Receptores serotoninérgicos ($5HT-1_B$ e $5HT-1_D$) na parede dos vasos e no núcleo espinal do trigêmeo têm papel importante na ativação do STV, pois modulam o tônus dos vasos cranianos. A depleção de serotonina plaquetária que ocorre na crise deve ter grande importância no desencadeamento da dor, razão pela qual medicamentos agonistas destes receptores serotoninérgicos (triptanos) são eficazes no tratamento abortivo da enxaqueca.

A maneira pela qual a DAC ativaria o STV não é conhecida. Uma hipótese provável seria o estímulo de aferentes trigeminais leptomeníngeas pelas alterações iônicas e por aminoácidos excitatórios liberados junto ao córtex cerebral, o que implica num sistema de duas vias drômica e antidrômica pelas fibras do V nervo, convergindo no núcleo espinal (Figura 5.2). Outro mecanismo possível seria a ativação de conexões hipotalâmicas; muitos sintomas premonitórios da enxaqueca, como sonolência, bocejos, hiperosmia, irritabilidade, falta de memória, são nitidamente de origem hipotalâmica e límbica, assim como sugerem envolvimento de vias dopaminérgicas. A região hipotalâmica posterior também pode exercer um papel modulador nociceptivo; sabe-se que está crucialmente envolvida na fisiopatogenia de outras cefaleias primárias, como a Cefaleia em salvas, a SUNCT, a Hemicrania paroxística e a Hemicrania contínua[17].

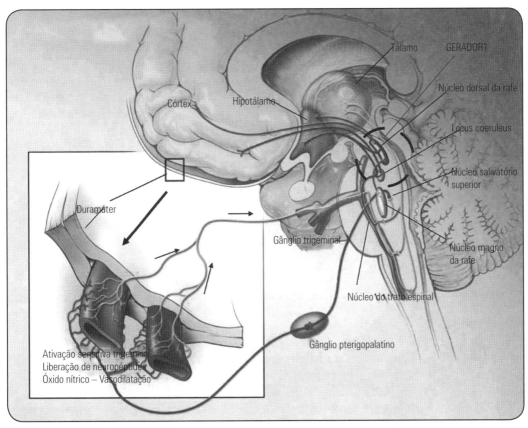

FIGURA 5.1. Fisiopatogenia da enxaqueca.

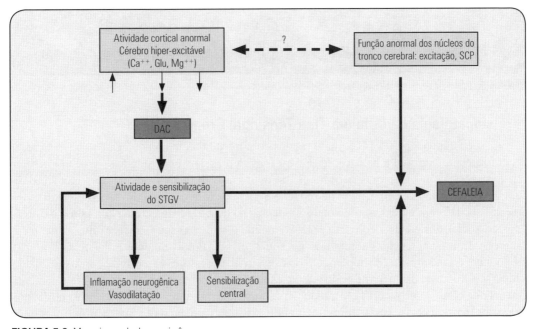

FIGURA 5.2. Mecanismos de dor na migrânea.

Por outro lado, estudos com PET e RNM verificam a existência de ativação de regiões do tronco cerebral nos ataques de enxaqueca, sugerindo que possa existir aí um *"centro gerador"* da mesma. Os núcleos da rafe parecem estar implicados e é possível que os neurônios serotoninérgicos aí localizados mudem seu padrão de disparo nos ataques de enxaqueca, o que poderia ativar o STV (Figura 5.3). Outro dado que se observou em estudos com RNM em pacientes portadores de enxaqueca crônica, foi um acúmulo da quantidade de ferro na substância cinzenta periaquedutal mesencefálica (SCP), que, como sabemos, modula estímulos nociceptivos no sistema nervoso central, incluindo os núcleos trigeminais (Figura 5.4). Este achado importante comprova que alterações neuroanatômicas ocorrem com a cronificação da enxaqueca, gerando uma forma de sensibilização central que perpetua o estado doloroso[15,17].

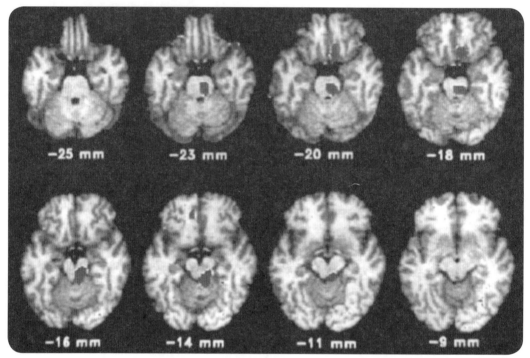

FIGURA 5.3. Ativação do tronco cerebral na crise aguda de migrânea.

➢ Fisiopatologia da Cefaleia Tipo Tensional Crônica

A fisiopatogenia da CTTC é muito menos compreendida em comparação a da enxaqueca. Há dolorimento anormal à palpação das estruturas miofasciais pericranianas, devendo ocorrer sensibilização de nociceptores periféricos, de neurônios do núcleo espinal do trigêmeo e do complexo trigêmino-cervical, além de redução de atividade supressora de dor de estruturas supraespinais. Há componentes emocionais evidentes no desencadeamento da dor, como o estresse psicossocial, ansiedade, depressão e tensão mental diária, mas seus papéis exatos na geração, exarcebação e manutenção da cefaleia são pouco claros. Possivelmente influências límbicas provoquem o inadequado funcionamento dos sistemas supressores centrais de dor, o que aliado à hipersensibilidade dos neurônios do núcleo espinal e nociceptores miofasciais gera a cefaleia. Um achado consistente na CTTC é a redução ou ausência da supressão exteroceptiva tardia dos músculos mastigatórios (ES2), um reflexo multissináptico mediado por interneurônios inibitórios do tronco cerebral e fortemente modulado por estruturas límbicas[1,4,15].

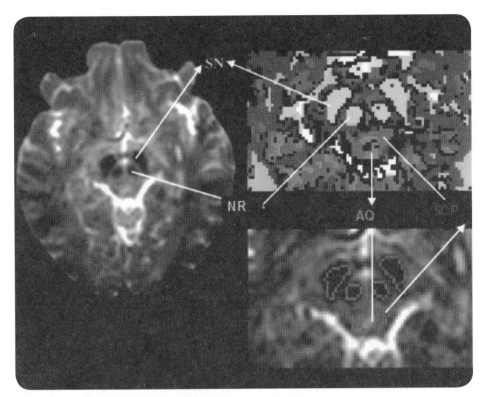

FIGURA 5.4. Disfunção da SCP na enxaqueca (Fonte: Welch e col., 2001).

➤ Cefaleias e Transtornos Mentais

A evidência de que transtornos psiquiátricos associam-se às cefaleias é relativamente recente, embora, no passado, muitos já a relatassem[18-20]. Os estudos de Stewart[21,22] são frequentemente citados na literatura. Nesses estudos, 15% das mulheres e 12,8% dos homens entre 24 e 29 anos de idade que procuravam atendimento para cefaleia apresentavam transtorno do pânico.

Não há nada que se sobressaia mais na abordagem psiquiátrica das cefaleias do que o problema da cefaleia crônica diária (CCD). Mathew realizou um estudo aplicando o teste de personalidade MMPI em 630 portadores de CCD refratária e observou achado anormal na maioria dos pacientes, e 31% deles continuaram a fazer abuso de analgésicos[12].

Okasha[23], utilizando o SCID, comparou 100 pacientes randomizados com CCD com 50 pacientes apresentando cefaleia secundária e 50 pessoas sem cefaleia, observando 43% de transtorno somatoforme doloroso nos portadores de CCD e 20% nos pacientes com cefaleias de fundo orgânico.

Mongini *et al.*[24] avaliaram cinco homens e 30 mulheres com CCD aplicando o MMPI-2 e o STAI e concluiu que todos apresentavam elevadas tendências para conversão, achando que os traços histéricos, agravados pela ansiedade, seriam um fator predisponente para a continuidade da cefaleia.

➤ Enxaqueca e Transtornos Mentais

De qualquer modo é fácil verificar na literatura atual que os pacientes com enxaqueca mostram altos graus de ansiedade, particularmente fobias e pânico, além de transtornos do humor. São amplos os relatos da literatura sobre características dos indivíduos portadores de enxaqueca, tais como antecipação ansiosa, pânico, fobia, anergia, fadiga física extrema e apatia.

Moersch, em 1924[25], relatou ter encontrado índices significativos de depressão e ansiedade generalizada entre 150 pacientes portadores de enxaqueca. Wolff, em 1937, creditava a esta constelação de atributos o nome *"personalidade migranosa"* e, ao que parece, foi o primeiro a utilizar este termo, caracterizando os pacientes como *"rígidos, inflexíveis e controladores"*[26].

Em um estudo inicial, com crianças e jovens, Merikangas e cols.,[27] observaram que a existência de um transtorno ansioso costumava ser seguida de enxaqueca e depressão. Os autores encontraram uma associação da enxaqueca mais forte com transtornos ansiosos do que com depressivos. A associação era ainda mais evidente quando se considerava depressão e ansiedade em conjunto e não como entidades separadas. Os autores propuseram que a associação depressão/ansiedade e cefaleia fosse vista como uma síndrome onde a manifestação ansiosa ocorreria mais precocemente, durante a infância, e a enxaqueca mais tardiamente, na vida adulta.

Os trabalhos de Breslau e cols.[14,18] ofereceram suporte para o modelo bidirecional da relação entre enxaqueca e depressão. Em estudo epidemiológico observaram que os pacientes que tinham uma primeira crise de enxaqueca mostravam probabilidade maior que 3,2% para desenvolver depressão, e pacientes com primeiro episódio de depressão um risco aumentado de 3,1% para desenvolver enxaqueca. Os autores relataram ainda que os portadores de enxaqueca com aura mostravam depressão duas vezes mais que os com enxaqueca sem aura.

Merikangas e cols.[20] investigaram se a associação depressão e ansiedade poderia influenciar o risco de desenvolvimento da enxaqueca. Para tanto, estudaram a sobreposição de transtorno depressivo e ansioso e, de maneira isolada, depressão e ansiedade. A partir de seus resultados concluíram que o transtorno de ansiedade e depressão coexistia em 30% das pessoas com enxaqueca, sendo o transtorno do pânico mais comum entre os de ansiedade, e que a enxaqueca sozinha aumentava a taxa de depressão maior em três vezes.

Em estudo posterior, os mesmo autores constataram que os portadores de enxaqueca apresentavam um risco 2,2 vezes maior de desenvolver depressão em período de um ano se comparados com os não portadores de enxaqueca. E apontaram que a prevalência de depressão em pacientes com enxaqueca com aura (45,5%) era maior em comparação aos pacientes com enxaqueca sem aura (27,5%), e a associação era mais comum com a depressão maior[20].

Nessa mesma linha, os estudos de Breslau confirmaram a hipótese de que depressão e ansiedade eram as associações psiquiátricas mais frequentes em pacientes com enxaqueca. Seus resultados mostraram que a história de um transtorno ansioso modificava a relação entre enxaqueca e depressão maior, pois o risco de depressão maior foi significativamente aumentado em pessoas com enxaqueca e ansiedade, mas não em pessoas que apresentem apenas enxaqueca[18].

No Brasil, Kowacs e col.[28] analisaram um grupo de portadores de enxaqueca, comparando com pacientes portadores de psoríase, submetendo-os a escalas para depressão, ansiedade e *self report questionnaire* (SRQ), que avalia a presença de transtorno mental sem especificar o diagnóstico. Na análise de regressão logística, pacientes com enxaqueca apresentaram pontuação maior no SRQ, mas não nas escalas para ansiedade e depressão.

Num estudo de revisão, Radat[29] observou que pacientes com enxaqueca inegavelmente mostravam taxas mais altas de risco para depressão e alguns transtornos de ansiedade, particularmente transtorno do pânico e fobias, sendo mais prevalente na enxaqueca com aura. O autor sugeriu também, mas sem evidências conclusivas, que haveria uma associação potencial entre enxaqueca e transtornos de humor e abuso de drogas.

Guidetti[30], em um estudo com pacientes jovens, observou sintomas de depressão, ansiedade e somatização em crianças e adolescentes com enxaqueca. Ao que parece, o transtorno ansioso tende a preceder a enxaqueca em cerca de 80% dos casos. A depressão mostrou-se duas vezes mais frequente em rapazes e quatro vezes mais em moças com enxaqueca, atingindo a puberdade. Uma história de depressão materna ocorreu 1,5 vezes mais nos grupos com enxaqueca e cefaleia quando comparados ao grupo controle.

> ## Experiência dos Autores

A experiência pessoal dos autores sobre a psicopatologia das CCDs no Ambulatório de Cefaleias da Clínica Neurológica do Hospital das Clínicas da FMUSP está catalogada na Tabela 5.6 (dados não publicados). A avaliação psiquiátrica foi elaborada em entrevistas semiestruturadas, sendo constatado que a maioria dos pacientes apresentava transtornos ansiosos e somatoformes em comparação à depressão. Tal achado foi mais evidente na enxaqueca transformada, em que a maioria dos casos era de pacientes jovens e do sexo feminino. É possível que o nível sócio-cultural mais baixo tenha influenciado os resultados (cerca de 80% dos pacientes eram mulheres, a maioria com 1º grau incompleto de instrução). Entre os pacientes com CTTC, idosos e prevalência do sexo feminino, ocorreram menos transtornos somatoformes.

Tabela 5.6
Cefaleia Crônica Diária com Duração Superior a Quatro Horas
Ambulatório de Cefaleias da Clínica Neurológica do HC-FMUSP
População total = 1.964 pacientes (02/2000 a 12/2005)
Portadores de Cefaleia crônica diária = 944 pacientes (48,0%)

Tipos de CCD (um caso não classificado) (n = 944)	Enxaqueca crônica (n = 709)	CTTC (n = 207)	Hemicrania contínua (n = 15)	Cefaleia persistente e diária desde o início (n = 12)
Avaliação psiquiátrica executada	n = 437	n = 64	n = 3	n = 3
Diagnósticos psiquiátricos encontrados (inclui mais de um diagnóstico por paciente)	n = 504	n = 77	n = 3	n = 3
• Transtorno de ansiedade	184 (36,5%)	31 (40,2%)	1 (33,3%)	1 (33,3%)
• Transtorno afetivo (depressão, distimia)	83 (16,4%)	17 (22%)	—	—
• Transtorno somatoforme	146 (30,0%)	11 (14,3%)	1 (33,3%)	—
• Retardo mental	33 (6,5%)	6 (7,7%)	—	—
• Outros diagnósticos	58 (11,5%)	12 (15,5%)	1 (33,3%)	2 (66,6%)

Vários trabalhos mais recentes confirmam estes dados, ou seja, que nas cefaleias crônicas primárias, como a enxaqueca crônica ou transformada e a cefaleia tipo tensão crônica (que constituem a quase totalidade das cefaleias crônicas diárias), a incidência de problemas psiquiátricos associados é muito alta. Em nossa experiência, verificamos a associação com a depressão e, em maior frequência, a associação com os transtornos ansiosos e somatoformes.

> ## Cefaleias e Depressão

Diversos estudos na literatura apontam a relação causal entre cefaleia e depressão, compartilhando um mesmo contexto fisiopatológico[5,29,30]. Da mesma forma que a enxaqueca, a depressão maior e os transtornos de humor mostram predisposição hereditária. A depressão maior está entre os transtornos psiquiátricos mais prevalentes e apresenta não só recorrências como progressão para cronificação durante a vida do indivíduo, exatamente como costuma ocorrer em muitas cefaleias primárias.

Tietjen e cols.[31] estudaram 1.032 mulheres com cefaleia crônica incapacitante e verificaram forte correlação com depressão maior e outros sintomas psicossomáticos, sendo mais alta nos subgrupos com enxaqueca, baixa escolaridade e baixa renda familiar. Jelinski e cols.[32] aplicaram o inventário de depressão de Beck (BDI-II) em 712 pacientes observando que 27% apresentavam depressão moderada a intensa correlacionada a fatores como idade menor que 50 anos, desemprego, invalidez, viuvez, divórcio e separação matrimonial. Marlow e cols.[33], avaliando pacientes que procuraram atendimento médico no Canadá por vários sintomas, observaram que quase um terço dos pacientes adultos com queixa primária de dor de cabeça apresentavam sintomas moderados de depressão contra 10% de pacientes com outras queixas. Schur e cols.[34] estudaram 758 gêmeas monozigóticas e 306 dizigóticas, sendo que 23% reportaram depressão e 20% enxaqueca; a análise estatística calculou a hereditariedade estimada em 58% para depressão e 44% para enxaqueca. Em 2.652 participantes do Estudo Família Erasmus Rucphen, um estudo genético em uma comunidade isolada do sudoeste da Holanda, Stam e cols.[35] identificaram 360 casos de enxaqueca (209 sem aura e 151 com aura); aplicando a escala HADS-D para depressão, observaram uma correlação genética bidirecional entre enxaqueca com aura e escores HADS-D mais altos, o que sugere o fator hereditário entre as duas patologias.

A depressão tem sido associada à desregulagem dos sistemas monoaminérgicos, incluindo mudanças em receptores pré e pós-sinápticos que regulam a atividade dos neurotransmissores. Sabe-se que o papel dos receptores é fundamental na neurotransmissão e que mostram *"plasticidade"*, ou seja, sua expressão em número e sensibilidade pode mudar no tempo, com propriedade de *"down regulation"*, além de existirem também autorreceptores inibitórios pré-sinápticos que se estimulam com o aumento da concentração do neurotransmissor no espaço intersináptico e inibem a liberação do mesmo neurotransmissor pelo neurônio pré-sináptico[30].

Em estudos com tomografia por emissão de pósitrons (PET) e ressonância magnética nuclear funcional (f-RNM), os pacientes deprimidos evidenciam alterações em algumas estruturas neuroanatômicas, em comparação a pessoas saudáveis, tais como o córtex pré-frontal, córtex cingular, núcleo acumbens, estriado ventral, amígdala, hipocampo e núcleos serotoninérgicos e noradrenérgicos do tronco cerebral, sendo que estes últimos, como já constatado, também estão envolvidos na patogênese da enxaqueca. Na depressão há interferência na regulação neuroendócrina hipotálamo-hipofisário-adrenal, sendo que em pacientes com enxaqueca também se observam as mesmas alterações em marcadores biológicos (supressão da dexametasona, sulfoconjugação da tiramina, ligação plaquetária de ^{3}H-imipramina, *"uptake"* de serotonina)[30].

Podemos afirmar que não existe por enquanto um modelo que explique adequadamente a comorbidade depressão-enxaqueca. A disfunção da transmissão noradrenérgica e serotoninérgica é demonstrável em ambas, além de alterações neurofuncionais em estruturas encefálicas. Em muitos estados dolorosos crônicos ocorrem deficiências dos sistemas descendentes modulatórios de dor, que sabidamente têm transmissão noradrenérgica e serotoninérgica, o que explica a eficácia das drogas antidepressivas no tratamento da dor. Polimorfismo da região do gene promotor do transportador de serotonina tem sido observado tanto em pacientes com enxaqueca como depressão maior, tornando-o um candidato a explicar a associação, embora provavelmente a contribuição seja poligênica[16,30]. Um estudo muito recente falhou a confirmar esta hipótese; Wieser e cols.[36] estudaram o polimorfismo genético do transportador de serotonina 5-HTTLPR na região SLC6A4 em 293 pacientes com enxaqueca com e sem aura e não identificaram correlação entre o alelo S e a fenomenologia da enxaqueca nos itens frequência de ataques e depressão comórbida.

> **Tratamento Psiquiátrico e Medicamentoso das Cefaleias**

Em virtude das cefaleias crônicas primárias mostrarem altíssimos índices de comorbidade psiquiátrica é adequado que o tratamento seja realizado de maneira multidisciplinar, envolvendo neurologistas, psiquiatras e psicólogos. A abordagem psiquiátrica é tão importante quanto o tratamento farmacológico e os pacientes deverão ser conscientizados desse fato, pois, muitas vezes, o estado doloroso oculta a problemática psíquica, que pode ser até mais grave do que a própria cefaleia[6,14].

Pacientes com CCD, além de baixa tolerância à dor, mostram alta prevalência do uso abusivo de analgésicos. O uso abusivo de analgésicos é um fator complicador no tratamento das cefaleias primárias, pois induz à perpetuação do quadro álgico, à presença de "cefaleias-rebote" e dependência das drogas utilizadas, não só a substâncias tipicamente indutoras de vício, como opioides e barbitúricos, mas também aos próprios analgésicos comuns, ergotamínicos, triptanos e à cafeína (associada a vários medicamentos antienxaquecosos para potencializar seu efeito analgésico e também com bebidas de livre uso).

Para eficácia no tratamento é absolutamente necessária a retirada completa de tais drogas, o que implica na colaboração do paciente e na sua capacidade de resistir à piora da dor no período de desintoxicação do abuso. Como auxílio nessa parte do tratamento pode-se utilizar drogas alternativas, como neurolépticos, corticoides, di-hidroergotamina endovenosa e anti-inflamatórios não hormonais, sempre por um curto espaço de tempo. Tudo isto obviamente depende muito das condições psíquicas do indivíduo, tornando a abordagem psiquiátrica e o manuseio interdisciplinar absolutamente imprescindível para sucesso do tratamento das cefaleias crônicas[1,7,14,15,19].

Quando há presença de transtorno psiquiátrico, o mesmo pode ser dissimulado pela dor, o que facilita a esses indivíduos serem mais bem aceitos pela sociedade, e assim a comorbidade subjacente pode ser sutil e de difícil diagnóstico. Tais pacientes negam-se e resistem a consultar um psiquiatra e só o fazem depois de muitas consultas com profissionais de outras especialidades. Desde o primeiro contato com o psiquiatra é necessário a desconstrução de alguns mitos, pois o paciente precisa estar ciente de que a cefaleia não tem cura, que sua dor vai ser aliviada, a frequência diminuirá, mas que o caminho é árduo, seus hábitos deverão ser mudados e recaídas irão acontecer nos períodos de estresse. O uso de medicação sintomática deve ser abolido, bebidas contendo cafeína devem ser evitadas e álcool e drogas não devem ter mais espaço na vida dos pacientes[9,11,14,16].

Diagnosticado o transtorno psiquiátrico será necessário o uso de medicações que favoreçam tanto o tratamento profilático da cefaleia como da comorbidade psiquiátrica. O tratamento só estará completo quando realizado conjuntamente com a psicoterapia. Através de consultas com o psiquiatra, o paciente deve aprender que a dor deve ser enfrentada, mais do que controlada; angústias, medos e conflitos devem ser abordados. O paciente precisa saber identificar emoções negativas relacionadas com a dor e com acontecimentos estressantes, e que pode ter controle parcial sobre a dor desde que resolva os conflitos emocionais que a desencadeiam. Deve haver uma retirada do foco de atenção da dor, e outros problemas da vida do paciente necessitam ser discutidos, já que a queixa álgica está imiscuída na filosofia de vida do paciente e em sua cultura, englobando suas crenças e seu papel na sociedade e na família[14].

A orientação familiar é imprescindível, pois a família pode estar alimentando a conduta do paciente. O comportamento do paciente referente à dor afeta o comportamento das pessoas que constituem seu ambiente social; se usados por pessoas controladoras, serão mantidos doentes; se extremamente controladores, manipulam com seus sintomas aqueles que os cercam. As atitudes dos familiares e amigos, além do profissional de saúde, tal como exigir algo do paciente ou negar seus pedidos, podem ter como resposta punitiva um aumento do estado doloroso. Não fazer solicitações e exigências ao paciente pode reforçar uma redução temporária no comportamento de dor[14,37-39].

O tratamento psicoterápico visa comportamentos alternativos adaptativos que evitem o reforço do comportamento de dor. O paciente deve aprender a lidar com sentimentos de raiva, tristeza e desânimo. A pessoa deve aprender a discriminar e eliminar respostas inadequadas, abolir o pensamento catastrófico, enriquecer seu repertório, alargar seus horizontes e alegrar a vida com tarefas prazerosas e lazer sadio. As trocas com o meio social não devem ser mais aniquiladas pela dor, e o paciente deverá conversar diretamente sobre seus conflitos e necessidades, deixando de usar sua dor como meio de comunicação, pois, segundo Vlaeyen, *"a dor não é algo que tem que ser controlado para se poder viver, mas um motivo para mudar opções de vida, de superar limitações e enfrentar de maneira criativa os desafios de interação com seu universo"*[37,38,40].

Além da psicoterapia convencional, terapias de relaxamento, comportamental e técnicas de *"biofeedback"* têm se mostrado eficientes na profilaxia da CCD. Em pacientes com transtorno ansioso, o relaxamento deve ser priorizado, especialmente quando o estresse aparecer claramente como um fator precipitante da dor. Já nos deprimidos, tais técnicas não costumam ser úteis[2,41].

O tratamento fármaco-profilático da CCD deverá ser instituído precocemente e requer quase sempre associação de diferentes medicamentos, dependendo da comorbidade psiquiátrica existente. Para enxaqueca, pode ser utilizada uma combinação de antiepilépticos, antidepressivos e também neurolépticos (geralmente clorpromazina) em baixa dose. Os ansiolíticos benzodiazepínicos só devem ser administrados quando estritamente necessários e por pouco tempo. Os profiláticos para enxaqueca de primeira linha e alta eficácia mais recomendados são os betabloqueadores (propranolol e outros), o topiramato, o divalproato e a gabapentina. A flunarizina não deve ser utilizada, pois piora a depressão. Outras drogas razoavelmente eficazes são o pizotifeno, a metisergida, a tizanidina. Recentemente têm sido preconizadas injeções de toxina botulínica e métodos não farmacológicos, como implantes de estimuladores elétricos dos nervos occipitais maiores e a estimulação magnética transcraniana. Altas doses dos profiláticos podem ser requeridas e o tempo de uso deve ser longo (pelo menos, 12 a 18 meses), pois há uma demora na redução da sensibilização central, um dos principais mecanismos na cronificação das cefaleias[7,15,17,26,42].

Os medicamentos antidepressivos são de uso praticamente obrigatório na profilaxia da CCD. A escolha do antidepressivo deve considerar a gravidade dos sintomas depressivos, presença de insônia, contraindicações por outros problemas clínicos, ganho de peso e outros efeitos colaterais. Há muito tempo a amitriptilina é droga mais usada, já que, além de melhorar a depressão, constitui por si um profilático de primeira linha para a enxaqueca e a CTTC. Entretanto, a amitriptilina e os outros antidepressivos tricíclicos (ADTs), imipramina, nortriptilina, clorimipramina, maprotilina e doxepina, requerem altas doses (100 a 150mg/dia) para melhorar a depressão, enquanto doses menores de 25 a 50mg/dia já são eficazes na melhora da dor. Como os efeitos adversos são muito comuns em doses altas, isto tem levado à descontinuação dos tricíclicos no tratamento da depressão. Já os inibidores seletivos da recaptação da serotonina (ISRSs), fluoxetina, sertralina, paroxetina, fluvoxamina, citalopram, são drogas de primeira linha no tratamento da depressão, com eficácia similar aos tricíclicos e menos efeitos colaterais, mas sua efetividade isolada na profilaxia da enxaqueca é controversa. Alguns autores têm proposto a associação entre um ADT em baixa dose e um ISRS no tratamento da comorbidade enxaqueca e depressão. Outros tipos de antidepressivos mostram um papel terapêutico na CCD melhor que os ISRSs, como os inibidores duais venlafaxina e duloxetina, mas isto ainda requer mais estudos. Como os inibidores duais aumentam a recaptação tanto de serotonina como noradrenalina, influenciando de uma maneira mais intensa as vias moduladoras descendentes da nocicepção, isto provavelmente é verdadeiro. Não por acaso os inibidores duais mostram excelente eficácia no tratamento da dor neuropática, enquanto os ISRSs são quase inúteis[1,15,26,30,42].

Na experiência pessoal dos autores, os resultados do tratamento foram mais eficazes quando se escolheu o antidepressivo levando em conta o tipo de comorbidade psiquiátrica existente. Assim, se o paciente apresentar transtorno de ansiedade e/ou fobia social, recomenda-se usar a paroxetina como primeira opção; se tiver transtorno obsessivo compulsivo, preferir clorimipramina ou fluvoxamina; e em pacientes obesos, optar pela sertralina ou venlafaxina; a insônia responde à clorpromazina em baixa dose; e no transtorno bipolar, o divalproato deverá ser a melhor escolha[17].

Portanto, ao se examinar um paciente com cefaleia, o clínico deverá ter especial atenção ao reconhecimento das comorbidades psiquiátricas, que, juntamente com fatores relacionados à dor em si (duração, frequência e intensidade), contribuem para o comprometimento da qualidade de vida do paciente. Tais dados são de extrema importância na escolha do melhor tratamento preventivo da cefaleia e no tratamento abortivo da crise.

➤ Referências Bibliográficas

1. Galvão A. Cefaléias. in Martins M, Carrilho F, Alves V et al. Clínica Médica São Paulo: Editora Manole, 2009. p 263-282.
2. Galvão A, Fortini I. Enxaqueca e cefaléia de tensão. in Teixeira M. Dor: manual para o clínico. São Paulo: Editora Atheneu, 2006. p 329-342.
3. Cefaléia SId. Classificação Internacional das Cefaléias São Paulo: Segmento Farma, 2004.
4. Bendtsen L, Jensen R. Tension-type headache. Neurol Clin, 2009. 27(2): 525-35.
5. Bigal ME, Lipton RB. The epidemiology, burden, and comorbidities of migraine. Neurol Clin, 2009. 27(2): 321-34.
6. Galvão A. Cefaléia crônica diária: quadro clínico e classificação. Âmbito Hospitalar 2004. 168: 14-18.
7. Oliveira M, Speciali J. Cefaléia crônica diária: conceitos e tratamentos. Medicina, 2002. 35(4): 455-463.
8. Queiroz LP, Peres MF, Kowacs F et al. Chronic daily headache in Brazil: a nationwide population-based study. Cephalalgia, 2008. 28(12): 1264-9.
9. Zukermann E. Cefaléia crônica diária. Diagn Tratamento 1999. 4(3): 12-16.
10. Mathew NT, Stubits E, Nigam MP. Transformation of episodic migraine into daily headache: analysis of factors. Headache, 1982. 22(2): 66-8.
11. Mathew NT. Transformed migraine, analgesic rebound, and other chronic daily headaches. Neurol Clin, 1997. 15(1): 167-186.
12. Mathew NT. Medication misuse headache. Cephalalgia, 1998. 18 Suppl 21: 34-6.
13. Breslau N, Davis GC, Andreski P. Migraine, psychiatric disorders, and suicide attempts: an epidemiologic study of young adults. Psychiatry Res, 1991. 37(1): 11-23.
14. Carrocini D, Galvão A, Rabello G et al. Cefaléias refratárias ao tratamento convencional: abordagem psiquiátrica. Rev Simbidor 2000. 1(1): 23-33.
15. Silberstein D, Lipton B, Goadsby J. Headache in clinical practice. Oxford: Isis Medical Media, 1998.
16. Vargas BB, Dodick DW. The face of chronic migraine: epidemiology, demographics, and treatment strategies. Neurol Clin, 2009. 27(2): 467-79.

17. Goadsby PJ. Pathophysiology of migraine. Neurol Clin, 2009. 27(2): 335-60.
18. Breslau N, Chilcoat HD, Andreski P. Further evidence on the link between migraine and neuroticism. Neurology, 1996. 47(3): 663-7.
19. Costa E. Transtornos psiquiátricos na migrânea. Migrâneas e Cefaléias 2007. 10(2): 52-57.
20. Merikangas KR, Stevens DE, Angst J. Psychopathology and headache syndromes in the community. Headache, 1994. 34(8): S17-22.
21. Stewart WF, Celentano DD, Linet MS. Disability, physician consultation, and use of prescription medications in a population-based study of headache. Biomed Pharmacother, 1989. 43(10): 711-8.
22. Stewart WF, Shechter A, Liberman J. Physician consultation for headache pain and history of panic: results from a population-based study. Am J Med, 1992. 92(1A): 35S-40S.
23. Okasha A, Ismail MK, Khalil AH et al. A psychiatric study of nonorganic chronic headache patients. Psychosomatics, 1999. 40(3): 233-8.
24. Mongini F, Ibertis F, Barbalonga E et al. MMPI-2 profiles in chronic daily headache and their relationship to anxiety levels and accompanying symptoms. Headache, 2000. 40(6): 466-72.
25. Sacks O. Enxaqueca. São Paulo: Companhia das Letras, 1996.
26. Lipton RB. Conventional management and novel modalities for improved treatment of chronic migraine. Neurology, 2009. 72(5 Suppl): S1-2.
27. Merikangas KR, Angst J, Isler H. Migraine and psychopathology. Results of the Zurich cohort study of young adults. Arch Gen Psychiatry, 1990. 47(9): 849-53.
28. Kowacs F, Socal MP, Ziomkowski SC et al. Symptoms of depression and anxiety, and screening for mental disorders in migrainous patients. Cephalalgia, 2003. 23(2): 79-89.
29. Radat F, Swendsen J. Psychiatric comorbidity in migraine: a review. Cephalalgia, 2005. 25(3): 165-78.
30. Guidetti V, Alberton S, Galli F et al. Gender, migraine and affective disorders in the course of the life cycle. Funct Neurol, 2009. 24(1): 29-40.
31. Tietjen GE, Brandes JL, Digre KB et al. High prevalence of somatic symptoms and depression in women with disabling chronic headache. Neurology, 2007. 68(2): 134-40.
32. Jelinski SE, Magnusson JE, Becker WJ. Factors associated with depression in patients referred to headache specialists. Neurology, 2007. 68(7): 489-95.
33. Marlow RA, Kegowicz CL, Starkey KN. Prevalence of depression symptoms in outpatients with a complaint of headache. J Am Board Fam Med, 2009. 22(6): 633-7.
34. Schur EA, Noonan C, Buchwald D et al. A twin study of depression and migraine: evidence for a shared genetic vulnerability. Headache, 2009. 49(10): 1493-502.
35. Stam AH, de Vries B, Janssens AC et al. Shared genetic factors in migraine and depression: evidence from a genetic isolate. Neurology, 2010. 74(4): 288-94.
36. Wieser T, Dresler K, Evers S et al. No influence of 5-HTTLPR gene polymorphism on migraine symptomatology, comorbid depression, and chronification. Headache, 2010. 50(3): 420-30.
37. Fordyce W. Behavioral methods for chronic pain and illness. Saint Louis: Mosby, 1976.
38. Oliveira JT. [Behavioral aspects of chronic pain syndromes]. Arq Neuropsiquiatr, 2000. 58(2A): 360-5.
39. Vanderberghe L. Abordagens comportamentais para dor crônica. Psicol Reflex Crít, 2005. 18(1): 47-54.
40. Vlaeyen JW, De Jong JR, Onghena P et al. Can pain-related fear be reduced? The application of cognitive-behavioural exposure in vivo. Pain Res Manag, 2002. 7(3): 144-53.
41. Buse DC, Andrasik F. Behavioral medicine for migraine. Neurol Clin, 2009. 27(2): 445-65.
42. Silberstein SD. Preventive migraine treatment. Neurol Clin, 2009. 27(2): 429-43.

Capítulo 6

Depressão e Dor em Lesados Medulares

Ana Cristina Nakata
Marushcka Salles Frazão de Assis
Chei Tung Teng

> **Introdução**

O desenvolvimento de transtornos psiquiátricos, em especial os transtornos do humor, em pacientes com lesão medular sempre foi uma preocupação importante, principalmente em relação ao impacto da depressão no tratamento e na qualidade de vida dos mesmos. Nos últimos anos, com os avanços na área médica, a expectativa de vida desses pacientes vem aumentando, e trazendo a questão da saúde mental como um dos tópicos de maior atenção no tratamento a longo prazo.

A instalação da dor ocorre logo após a lesão em 17% a 68% dos pacientes[1-3]. A maior ocorrência de instalação da dor acontece até um ano após a lesão medular[4,5]. A intensidade da dor mielopática é predominantemente intensa[2,3,6-8].

A dor em doentes com lesão no cone medular é frequentemente mais intensa, o que pode ser explicado por haver no cone medular grande concentração de estruturas neuronais e possível associação de lesão da cauda equina. Há condições que podem agravar ou desencadear a dor: frio, fadiga, esforço físico, infecção, tabagismo, bebida alcoólica, escara, constipação, litíase renal, espasticidade e depressão[3,7,9].

A dor mielopática é constante em 95% dos doentes com dor decorrente de lesão medular[6]. As descrições da dor mielopática mais comuns são: queimor, latejamento, choque e pressão[10,11], queimor, latejamento e choque[11], queimor, facada e agulhada[12], queimor, picada ou agulhada, facada e aperto[3].

A dor mielopática diminui mais ainda a qualidade de vida desses indivíduos com lesão medular, que já apresentam dificuldades ocasionadas pelos déficits neurológicos causados pela lesão medular[2-4,13-18].

A dor em doentes com mielopatias tanto traumáticas, como não traumáticas, acomete principalmente indivíduos economicamente produtivos, uma vez que a média de idade está entre 25 e 40 anos[4,5,11,15,17,19,20]. O acometimento de adultos jovens está possivelmente relacionado à maior exposição e ocorrência de lesões traumáticas nesta faixa etária[11,21]. Há predomínio do sexo masculino[5,8,11,15,17,20,22,23].

A etiologia da lesão medular está dividida em traumática e não traumática. A incidência de dor crônica decorrente de lesão traumática é maior que a decorrente de lesão não traumática[7,8,11,15,16,21].

61

As lesões traumáticas mais comuns são: ferimento por projétil de arma de fogo, queda de altura, avulsão de raízes, hérnias discais, tumores e metástases. A etiologia traumática mais frequente da dor mielopática é o ferimento por projétil de arma de fogo[5,8,15,16,18,23,24]. Dentre as etiologias não traumáticas estão as lesões: inflamatórias, infecciosas, degenerativas, vasculares[8,11,25,26].

Estudos atuais vêm relacionando o surgimento de depressão em pacientes com maior intensidade e/ou persistência da dor. A comorbidade com depressão em pacientes com lesão medular leva a prejuízos pessoais e profissionais, isolamento social e comprometimento cognitivo. Isso acrescenta um dano adicional à debilidade física geralmente associada, levando a inúmeros afastamentos do trabalho e restrição de atividades. Este conjunto de fatores envolvidos no prejuízo ocupacional dos pacientes lesados medulares tem sido estudado em um contexto biopsicossocial, com inúmeras variáveis envolvidas, psicológicas, sociodemográficas e médicas[27,28].

> ### Fisiopatologia da Dor em Lesão Medular

A ocorrência de dor central está relacionada à lesão do trato neoespinotalâmico, uma vez que muitos destes doentes com dor decorrente de lesão medular têm alteração da sensibilidade dolorosa e térmica e preservação da sensibilidade vibratória e cinético postural[6,11,29].

A lesão medular com lesão do trato espinotalâmico gera modificações nos interneurônios, tais como aumento do número de receptores e focos ectópicos[11,30], que geram estímulos anômalos, que clinicamente correspondem à área de alodínea e hiperpatia[31].

A lesão do quadrante ântero-lateral acarreta diminuição da ação do mecanismo encefálico supressor de dor. A lesão do quadrante póstero-lateral acarreta diminuição do mecanismo inibitório dos tratos rostrocaudais, que modulam a nocicepção de forma direta, através de neurotransmissores, como serotonina, noradrenalina, substância P, entre outros, e de forma indireta, através de neurônios segmentares da substância cinzenta, que liberam neurotransmissores inibitórios.

> ### Transtornos Depressivos em Pacientes com Lesão Medular

Estima-se que a prevalência de depressão em pacientes com lesão medular na idade adulta seja entre 20% e 40%, variando segundo o tempo de estudo, do tempo de evolução desde a instauração da lesão e dependendo dos critérios utilizados para o diagnóstico de depressão[2,32-34], podendo variar de 9,8% a 35% na fase aguda à lesão, ainda hospitalizados[35,36]. Em 2007, CRISP[27] revisou estudos recentes quanto à presença de depressão e prejuízo ocupacional em cinco diferentes grupos de diagnósticos: depressão maior (DM), lesão medular, lesão cerebral traumática (LCT), dor lombar crônica (DLC) e infarto agudo do miocárdio (IAM). Tais grupos são, supostamente, os mais suscetíveis a desenvolvimento de depressão e prejuízos ocupacionais[37]. Depressão maior está associada à maior taxa de desemprego, prejuízo funcional, faltas e afastamentos no trabalho[38]. Além disso, doenças crônicas estão frequentemente associadas à comorbidade com depressão maior e, conjuntamente, prejuízos no trabalho[39].

Em casos de pacientes com lesão medular, o desenvolvimento de depressão tende a ser mais frequente na fase aguda, logo após a alta hospitalar[40], e, subsequentemente, após a instauração da limitação no trabalho e nas funções cotidianas do indivíduo de volta ao seu contexto sócio-ocupacional[41]. Dificuldade de integração social, dor crônica, dependência física e de transporte e falta de mobilidade são fatores associados ao desenvolvimento tardio de depressão[42,43].

Em um estudo multicêntrico com pacientes lesados medulares[41], o diagnóstico presumido de depressão foi mais prevalente em indivíduos entre 25 e 49 anos. No entanto, tal achado permanece controverso, já que outros estudos não observaram maior prevalência de depressão com a idade, mesmo com a redução de atividades ocupacionais e sociais[44].

Em 2007, ANDERSON *et al.*[45] examinaram a comorbidade de depressão e os fatores sociodemográficos em adultos com lesão medular de início na infância, através de questionários. Foram avaliados 353 indivíduos, sendo 27% deles portadores de depressão e 7% com ideação suicida recente. O diagnóstico de depressão não foi associado com nenhuma variável demográfica, mas foi associado com lesão medular incompleta e menos incapacitante, como achados de estudos anteriores[46,47]. A hipótese levantada para tal associação é de que seus sintomas mais leves seriam mais frequentemente subestimados e, assim, tais indivíduos teriam pior suporte social.

A alta prevalência de dor crônica em pacientes com lesões medulares, estimada em torno de 65%, pode ser um elemento importante na compreensão da associação entre depressão e lesão medular. Diversos fatores estão envolvidos na percepção da dor em lesados medulares, desde variações individuais, sociodemográficas, tipo de acidente e, principalmente, variações psicológicas[48]. Um dado relevante é o fato de que um terço dos indivíduos com lesão medular com dor crônica experimentam dor severa[20].

É frequente a persistência de queixas álgicas, sequelares à lesão medular, e a sua intensidade ou mesmo a variação individual da percepção da dor tornam-se fatores limitantes para a realização de atividades cotidianas, recreacionais, de desempenho no trabalho, assim como para as seguintes funções: sono e sexualidade. Tanto a percepção da dor quanto as consequências limitantes da dor persistente levam à redução da qualidade de vida. Esse conceito engloba diferentes domínios da vida do indivíduo, que resultam em uma percepção subjetiva de bem-estar, de satisfação com sua vida, tanto no aspecto físico, social, quanto psicológico[49].

Diversos fatores psicológicos vêm sendo relacionados com a intensidade e o nível de ajustamento da dor em pacientes com lesão medular. Modelos biopsicossociais da dor reconhecem tanto o impacto dos componentes biológico quanto dos psicossociais na gênese e manutenção da dor crônica em diferentes variedades de populações[50,51].

Um dos fatores de particular importância é a "catastrofização" da dor (*catastrophizing*), ou seja, autoavaliação negativa e irreal em resposta à dor, com alto nível de pessimismo e baixa aceitação e superação da dor, que vem sendo relacionado à maior intensidade da dor e pior saúde mental em diversas populações[52], assim como ao abuso de analgésicos e maior procura a serviços de saúde[53]. A "catastrofização" também é fortemente influenciada pela interação interpessoal dos indivíduos, representando uma forma de sociabilização, baseada no cuidado do indivíduo debilitado, na atitude solícita e nas respostas punitivas do cuidador[54-56].

Vários estudos têm examinado o impacto das relações sociais na morbimortalidade e na resposta à dor dos pacientes. A permanência de suporte social parece aliviar a intensidade da dor, a depressão e a debilidade em atividades em diversas populações de pacientes com dor aguda e crônica[52,57,58]. A atitude solícita dos outros indivíduos em resposta à dor do paciente vem sendo relacionada ao aumento da debilidade e maior intensidade da dor em pacientes mais depressivos[59,60]. Suporte social permanente e atitude solícita representam diferentes índices de suporte social, sendo o primeiro construtivo e o segundo destrutivo em termos de benefício em saúde mental e intensidade da dor em longo prazo[52,61]. Dessa forma, a natureza do suporte social ao paciente com dor crônica pode depender da circunstância e do tipo de suporte oferecido.

Por outro lado, crenças e pensamentos persistentes de controle da dor são fortes preditores de saúde mental e de comportamentos de superação da dor e das debilidades causadas por ela[62]. Respostas de superação à dor, como persistência de tarefas, autossugestão positiva e repouso mostram forte impacto na intensidade e ajustamento à dor[63].

Em 2007, RAICHLE et al.[51] estudaram a utilidade do modelo biopsicossocial da dor crônica em 157 pacientes lesados medulares. Assim como em estudos prévios, maior nível de "catastrofização" foi associado à pior saúde mental e maior intensidade da dor, enquanto tentativas cognitivas e comportamentais de enfrentamento (coping) da dor, assim como suporte social, foram relacionadas à melhora da dor. Também de forma consistente com achados anteriores, maior catastrofização foi associada com atitudes mais solícitas dos cuidadores e pior suporte social ao longo do tempo. Tais achados sugerem a complexidade da resposta à dor e do tratamento necessário.

Em 2007, WOLLAARS et al.[48] examinaram a prevalência de dor crônica em pacientes lesados medulares e a influência dos fatores psicológicos na percepção da dor, determinando seu impacto na qualidade de vida dos pacientes. Foram recrutados 575 pacientes com lesão medular, sendo submetidos a diversos questionários, a saber: sociodemográficos, escalas de intensidade de dor (Chronic Pain Grade Scale), cognição da doença (Illness Cognition Questionnaire, Pain Coping and Cognition List, Catastrophizing Scale, Internal and External Pain Control), estado de humor (Profile of Mood States) e de saúde (9-item Patient Health Questionnaire). A taxa de resposta foi 49% (279 indivíduos). A prevalência de dor em lesados medulares foi alta, em torno de 77,1%. Nenhum fator sociodemográfico ou característica da lesão foi associado com a intensidade da dor, com exceção de menor nível educacional, com alguns relatos de dor mais grave. Por outro lado, inúmeros fatores psicológicos foram associados com aumento da dor. Os fatores psicológicos associados com menor intensidade da dor foram a capacidade de controle interno da dor, a capacidade de enfrentamento da dor ("coping") e menor "catastrofização". A maior percepção da dor foi associada com maior debilidade causada pela dor. Menor "catastrofização", melhor aceitação da lesão e menores níveis de raiva foram relacionados à melhor saúde e sensação de bem-estar. Maior "catastrofização" e raiva foram associados a maiores níveis de depressão. Maior tempo de evolução após lesão medular e lesão medular completa foram associados a maior bem-estar. Assim como em estudos prévios[7] a intensidade da dor não foi associada à saúde, bem-estar ou depressão, após análise controlada para variáveis psicológicas.

Em pacientes com lesão medular, a dor crônica e a qualidade de vida estão intimamente associadas a diversos fatores psicológicos, como a dificuldade de aceitação da lesão, a "catastrofização" da situação e a raiva. Tal estudo evidencia a importância de programas de intervenção psicológica para melhorar a qualidade de vida, a percepção e o manejo da dor e a aceitação da lesão nesses pacientes.

➢ Tratamento da Dor

O tratamento de dor crônica é realizado por uma equipe interdisciplinar, tendo como objetivo a reabilitação física e psíquica, de modo que o doente retome suas atividades de vida diária, atividades profissionais e sociais. Esta equipe interdisciplinar é composta por: equipe de enfermagem, fisioterapia, terapia ocupacional, fisiatra, anestesista, neurologista, neurocirurgião, acupunturista, urologista, ortopedista e equipe de saúde mental.

O tratamento da dor deve ser iniciado o mais rápido possível para evitar complicações, principalmente escaras, infecções urinárias de repetição, insuficiência renal, espasticidade e a cronificação[64]. O tratamento clínico é iniciado com medicação por via oral, reabilitação física, para que o doente consiga se adaptar às novas condições físicas, e reabilitação psíquica.

O tratamento de reabilitação física é realizado sob orientação do Fisiatra, com a equipe de fisioterapia e terapia ocupacional, para que o doente se adapte às novas condições físicas, para que aprenda a utilizar instrumentos criados para auxiliar essa adaptação e para prevenir complicações, tais como escaras, infecções urinárias de repetição, insuficiência renal, espasticidade[65].

O tratamento com a equipe de saúde mental é essencial devido às alterações causadas pelos déficits neurológicos em relação à vida pessoal, profissional e social. Há trabalhos que evidenciam fatores genéticos relacionados à ocorrência e intensidade da dor[66].

O tratamento farmacológico é realizado principalmente com analgésicos, miorrelaxantes, anticonvulsivantes, benzodiazepínicos e antidepressivos tricíclicos[6,8,18,67,68]. A resposta ao tratamento clínico, farmacológico, com reabilitação física e psíquica é satisfatório em 55% a 70% dos casos[8,29].

O tratamento cirúrgico é indicado apenas quando não há resposta satisfatória ao tratamento clínico. A preferência inicial é por procedimentos não ablativos, uma vez que nestes procedimentos é realizada destruição de estruturas nervosas. Os procedimentos indicados são: lesão do trato de Lissauer e corno posterior da medula espinhal, estimulação elétrica da medula, estimulação elétrica encefálica e infusão intratecal de fármacos.

➢ Considerações Finais

A dor mielopática é uma condição frequentemente associada à dor intensa, má qualidade de vida e depressão. O processo do tratamento da dor pode ser longo e árduo, e resultados insatisfatórios não são raros. A depressão participa no contexto da dor crônica em lesados medulares como um dos principais componentes associados não só à maior resistência ao tratamento, como a uma pior qualidade de vida. Cognições e comportamentos mal adaptativos, como a catastrofização e uma dificuldade de enfrentamento da aceitação e do tratamento da doença, podem interferir fortemente nas queixas somáticas e na qualidade de vida do indivíduo. Apesar de não ser possível identificar relações causais, o modelo biopsicossocial fornece resposta mais satisfatória no tratamento da redução da dor em pacientes com dor crônica.

➢ Referências Bilbiográficas

1. Beric A, Dimitrijevic MR, Lindblom U. Central dysesthesia syndrome in spinal cord injury patients. Pain. 1988; 34(2):109-116.
2. Kennedy P, Rogers B, Speer S et al. Spinal cord injuries and attempted suicide: a retrospective review. Spinal Cord. 1999; 37(12):847-852.
3. Stormer S, Gerner HJ, Gruninger W et al. Chronic pain/dysaesthesiae in spinal cord injury patients: results of a multicentre study. Spinal Cord. 1997; 35(7):446-455.
4. Assis MSF, Grotta CCD, Macri F et al. Dor crônica no doente com lesão medular não-traumática. Revista Dor Pesquisa Clínica e Terapêutica. 2004; 5(3):11.
5. Davidoff G, Roth E, Guarracini M et al. Function-limiting dysesthetic pain syndrome among traumatic spinal cord injury patients: a cross-sectional study. Pain. 1987; 29(1):39-48.
6. Barolat G. Spinal cord stimulation for persistent pain management. . In Gildenberg P, Tasker R, editors. Textbook of stereotactic and functional neurosurgery. McGraw-Hill: New York. 1998; p. 1519-37.
7. Ravenscroft A, Ahmed YS, Burnside IG. Chronic pain after SCI. A patient survey. Spinal Cord. 2000; 38(10):611-614.
8. Rogano L, Teixeira MJ, Lepski G. Chronic pain after spinal cord injury: clinical characteristics. Stereotact Funct Neurosurg. 2003; 81(1-4):65-69.
9. Rintala DH, Loubser PG, Castro J et al. Chronic pain in a community-based sample of men with spinal cord injury: prevalence, severity, and relationship with impairment, disability, handicap, and subjective well-being. Arch Phys Med Rehabil. 1998; 79(6):604-614.

10. Donovan WH, Dimitrijevic MR, Dahm L et al. Neurophysiological approaches to chronic pain following spinal cord injury. Paraplegia. 1982; 20(3):135-146.
11. Tasker R, De Carvalho G. Central pain of spinal cord origin. In North RB, Levy MR, editors.Neurosurgical management of pain. 1997, Springer: Berlin. p. 110-17.
12. Frisbie JH, Aguilera EJ. Chronic pain after spinal cord injury: an expedient diagnostic approach. Paraplegia. 1990; 28(7):460-465.
13. Anke AG, Stenehjem AE, Stanghelle JK. Pain and life quality within 2 years of spinal cord injury. Paraplegia. 1995; 33(10):555-559.
14. Burke DC. Pain in paraplegia. Paraplegia. 1973; 10(4):297-313.
15. Demirel G, Yllmaz H, Gencosmanoglu B et al. Pain following spinal cord injury. Spinal Cord. 1998; 36(1):25-28.
16. Fenollosa P, Pallares J, Cervera J et al. Chronic pain in the spinal cord injured: statistical approach and pharmacological treatment. Paraplegia. 1993; 31(11):722-729.
17. Nepomuceno C, Fine PR, Richards JS et al. Pain in patients with spinal cord injury. Arch Phys Med Rehabil. 1979; 60(12):605-609.
18. Ravenscroft A, Ahmed YS, Burnside IG. Chronic pain after spinal cord injury: a survey of practice in UK spinal injury units. Spinal Cord. 1999; 37(1):25-28.
19. Cohen ML, Quintner JL. Fibromyalgia syndrome and disability: a failed construct fails those in pain. Med J Aust. 1998; 168(8):402-404.
20. Siddall PJ, Taylor DA, McClelland JM et al. Pain report and the relationship of pain to physical factors in the first 6 months following spinal cord injury. Pain. 1999; 81(1-2):187-197.
21. Teixeira MJ et al. Epidemiologia Clínica da Dor. Revista Medicina. 1999; 78(2):36-52.
22. Friedman AH, Nashold BS, Jr. DREZ lesions for relief of pain related to spinal cord injury. J Neurosurg. 1986; 65(4):465-469.
23. Rose M, Robinson JE, Ells P et al. Pain following spinal cord injury: results from a postal survey. Pain. 1988; 34(1):101-102.
24. Meyer RA. Temporomandibular Joint Pain. 1990.
25. Castro-Costa CM, Carton H, Santos TJ. HTLV-I negative tropical spastic paraparesis: a scientific challenge. Arq Neuropsiquiatr. 2001; 59(2-A):289-294.
26. Otom A, Hourani F, Hatter E. Ischaemic spinal cord injury following a coronary angiogram: a case report. Spinal Cord. 1996; 34(5):308-310.
27. Crisp R. Depression and occupational disability in five diagnostic groups: a review of recent research. Disabil Rehabil. 2007; 29(4):267-279.
28. Graves DE, Bombardier CH. Improving the efficiency of screening for major depression in people with spinal cord injury. J Spinal Cord Med. 2008; 31(2):177-184.
29. Barrero HCE, Lin TY, Teixeira MJ et al. Diagnosis and treatment of myofascual pain syndrome (MPS) in patients with myelophatic pain. In Simpósio Brasileiro e Encontro Internacional sobre Dor. 1999, Arquivos do Simbidor: São Paulo. p. 357-362.
30. Tasker RR, DeCarvalho GT, Dolan EJ. Intractable pain of spinal cord origin: clinical features and implications for surgery. J Neurosurg. 1992; 77(3):373-378.
31. Jensen MP, Turner LR, Turner JA et al. The use of multiple-item scales for pain intensity measurement in chronic pain patients. Pain. 1996; 67(1):35-40.
32. Craig AR, Hancock KM, Dickson HG. A longitudinal investigation into anxiety and depression in the first 2 years following a spinal cord injury. Paraplegia. 1994; 32(10):675-679.
33. Hancock KM, Craig AR, Dickson HG et al. Anxiety and depression over the first year of spinal cord injury: a longitudinal study. Paraplegia. 1993; 31(6):349-357.
34. Smith BM, Evans CT, Kurichi JE et al. Acute respiratory tract infection visits of veterans with spinal cord injuries and disorders: rates, trends, and risk factors. J Spinal Cord Med. 2007; 30(4):355-361.
35. Frank RG, Elliott TR. Life stress and psychologic adjustment following spinal cord injury. Arch Phys Med Rehabil. 1987; 68(6):344-347.
36. Fuhrer MJ, Rintala DH, Hart KA et al. Depressive symptomatology in persons with spinal cord injury who reside in the community. Arch Phys Med Rehabil. 1993; 74(3):255-260.
37. Vahle VJ, Andresen EM, Hagglund KJ. Depression measures in outcomes research. Arch Phys Med Rehabil. 2000; 81(12 Suppl 2):S53-62.

38. Andrews G, Henderson S, Hall W. Prevalence, comorbidity, disability and service utilisation. Overview of the Australian National Mental Health Survey. Br J Psychiatry. 2001; 178:145-153.
39. Mojtabai R, Olfson M. Major depression in community-dwelling middle-aged and older adults: prevalence and 2- and 4-year follow-up symptoms. Psychol Med. 2004; 34(4):623-634.
40. Dorsett P, T. G. Depression and adjustment after spinal cord injury: A three-year longitudinal study. Top Spinal Cord Injury Rehab. 2004; 9(4):43-56.
41. Bombardier CH, Richards JS, Krause JS et al. Symptoms of major depression in people with spinal cord injury: implications for screening. Arch Phys Med Rehabil. 2004; 85(11):1749-1756.
42. Barrett H, McClelland J, Rutkowski S et al. Pain characteristics in patients admitted to hospital with complications after spinal cord injury. Arch Phys Med Rehabil. 2003; 84(6):789-795.
43. Kennedy P, Rogers BA. Anxiety and depression after spinal cord injury: a longitudinal analysis. Arch Phys Med Rehabil. 2000; 81(7):932-937.
44. Charlifue S, Gerhart K. Community integration in spinal cord injury of long duration. NeuroRehabilitation. 2004; 19(2):91-101.
45. Anderson CJ, Vogel LC, Chlan KM et al. Depression in adults who sustained spinal cord injuries as children or adolescents. J Spinal Cord Med. 2007; 30 (Suppl 1):S76-82.
46. Gerhart KA, Johnson RL, Whiteneck GG. Health and psychosocial issues of individuals with incomplete and resolving spinal cord injuries. Paraplegia. 1992; 30(4):282-287.
47. Hartkopp A, Bronnum-Hansen H, Seidenschnur AM et al. Suicide in a spinal cord injured population: its relation to functional status. Arch Phys Med Rehabil. 1998; 79(11):1356-1361.
48. Wollaars MM, Post MW, van Asbeck FW et al. Spinal cord injury pain: the influence of psychologic factors and impact on quality of life. Clin J Pain. 2007; 23(5):383-391.
49. Budh CN, Osteraker AL. Life satisfaction in individuals with a spinal cord injury and pain. Clin Rehabil. 2007; 21(1):89-96.
50. Flor H, Turk DC, Rudy TE. Relationship of pain impact and significant other reinforcement of pain behaviors: the mediating role of gender, marital status and marital satisfaction. Pain. 1989; 38(1):45-50.
51. Raichle KA, Hanley M, Jensen MP et al. Cognitions, coping, and social environment predict adjustment to pain in spinal cord injury. J Pain. 2007; 8(9):718-729.
52. Hanley MA, Jensen MP, Ehde DM et al. Psychosocial predictors of long-term adjustment to lower-limb amputation and phantom limb pain. Disabil Rehabil. 2004; 26(14-15):882-893.
53. Jacobsen PB, Butler RW. Relation of cognitive coping and catastrophizing to acute pain and analgesic use following breast cancer surgery. J Behav Med. 1996; 19(1):17-29.
54. Boothby JL, Thorn BE, Overduin LY et al. Catastrophizing and perceived partner responses to pain. Pain. 2004; 109(3):500-506.
55. Sullivan MJ, Thorn B, Haythornthwaite JA et al. Theoretical perspectives on the relation between catastrophizing and pain. Clinical Journal of Pain. 2001; 17(1):52-64.
56. Thorn BE, Ward LC, Sullivan MJ et al. Communal coping model of catastrophizing: conceptual model building. Pain. 2003; 106(1-2):1-2.
57. Alonso C, Coe CL. Disruptions of social relationships accentuate the association between emotional distress and menstrual pain in young women. Health Psychol. 2001; 20(6):411-416.
58. Feldman SI, Downey G, Schaffer-Neitz R. Pain, negative mood, and perceived support in chronic pain patients: a daily diary study of people with reflex sympathetic dystrophy syndrome. J Consult Clin Psychol. 1999; 67(5):776-785.
59. Romano JM, Turner JA, Jensen MP et al. Chronic pain patient-spouse behavioral interactions predict patient disability. Pain. 1995; 63(3):353-360.
60. Williamson D, Robinson ME, Melamed B. Pain behavior, spouse responsiveness, and marital satisfaction in patients with rheumatoid arthritis. Behav Modif. 1997; 21(1):97-118.
61. Jensen MP, Ehde DM, Hoffman AJ et al. Cognitions, coping and social environment predict adjustment to phantom limb pain. Pain. 2002; 95(1-2):133-142.
62. Harkapaa K. Relationships of psychological distress and health locus of control beliefs with the use of cognitive and behavioral coping strategies in low back pain patients. Clin J Pain. 1991; 7(4):275-282.
63. Jensen MP, Karoly P. Control beliefs, coping efforts, and adjustment to chronic pain. J Consult Clin Psychol. 1991; 59(3):431-438.

64. Nashold BS, Jr. Deafferentation pain in man and animals as it relates to the DREZ operation. Can J Neurol Sci. 1988; 15(1):5-9.
65. Besson JM, Oliveras JL. Analgesia induced by electrical stimulation of the brain stem in animals: involvement of serotoninergic mechanisms. Acta Neurochir Suppl (Wien). 1980; 30:201-217.
66. Devor M, Wall PD. Plasticity in the spinal cord sensory map following peripheral nerve injury in rats. J Neurosci. 1981; 1(7):679-684.
67. Ares M, Casalis M. Avaliação da incapacidade e níveis funcionais. In Greve J, Casalis M, Barros Filho T, editors.Diagnóstico e tratamento da lesão da medula espinal1ed. 2001, Roca: São Paulo. p. 87-92.
68. Sandford PR, Lindblom LB, Haddox JD. Amitriptyline and carbamazepine in the treatment of dysesthetic pain in spinal cord injury. Arch Phys Med Rehabil. 1992; 73(3):300-301.

Capítulo 7

Depressão e Dor Torácica Não-Cardíaca

Renério Fráguas Jr.
Marcos Vinicius Cardeal
Carlos Vicente Serrano
Mauricio Wajngarten

> **Introdução**

Pacientes com dor torácica não-cardíaca (DTNC) representam um significativo desafio para cardiologistas, gastroenterologistas, clínicos, psiquiatras e psicólogos. Não existe uma definição precisa para a dor torácica não cardíaca, pois como o próprio nome sugere esta denominação inclui pacientes com dor torácica recorrente não atribuível a uma causa cardíaca. Associado a essa falta de definição, como exposto no Quadro 7.1, a literatura apresenta inúmeras denominações para quadros que se apresentam com dor torácica não-cardíaca. Apesar dessa heterogeneidade de denominação e a falta de definição mais rigorosa, a dor torácica não-cardíaca tem recebido atenção da literatura. Utilizamos essa denominação em função de sua utilidade prática e por ser a mais empregada nos últimos trabalhos científicos. A dor torácica não-cardíaca pode decorrer de transtornos mentais, gastrointestinais, musculoesqueléticos, respiratórios, dentre outros.

Quadro 7.1
Denominações para a Dor Torácica Não-Cardíaca

- Astenia neurocirculatória
- Coração sensitivo ou irritável
- Coração do Soldado
- Dor cardíaca de origem indeterminada ou desconhecida
- Dor cardíaca atípica
- Dor cardíaca inexplicada
- Dor cardíaca funcional
- Dor cardíaca com angiografia normal
- Neurose cardíaca
- Goolin-Likoff síndrome
- Síndrome DaCosta
- Síndrome do esforço
- Síndrome X

Adaptado de Eslick, 2004.

A depressão ocorre em até 27% desses pacientes e pode atuar tanto como fator etiológico, quanto mantenedor da dor torácica. A presença da depressão pode ser um dos motivos para a refratariedade da dor aos tratamentos usuais. Deste modo, identificar e tratar corretamente a depressão é fundamental para esses pacientes.

A dor torácica não-cardíaca apresenta elevada associação com o transtorno do pânico e outros transtornos ansiosos. Ao redor de 40% dos pacientes com dor torácica não-cardíaca apresentam transtorno do pânico. Relevante para a saúde pública é o impacto acarretado pela comorbidade do transtorno mental. Pacientes com dor torácica não-cardíaca que apresentam um transtorno mental associado apresentam dor torácica mais frequente, mais grave e mais incapacitante do que aqueles sem transtornos mentais. Nesses pacientes, a dor torácica compromete mais a vida e leva a uma maior utilização de serviços de saúde[1].

Assim, neste capítulo descreveremos aspectos relevantes da dor torácica não-cardíaca, incluindo suas características gerais, bem como peculiaridades de seu diagnóstico etiológico, evolução e terapêutica.

➤ Prevalência e Impacto Psicossocial

Estima-se que nos Estados Unidos da América 2% a 5% das emergências sejam devido a pacientes com dor torácica não-cardíaca[2]. Ao redor de 50% dos pacientes encaminhados para realizar cinecoronariografia sofrem de dor torácica que não é de origem cardíaca. Estudos indicam que aproximadamente 25% da população geral apresentam dor torácica no período de um ano. Em um estudo que incluiu a América do Sul, a prevalência de dor torácica não-cardíaca no período de um ano foi de 23,5%[3]. Em um estudo desenvolvido na China, a prevalência anual de dor torácica não-cardíaca foi de 19%. Em algum momento ao longo da vida, cerca de 1/3 da população geral sofrerá de tor torácica não-cardíaca[2].

A dor torácica não-cardíaca é mais comum no adulto jovem do que no idoso. A distribuição tende a ser semelhante entre os gêneros; no entanto, as mulheres tendem a procurar tratamento com maior frequência[4]. Entretanto, na faixa etária abaixo de 25 anos de idade existe alguma evidência de que a dor torácica não-cardíaca possa ser mais comum em mulheres. Assim como os homens, pelo menos nos Estados Unidos, indivíduos de origem afro-americana são menos propensos a relatarem sintomas de dor torácica do que os caucasianos.

Em relação a pacientes com dor torácica de origem cardíaca, aqueles com dor torácica não-cardíaca tendem a ser mais jovens, consumir maior quantidade de álcool, fumarem mais e serem mais propensos a transtornos ansiosos[5]. Pacientes com dor torácica não-cardíaca apresentam elevadas taxas de absentismo ao trabalho e interrupção das atividades diárias, taxas que podem chegar respectivamente a 29% e 63%[6].

➤ Dor Torácica Não-Cardíaca e Sistema de Saúde

De acordo como o estudo de Wong e cols., médicos de atenção primária tendem a tratar a maioria (79,5%) dos pacientes com dor torácica não-cardíaca[7]. Quando realizados, os encaminhamentos são feitos frequentemente para gastroenterologistas e em segundo lugar para cardiologistas. Entretanto, no estudo de Eslick e Talley, que considerou consultas realizadas para dor torácica em primeiro lugar, aparecem médicos de atenção primária (85%), seguidos de cardiologistas (74%) e, em menor número, gastroenterologistas (30%)[6]. Considerando o gerenciamento do caso e não apenas uma consulta, cerca de metade dos casos com diagnóstico de dor torácica não-cardíaca eram gerenciados por cardiologistas. Digno de nota, 45% dos casos eram encaminhados de volta para o médico de atenção primária. Os autores relataram que 78% dos pacientes com dor torácica não-cardíaca procuraram atendimento médico nos 12 meses antes de serem vistos no atendimento de emergência para o primeiro atendimento[6]. Trata-se de um dado que indica a possibilidade de que uma vez realizado o diagnóstico e instituído o tratamento adequado nesses atendimentos médicos ambulatoriais, pode-se evitar que esses pacientes venham a procurar serviços de emergência desnecessariamente.

> ## Prevalência da Depressão e Outros Transtornos Mentais

Pacientes com dor torácica não-cardíaca apresentam elevada prevalência de transtornos mentais. De modo geral, os estudos com esses pacientes convergem para uma prevalência de transtornos mentais entre 17% e 43%[8]. Alguns estudos, embora não a maioria, mostram que a depressão é o transtorno mental mais frequente em pacientes com dor torácica não-cardíaca, podendo chegar a uma prevalência de até 27% dos casos. Embora essa prevalência possa variar em função do critério estabelecido para diagnosticar a depressão e a dor torácica, um fator que pode interferir nos resultados é a origem da amostra. Por exemplo, uma amostra constituída por indivíduos que se submeteram a um cateterismo negativo pode estar super-representada por pacientes com depressão. Um explicação para essa possibilidade é a depressão levar a um estado aumentado de preocupação, determinando que esses pacientes se submetam mais frequentemente a um cateterismo do que aqueles sem depressão. Entretanto, mesmo estudos realizados com população geral indicam uma maior prevalência de transtornos mentais em indivíduos com dor torácica não-cardíaca[9].

A depressão maior tem sido descrita em 7% a 27% dos pacientes com dor torácica não-cardíaca[1, 10-13], taxas significativamente maiores do que as relatadas para a população geral, que ficam ao redor de 3% a 5%.

Classicamente, a literatura chama a atenção para a elevada prevalência de transtorno de pânico, descrito em 24% a 70% dos pacientes com uma estimativa de média ao redor de 40%[14-17]. Em pacientes com dor torácica de origem cardíaca, a prevalência de transtorno do pânico gira em torno de 8%[17]. Cabe lembrar que mesmo essa prevalência de 8% é muito mais elevada do que aquela encontrada na população geral, próxima a 2%. Pacientes com transtorno do pânico frequentemente se queixam de dor torácica e, para alguns, a dor torácica não-cardíaca poderia ser uma variante de transtorno do pânico[18].

Para a prática clínica, em particular para o cardiologista, o dado relevante é que dentre os pacientes com dor torácica não explicada por doença das coronárias, próximo a 40% apresentam transtorno do pânico, e cabe a ele realizar esse diagnóstico e encaminhar adequadamente o tratamento. O quadro mais característico é o de uma mulher mais jovem, com idade inferior a 30 anos, apresentando dor torácica sem história familiar de doença do coração.

Entretanto, vários estudos têm salientado que outros transtornos ansiosos também ocorrem e podem ser encontrados em torno de 30% desses pacientes[11]. Mais recentemente na psiquiatria, assim como já ocorre nas demais áreas médicas, existe uma atenção especial às apresentações subclínicas, cuja detecção viabiliza o tratamento precoce, evitando o desenvolvimento do quadro clínico completo. Nesta linha, manifestações subclínicas de transtornos ansiosos foram identificadas em cerca de 60% dos pacientes com dor torácica não-cardíaca[1].

➢ Prevalência na Depressão

Entre 6% e 37% dos pacientes deprimidos queixam-se de dor torácica[11,14]. De fato, sintomas físicos são frequentes na depressão, e em torno de 65% dos pacientes deprimidos apresentam pelo menos uma queixa somática[10]. Além da dor torácica, a depressão frequentemente é acompanhada de manifestações dolorosas, como cefaleia, dor lombar e cervical. Essas manifestações dolorosas da depressão são mais frequentes do que a dor torácica. A prevalência da dor torácica na depressão aumenta conforme o aumento do número de sintomas físicos associados e da gravidade da depressão[11], sendo particularmente frequente nos casos em que existem sintomas de ansiedade associados ao transtorno do pânico[12,13].

➢ Diagnóstico Etiológico

A dor torácica não-cardíaca deve ser vista como uma manifestação onde mais de um diagnóstico etiológico pode ser feito e não como uma entidade nosológica única. Assim, o diagnóstico de dor torácica não-cardíaca deve incluir, além da avaliação cardíaca, uma avaliação clínica geral e uma avaliação psiquiátrica e psicológica. É importante considerar que a ausência de uma etiologia cardíaca não exclui que na avaliação o paciente possa já ter desenvolvido um quadro coronariano comórbido. Cabe lembrar que pacientes com depressão apresentam um risco 80% maior de desenvolver doença coronariana[19]. As principais causas de dor torácica não-cardíaca incluem distúrbios gastrointestinais, pulmonares, musculoesqueléticos e psiquiátricos (Quadro 7.2). Vale ressaltar que alterações aórticas como a estenose e o aneurisma também podem ser causas de dor torácica.

Quadro 7.2
Causas de Dor Torácica Não-Cardíaca

Gastrointestinais	Alterações da motilidade esofageana e refluxo, transtornos biliares, gástricos e pancreáticos
Pulmonares	Pneumonia, embolia pulmonar, derrame pleural, sarcoidose, pneumotórax, pneumomediastino e câncer de pulmão
Musculoesqueléticas	Exercícios físicos praticados de modo inadequado, fibromialgia, síndrome da costela deslizante, costocondrite, síndrome de Tietze
Psiquiátricas	Transtornos depressivos, transtorno do pânico, ansiedade generalizada, comportamento hipocondríaco e somatização
Outras	Herpes-zóster, síndrome X, dor induzida por substância, "Sickle cell" (Anemia falciforme), aneurisma de aorta e estenose de aorta
Idiopáticas	

Diagnóstico da Depressão

O paciente com dor torácica não-cardíaca, como citado acima, no item sobre impacto psicossocial, raramente procura o psiquiatra ou o psicólogo, mas sim o cardiologista, gastroenterologista ou médicos em unidades de emergência. Cabe, portanto, a esses profissionais o papel central no diagnóstico da depressão e outros transtornos mentais nesses pacientes. É de extrema importância que o diagnóstico da depressão ou outro transtorno mental não seja apenas um diagnóstico de exclusão, pois o paciente com dor torácica não cardíaca pode ter um transtorno gastrointestinal e a depressão como causadores da dor.

A investigação do quadro depressivo deve considerar a dor torácica como um potencial sintoma físico da depressão e incluir a investigação de outros sintomas físicos da depressão. Sintomas como despertar precoce, diminuição ou aumento do apetite, lentificação ou agitação psicomotora, piora matinal, fortalecem o diagnóstico de depressão. O humor depressivo e outros sintomas cognitivos como pensamentos de morte e culpa podem não ser espontaneamente relatados por esses pacientes e só a investigação ativa por parte do médico não psiquiatra permite que eles sejam identificados. O esquema cognitivo do paciente com depressão inclui a supervalorização de memórias e pensamentos negativos em relação ao funcionamento físico. A identificação desses aspectos é de grande importância para a indicação da terapia cognitiva.

Em estudo realizado com pacientes com dor torácica não-cardíaca não responsiva ao tratamento usual, observamos com frequência o uso de antidepressivos, incluindo os tricíclicos, em doses baixas para o tratamento da dor[20]. Cabe lembrar que, embora eficazes para a dor, as doses baixas de antidepressivos são ineficazes para tratar a depressão. É possível ainda que a dose baixa do antidepressivo possa diminuir alguns sintomas depressivos, tornando o diagnóstico da depressão ainda mais difícil nesses pacientes.

É importante lembrar o conceito de angústia dentro da psicopatologia da depressão. Tradução das palavras *angustus, angere, angho's*, que possuem o tronco comum *"angh"* de origem indo-Gergânica, que significa constrição dolorosa[21]. Ou seja, a angústia se manifesta como dor física e de localização torácica ao lado da dor mental. Gentil & Gentil salientam que esse conceito tem sido pouco valorizado na psiquiatria[21]; entretanto, para o paciente, com frequência representa um sintoma de sofrimento único. Tanto o clínico como o pesquisador precisa investigar a relevância da angústia no paciente com depressão que se apresenta como um paciente com dor torácica não-cardíaca.

Diagnóstico de Outros Transtornos Mentais

Além da depressão, a investigação de transtornos psiquiátricos deve considerar especialmente a presença de transtorno do pânico, ansiedade generalizada, somatização, hipocondria e características de personalidade que possam contribuir para a manutenção do quadro doloroso.

Para o diagnóstico de transtorno do pânico, Huffman e Pollack propõem a utilização de um instrumento de triagem de autoavaliação que resume as principais manifestações do transtorno do pânico. Apresentamos esse instrumento com algumas modificações no Quadro 7.3.

Quadro 7.3
Instrumento de Autoavaliação para Triagem do Transtorno do Pânico

Você teve um ataque súbito de medo ou ansiedade nas últimas quatro semanas?	( )
Você teve um ataque súbito de medo ou ansiedade antes desse período de quatro semanas?	( )
Algum desses ataques ocorreu "sem mais, nem menos"? Ou seja, surgiu em situações em que você não esperaria ficar com medo?	( )
Você fica preocupado em ter um novo ataque desses?	( )
Durante o ataque, você tem algum desses sintomas?	
Respiração curta ou falta de ar	( )
Dor no peito	( )
Coração acelerado ou batendo forte	( )
Transpiração	( )
Calafrio ou onda de calor	( )
Tontura ou vertigem	( )
Náusea	( )
Dormência ou formigamento	( )

Adaptado de Huffman e Pollack[17].

Diagnóstico do Refluxo Gastroesofágico

O refluxo gastroesofágico é a causa mais comum da dor torácica não-cardíaca. O clínico deve considerar a existência de alterações da motilidade do esôfago, espasmos, ondas terciárias e as relacionadas ao envelhecimento ("presbiesofago"). Além delas, esofagites causadas por medicamentos de uso crônico, como AAS, endronatos, metformina ou uso agudo como anti-inflamatórios, corticoides e antibióticos.

O teste de PH tem sido relatado como anormal em torno de 50% dos pacientes com dor torácica não-cardíaca[22]. Alguns estudos, mas não todos, têm indicado associação entre disfunção de contrações da musculatura longitudinal esofageana e a dor torácica não-cardíaca. Alteração da motilidade esofágica, incluindo hipotensão do esfíncter inferior, têm sido descritos em cerca de 60% desses pacientes[23].

Em torno de 37% dos pacientes com azia apresentam dor torácica não-cardíaca, enquanto em grupos comparativos sem azia, a dor torácica foi relatada por 7,9% a 12,2% dos indivíduos[4]. Uma possibilidade é a existência de hipersensibilidade visceral decorrente de mecanismos centrais e periféricos, onde ocorreria um aumento na percepção do estímulo independente da sua intensidade. Perifericamente, aferências sensoriais levariam sinais aumentados para estímulos fisiológicos ou patológicos da mucosa esofagiana[24]. Centralmente, a sensibilização cerebral ou no corno dorsal da medula espinhal podem modular a função neural aferente, aumentando, assim, a percepção do estímulo[24].

Pacientes com dor torácica não-cardíaca apresentaram maior sensibilidade dolorosa do que controles normais no terço superior do esôfago e na parede torácica após estímulo com ácido clorídrico no terço inferior do esôfago[25]. A alteração da percepção dolorosa em pacientes com dor torácica não-cardíaca também foi descrita em pacientes submetidos à distensão por balão esofágico concomitante à estimulação elétrica transcutânea do nervo[26]. Esse fenômeno é denominado alodinia; nele, exposição ao estímulo em uma região leva a um aumento de sensibilidade à dor em outra região. A utilização de intervenções com omeprazol evidenciou a melhora do limiar de sensibilização à dor, indicando que, além de um componente central, existe também um componente periférico na disfunção de sensibilidade dolorosa nesses pacientes[27].

Diagnóstico da Síndrome X

A dor torácica não-cardíaca também foi associada à desregulação autonômica com disfunção do tônus vagal e do débito cardíaco[28]. Essa desregulação é denominada síndrome X e tem como característica a dor torácica em pacientes com alterações eletrocardiográficas sobre o *stress*, mas com angiografia normal.

Além da Síndrome X, a dor torácica não-cardíaca foi associada à diminuição de fluxo sanguíneo coronariano em resposta à perfusão de ácido no esôfago distal. Essa redução do fluxo sanguíneo coronariano associada à angina cardíaca típica, sugere a existência de um reflexo inibidor esôfago-cardíaco[29].

➢ Mecanismos de Associação entre Depressão, Fatores Psicossociais e Dor torácica Não-Cardíaca

Mecanismos de Associação entre Depressão e Dor Torácica Não-Cardíaca

As evidências indicam que a dor torácica não-cardíaca é multicausal e existe uma complexa interação entre suas causas, envolvendo aspectos ligados ao sistema nervoso central, gastrointestinal e musculoesquelético. Vários modelos têm sido propostos para explicar a associação entre transtornos mentais e dor torácica não-cardíaca.

Em relação à associação com a depressão, concebe-se que tanto a depressão pode ser consequência como causa da dor torácica não-cardíaca. Uma possibilidade é que a depressão seja como uma "via final comum", seguindo os mesmos padrões propostos para o desenvolvimento da depressão em associação com a dor crônica (Figura 7.1). Nesse caso, a depressão é considerada como uma consequência dos estímulos nociceptivos prolongados e alterações nas estruturas envolvidas na percepção e no controle central da dor e estruturas límbicas, envolvendo desequilíbrio da ação de neurotransmissores catecolaminérgicos (noradrenalina, serotonina, dopamina) e de opioides endógenos.

Esse modelo é denominado "*scar*" e possui em sua essência uma diátese-estresse, incluindo a existência de uma vulnerabilidade individual anterior ao início da dor. A dor ativa o processo e em paralelo é exacerbada pelo estresse que ela causa; esse processo tem como consequência a alteração psicopatológica, no caso a depressão[30, 31].

O modelo cognitivo-comportamental explica a depressão desencadeada pela dor por meio de esquemas negativos e cognições preconcebidas estáveis que conduziriam ao desamparo aprendido, somando-se a deficiência nas habilidades de manejo de situações adversas[32]. Tais características individuais, dormentes antes do início da dor, seriam então ativadas pelo estresse associado à condição dolorosa.

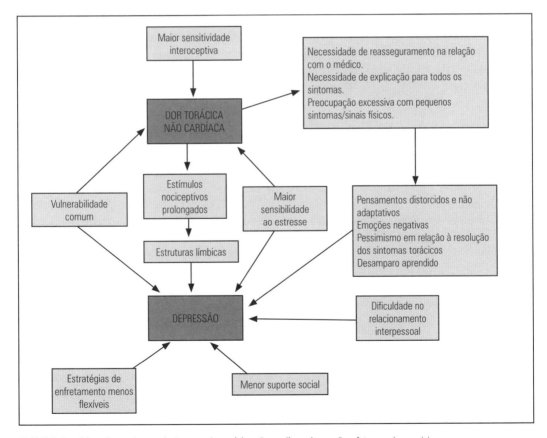

FIGURA 7.1. Mecanismos da associação entre dor torácica não-cardíaca, depressão e fatores psicossociais.

Além da depressão e a dor poderem compartilhar de um mecanismo patogenético comum, estudos oferecem suporte para o modelo em que a depressão e outros transtornos mentais atuam como fator causal para a dor torácica não-cardíaca[9,30,31]. Em um estudo prospectivo de três anos, pacientes deprimidos desenvolveram dor torácica e cefaleia com maior frequência que os controles[33]. Nesse modelo, a depressão atuaria como fator preditivo, aumentando o risco para o desenvolvimento da dor torácica não-cardíaca[34]. A literatura indica que essa via seja menos frequente que a inversa e pouco se conhece sobre os mecanismos pelos quais a depressão aumentaria o risco para dor torácica não-cardíaca.

Mecanismos de Associação entre Fatores Psicossociais e Dor Torácica Não-Cardíaca

Os modelos para explicar aspectos psicossociais atuando como fatores etiológicos ou mantenedores da dor torácica não-cardíaca incluem a existência de uma hipersensibilidade às condições físicas e de estresse, que, associada a um estado de hipervigilância e sensitividade interossensitiva, determinaria a manutenção do quadro álgico. Nesta linha, esses pacientes apresentaram maiores escores para eventos vitais estressantes negativos quando comparados ao grupo controle[35]. Além disso, comparado com pacientes com doença arterial coronariana, os pacientes com dor torácica não-cardíaca foram mais sensíveis a estímulos de dor cardiovascular[36,37] e não cardiovascular[38].

Complementando essa hipersensibilidade têm sido descritos aspectos ligados à habilidade de enfrentamento. Duas funções principais de enfrentamento têm sido propostas: gerenciamento de problemas (ou seja, enfrentamento focalizado no problema) e regulação da emoção (ou seja, enfrentamento focalizado na emoção)[27,39]. Esses pacientes seriam menos capazes de utilizar estratégias de relaxamento para aliviar a angústia relacionada ao estresse[40]. A presença de ansiedade e depressão se associaria a estratégias menos flexíveis de enfrentamento, com um menor repertório social para lidar com o estresse. Essa proposição tem o suporte de estudos indicando o comprometimento no funcionamento social nesses pacientes[41].

Pacientes com dor torácica não-cardíaca foram descritos como apresentando precárias estratégias para lidar com situações estressantes e experimentarem menor apoio emocional nessas situações[42]. O suporte social influencia de modo relevante a resolução de problemas e realização de objetivos, tanto no que diz respeito ao aspecto instrumental, como emocional[43,44], incluindo aspectos ligados à necessidade de filiação e reforço positivo para os afetos. Dificuldades no relacionamento interpessoal acarretam menor apoio social em momentos de estresse, aumentando e reforçando a direção patológica dessa relação. Esses fatores mentais atuariam como um reforço na percepção do estímulo intraesofágico, o que também poderia contribuir para o surgimento da dor[45].

Especificamente em relação à associação entre dor torácica e *transtorno do pânico*, uma possibilidade é a hiperventilação associada ao ataque de pânico causar um espasmo do esôfago, que contribuiria para a formação do quadro doloroso. No estudo de Stollman e cols., a hiperventilação desencadeou dor torácica em 15% dos pacientes com dor torácica não-cardíaca[46].

Alguns estudos com *potencial evocado* cerebral sugerem a existência de disfunção central no processamento da dor torácica não-cardíaca. Ocorreria uma resposta exagerada do tronco cerebral e consequente aumento da percepção da estimulação do esôfago[47]. Pacientes com dor torácica não-cardíaca, comparados com controles saudáveis, apresentaram menor intensidade de potenciais evocados corticais durante estimulação elétrica do esôfago, o que poderia decorrer de um aumento na percepção do esôfago dos estímulos e maior processamento cerebral das informações sensoriais viscerais[24].

➢ Evolução da Dor Torácica Não-Cardíaca

Em função da diversidade nas definições e critérios para inclusão dos pacientes e as múltiplas etiologias da dor torácica não-cardíaca, os estudos mostram alguns contrastes em relação à evolução. Entretanto, é importante salientar que a natureza não-cardíaca da dor não implica em uma evolução necessariamente benigna. Um estudo mostrou que em 11 anos de evolução, 4,3% dos pacientes com diagnóstico de dor torácica não-cardíaca morreram de um evento cardiovascular, cerca de 75% dos pacientes continuavam a apresentar episódios de dor torácica de longa duração e próximo a 34% relatavam dor no peito com frequência semanal[48]. No estudo de Eslick e Talley, 70% dos pacientes com dor torácica não-cardíaca ainda continuavam com o sintoma doloroso após quatro anos de evolução[2].

Em relação à mortalidade, 5,5% de 126 pacientes com dor torácica não-cardíaca e 11% de 71 pacientes com dor torácica cardíaca morreram devido a causas cardiovasculares, diferença que não foi estatisticamente significativa[2]. Além disso, dentre os sobreviventes, muitos pacientes com dor torácica não cardíaca continuam a apresentar comprometimento do estado funcional em longo prazo. Comparando com pacientes cirúrgicos e com aqueles com doença cardíaca, pacientes com dor torácica não-cardíaca apresentaram sofrimento de medo semelhante e tinham mais sintomas físicos[49].

Impacto da Depressão e Outros Transtornos Mentais da Evolução da Dor Torácica Não-Cardíaca

Além do sofrimento emocional que a depressão acarreta, sua presença pode comprometer a evolução da dor torácica não-cardíaca. Lantinga e cols. encontraram que elevados níveis de neuroticismo e comorbidade de transtornos mentais se associaram à menor melhora da dor, maior frequência dos episódios de dor e maior desajuste social[50].

➢ Tratamento Dor Torácica Não-Cardíaca

Qualquer tratamento, para ser efetivo, deve considerar os fatores etiológicos além do tratamento sintomático. Assim, no tratamento da dor torácica não cardíaca deve-se considerar a necessidade do tratamento das diversas causas descritas no Quadro 2. Em relação ao tratamento dos transtornos de origem gastrointestinal, alguns autores recomendam a prova terapêutica com os inibidores da bomba de prótons, incluindo o omeprazol, lansoprazol e rabeprazol. Alguns pacientes possuem indicação de cirurgia antirrefluxo, que também permite a resolução do quadro de dor torácica. Pacientes com alteração de motilidade espástica esofageana apresentam resposta a moduladres de dor, com exceção de pacientes com acalasia. Cabe lembrar que a presença de um refluxo esofageano não exclui a comorbidade de um transtorno mental que possa agravar o sintoma doloroso.

Realizamos um estudo investigando a presença de transtornos mentais em 18 pacientes com dor torácica não-cardíaca, considerados como não responsivos ao tratamento usual por seus médicos. O tratamento usual incluía medicamentos antidor, e investigação e tratamento de causas gástricas e eventuais cardíacas. Utilizando o *Present State Examination* para realizar a entrevista psiquiátrica e os critérios do DSM-III-R para fazer o diagnóstico, diagnosticamos depressão maior em seis (33%) pacientes, somatização em um (6%) e transtorno do pânico em um (6%) paciente[20]. Embora esse estudo fosse transversal e, por este motivo, não tenha sido possível estabelecer uma conclusão, esses dados chamam a atenção para a possibilidade de a depressão favorecer a não resposta ao tratamento para a dor torácica não-cardíaca.

Tratamento Sintomático da Dor Torácica Não-Cardíaca

Vários antidepressivos têm sido preconizados para o tratamento sintomatológico da dor torácica não-cardíaca, incluindo os antidepressivos tricíclicos (TCAs), a trazodona e os inibidores seletivos de recaptura de serotonina (ISRSs). Os antidepressivos têm sido considerados como moduladores da dor para tratar pacientes com dor torácica de uma presumida origem esofágica. O mecanismo pelo qual os tricíclicos reduzem a dor visceral pode incluir tanto um efeito central como periférico. A eficácia desses antidepressivos pode decorrer de um aumento no limiar de percepção de dor no esôfago sem afetar o tom do esôfago, sugerindo um efeito analgésico visceral, independente de efeitos sobre doença cardíaca, esofágica ou transtorno mental. Esse efeito tende a se manter por longo prazo. Entretanto, a taxa de abandono do tratamento, devido a efeitos colaterais, pode chegar a 30%[51]. O tratamento com ADTs deve começar com uma dose baixa (10-25 mg), à noite, e depois aumentar gradativamente.

Estudos com antidepressivos ISRSs, por sua vez, encontraram uma redução da sensibilidade visceral esofágica em voluntários normais[52] e na intensidade da dor em pacientes com DTNC, sem transtornos mentais associados[53], parecendo haver, assim, um efeito antinociceptivo dos ISRSs, que independe dos efeitos sobre a ansiedade e o humor. Entretanto, ambas as ações, serotonérgica e noradrenérgica do antidepressivo, parecem ser necessárias para a maior eficácia no tratamento da dor. Consequentemente, os ISRSs, embora eficazes para dor crônica, parecem não ter eficácia similar aos tricíclicos. Os inibidores seletivos duplos de recaptura de serotonina e noradrenalina, incluindo a venlafaxina e a duloxetina, têm mostrado eficácia similar aos tricíclicos para o tratamento da dor sem a presença de efeitos colaterais.

Benzodiazepínicos

Os medicamentos benzodiazepínicos (BDZ) são algumas vezes usados no tratamento da dor torácica aguda em serviços de emergência, reduzindo a ansiedade associada à dor torácica. Independente da etiologia da dor, a interrupção do efeito amplificador da ansiedade sobre a dor é preconizado por alguns autores para interromper o ciclo dor-ansiedade-dor[54]. A eficácia dos BDZ, no entanto, parece não se restringir apenas ao efeito ansiolítico. O efeito relaxante sobre a musculatura estriada, particularmente o diazepam, também pode ser benéfico, diminuindo o espasmo e as contrações musculares repetidas da musculatura intercostal associadas à dor torácica, como no caso da costocondrite[55]. Esse efeito miorrelaxante é exercido também sobre a musculatura lisa e, assim, podem promover alívio de sintomas em pacientes com transtornos da motilidade do esôfago causadores de dor torácica (espasmo esofágico difuso, esôfago em quebra-nozes, acalasia e alterações inespecíficas da motilidade esofagiana). No entanto, seu uso crônico pode levar ao desenvolvimento ou acentuação de refluxo gastroesofágico preexistente devido à redução da pressão do esfíncter esofágico inferior[56].

Outra possibilidade do uso de BDZ é no tratamento de dores neuropáticas (p. ex., herpes-zóster). Os riscos associados ao seu uso crônico e desenvolvimento de dependência, contudo, devem ser cuidadosamente considerados.

A TCC é modalidade de psicoterapia com eficácia comprovada no tratamento da depressão e também a melhor estudada em partes com DTNC com resultados positivos na redução da intensidade e frequência da dor[57]. Os primeiros estudos realizados visavam ensinar os pacientes a antecipar e controlar os sintomas, modificar crenças e atribuições errôneas sobre sua saúde e identificar e avaliar problemas perpetuadores dos sintomas[58,59]. A redução da dor se associou à estruturação de cognições mais adequadas com relação à dor torácica, independente da redução da ansiedade. Quando não se observou diferença significativa nos escores de dor, os pacientes submetidos à TCC apresentaram, após seis meses, menos limitações nas atividades diárias e menos preocupações relacionadas à dor[60].

Em estudo recente[61], com indivíduos com DTNC e palpitações benignas, a TCC, em apenas três sessões (uma das quais incluía exercícios de exposição à atividade física), foi eficaz na redução de escores de depressão, esquiva de atividade física e sintomas de apreensão/medo com sensações corpóreas, bem como na melhora da qualidade de vida. Grande parte do efeito da TCC nos escores de depressão e esquiva de atividade física pôde ser atribuído uma redução na interpretação catastrófica das sensações corporais.

Em um estudo com terapia em grupo em pacientes sem doença das coronárias, usando algumas técnicas de TCC (exposição gradual à atividade e aos exercícios, reexame de pensamentos automáticos sobre doença cardíaca) associadas à psicoeducação, ao relaxamento e ao controle respiratório, os pacientes melhoraram na frequência – e não intensidade – da dor, escores de ansiedade e depressão na Hospital Anxiety and Depression Scale, tolerância ao exercício físico e subescalas de um questionário que avalia a qualidade de vida (*The Nottingham Health Profile* – NHP)[62]. Não se pode concluir que alguma especificidade das técnicas tenha melhorado esses fatores, mas o interessante foi que pacientes que mantiveram cognições fixas a respeito de problemas cardíacos tiveram pior evolução em vários aspectos, incluindo número de dias sem dor, reforçando o fator cognitivo como perpetuador de sintomas.

A associação de técnicas cognitivo-comportamentais e medicamentos, como em outros transtornos médicos e psiquiátricos, também apresenta potencial no tratamento da dor torácica não-cardíaca a julgar por estudos preliminares, onde a associação de sertralina e técnicas de habilidades de resolução de problemas (*Coping Skills Training*) mostrou resultados favoráveis não apenas na redução da sintomatologia dolorosa, da ansiedade associada e das cognições catastróficas[63].

Hipnose

Alguns estudos sugeriram que a hipnose poderia ser útil no tratamento da síndrome do cólon irritável por reduzir a hipervigilância das sensações viscerais dolorosas e cognições associadas. A aplicação desta técnica em pacientes com dor torácica (com coronariografia e pHmetria esofágica normais, i.e., sem evidência de doença coronariana e refluxo gastroesofágico) em estudo controlado (com terapia de suporte e aconselhamento e também placebo) resultou em melhoras na frequência do uso de analgésicos, na intensidade da dor e da qualidade de vida[64]. Essas duas últimas se sustentaram num seguimento médio de dois anos[65]. Esses resultados preliminares, embora promissores, carecem de confirmação de outros estudos, incluindo estratégias de grupos controle e avaliação independente.

Tratamento da Depressão Associada à Dor Torácica Não-Cardíaca

A literatura não dispõe de estudos específicos sobre o tratamento da depressão associada à dor torácica não-cardíaca. Portanto, deve-se utilizar os parâmetros que norteiam o tratamento da depressão em geral. Deste modo, o paciente deve ser orientado quanto à possibilidade de terapêutica farmacológica e/ou psicoterápica, bem como orientações quanto aos hábitos e comportamentos que contribuem para a depressão.

Tratamento Farmacológico da Depressão Associada à Dor Torácica Não-Cardíaca

O tratamento farmacológico da depressão deve seguir os princípios gerais, incluindo a otimização do tratamento até a obtenção da remissão sintomatológica e não apenas a resposta terapêutica, acompanhamento para garantir a aderência ao tratamento durante todo o período de continuidade, avaliação da necessidade de manutenção do tratamento e a realização de psicoeducação com o fornecimento de orientações sobre depressão e seu tratamento.

Tratamento Psicoterápico da Depressão Associada à Dor Torácica Não-Cardíaca

Varias modalidades de psicoterapia são eficazes para a depressão, incluindo a terapia interpessoal, terapia cognitivo-comportamental e psicoterapia psicodinâmica breve. Casos mais leves de depressão podem se beneficiar de intervenções menos especializadas, como a terapia baseada em problemas e o aconselhamento.

➢ Conclusões

A dor torácica não cardíaca possui elevada prevalência e sua origem multifatorial requer avaliação e intervenção integrada de várias áreas. A depressão é frequente nesses pacientes, aumenta a morbidade e pode ser um dos motivos de insucesso terapêutico. O uso de antidepressivos para o tratamento da dor pode beneficiar parcialmente os sintomas depressivos. Entretanto, com frequência a dose do antidepressivo utilizada para tratar a dor é insuficiente para tratar plenamente a depressão. Essa situação pode acarretar melhora parcial da depressão, mas dificultar ainda mais sua identificação, contribuindo para a cronicidade do quadro depressivo. Estudos são necessários para investigar as características da depressão e sua resposta terapêutica nesses pacientes.

➢ Referências Bibliográficas

1. White KS, Raffa SD, Jakle KR et al. Morbidity of DSM-IV Axis I disorders in patients with noncardiac chest pain: Psychiatric morbidity linked with increased pain and health care utilization. J Consult Clin Psychol. 2008; 76(3):422-430.
2. Eslick GD, Talley NJ. Natural history and predictors of outcome for non-cardiac chest pain: a prospective 4-year cohort study. Neurogastroenterol Motil. 2008; 20(9):989-997.
3. Chiocca JC, Olmos JA, Salis GB et al. Prevalence, clinical spectrum and atypical symptoms of gastro-oesophageal reflux in Argentina: a nationwide population-based study. Aliment Pharmacol Ther. 2005; 22(4):331-342.
4. Locke GR, 3rd, Talley NJ, Fett SL et al. Prevalence and clinical spectrum of gastroesophageal reflux: a population-based study in Olmsted County, Minnesota. Gastroenterology. 1997; 112(5):1448-1456.
5. Tew R, Guthrie EA, Creed FH et al. A long-term follow-up study of patients with ischaemic heart disease versus patients with nonspecific chest pain. J Psychosom Res. 1995; 39(8):977-985.
6. Eslick GD. Noncardiac chest pain: epidemiology, natural history, health care seeking, and quality of life. Gastroenterol Clin North Am. 2004; 33(1):1-23.
7. Wong WM, Beeler J, Risner-Adler S et al. Attitudes and referral patterns of primary care physicians when evaluating subjects with noncardiac chest pain--a national survey. Dig Dis Sci. 2005; 50(4):656-661.
8. Aziz Q. Acid sensors in the gut: a taste of things to come. Eur J Gastroenterol Hepatol. 2001; 13(8):885-888.
9. Hotopf M, Mayou R, Wadsworth M et al. Psychosocial and developmental antecedents of chest pain in young adults. Psychosom Med. 1999; 61(6):861-867.
10. Fagring AJ, Gaston-Johansson F, Kjellgren KI et al. Unexplained chest pain in relation to psychosocial factors and health-related quality of life in men and women. Eur J Cardiovasc Nurs. 2007; 6(4):329-336.
11. Eslick GD, Jones MP, Talley NJ. Non-cardiac chest pain: prevalence, risk factors, impact and consulting--a population-based study. Aliment Pharmacol Ther. 2003; 17(9):1115-1124.

12. Carney RM, Freedland KE, Ludbrook PA et al. Major depression, panic disorder, and mitral valve prolapse in patients who complain of chest pain. American Journal of Medicine. 1990; 89(6):757-760.
13. Carney RM, Freedland KE, Ludbrook PA et al. Major depression, panic disorder, and mitral valve prolapse in patients who complain of chest pain. Am J Med. 1990; 89(6):757-760.
14. Dammen T, Arnesen H, Ekeberg O et al. Psychological factors, pain attribution and medical morbidity in chest-pain patients with and without coronary artery disease. Gen Hosp Psychiatry. 2004; 26(6):463-469.
15. Fleet RP, Beitman BD. Unexplained chest pain: when is it panic disorder? Clin Cardiol. 1997; 20(3):187-194.
16. Ho KY, Kang JY, Yeo B et al. Non-cardiac, non-oesophageal chest pain: the relevance of psychological factors. Gut. 1998; 43(1):105-110.
17. Huffman JC, Pollack MH. Predicting panic disorder among patients with chest pain: an analysis of the literature. Psychosomatics. 2003; 44(3):222-136.
18. Fleet RP, Martel JP, Lavoie KL et al. Non-fearful panic disorder: a variant of panic in medical patients? Psychosomatics. 2000; 41(4):311-320.
19. Nicholson A, Kuper H, Hemingway H. Depression as an aetiologic and prognostic factor in coronary heart disease: a meta-analysis of 6362 events among 146 538 participants in 54 observational studies. Eur Heart J. 2006; 27(23):2763-2774.
20. Fraguas R, Nobre MRC et al. Major depression in patients with non-cardiac chest pain - Who is going to treat? Revista De Psiquiatria Clinica. 2009; 36:83-87.
21. Gentil V, Gentil ML. Why anguish? J Psychopharmacol. 2011; 25(1):146-147.
22. Beedassy A, Katz PO, Gruber A et al. Prior sensitization of esophageal mucosa by acid reflux predisposes to reflux-induced chest pain. J Clin Gastroenterol. 2000; 31(2):121-124.
23. Dekel R, Carraway RE, Green C et al. The relationship between the esophageal tissue content of neurotensin and the presence or absence of esophageal inflammation. Dig Dis Sci. 2004; 49(1):42-47.
24. Wielgosz AT, Earp J. Perceived vulnerability to serious heart disease and persistent pain in patients with minimal or no coronary disease. Psychosom Med. 1986; 48(1-2):118-124.
25. Sarkar S, Thompson DG, Woolf CJ et al. Patients with chest pain and occult gastroesophageal reflux demonstrate visceral pain hypersensitivity which may be partially responsive to acid suppression. Am J Gastroenterol. 2004; 99(10):1998-2006.
26. Borjesson M. Visceral chest pain in unstable angina pectoris and effects of transcutaneous electrical nerve stimulation. (TENS). A review. Herz. 1999; 24(2):114-125.
27. Billings AG, Moos RH. Coping, stress, and social resources among adults with unipolar depression. J Pers Soc Psychol. 1984; 46(4):877-891.
28. Rosen SD, Uren NG, Kaski JC et al. Coronary vasodilator reserve, pain perception, and sex in patients with syndrome X. Circulation. 1994; 90(1):50-60.
29. Levenson JL, Mishra A, Hamer RM et al. Denial and medical outcome in unstable angina. Psychosom Med. 1989; 51(1):27-35.
30. Fishbain DA, Cutler R, Rosomoff HL et al. Chronic pain-associated depression: antecedent or consequence of chronic pain? A review. Clin J Pain. 1997; 13(2):116-137.
31. Dersh J, Polatin PB, Gatchel RJ. Chronic pain and psychopathology: research findings and theoretical considerations. Psychosom Med. 2002; 64(5):773-786.
32. Telner JI, Singhal RL. Psychiatric progress. The learned helplessness model of depression. J Psychiatr Res. 1984; 18(3):207-215.
33. Von Korff M, Dworkin SF, Le Resche L et al. An epidemiologic comparison of pain complaints. Pain. 1988; 32(2):173-183.
34. Von Korff M, Le Resche L, Dworkin SF. First onset of common pain symptoms: a prospective study of depression as a risk factor. Pain. 1993; 55(2):251-258.
35. Lau GK, Hui WM, Lam SK. Life events and daily hassles in patients with atypical chest pain. Am J Gastroenterol. 1996; 91(10):2157-2162.
36. Lagerqvist B, Sylven C, Waldenstrom A. Lower threshold for adenosine-induced chest pain in patients with angina and normal coronary angiograms. Br Heart J. 1992; 68(3):282-285.
37. Shapiro LM, Crake T, Poole-Wilson PA. Is altered cardiac sensation responsible for chest pain in patients with normal coronary arteries? Clinical observation during cardiac catheterisation. Br Med J (Clin Res Ed). 1988; 296(6616):170-171.
38. Turiel M, Galassi AR, Glazier JJ et al. Pain threshold and tolerance in women with syndrome X and women with stable angina pectoris. Am J Cardiol. 1987; 60(7):503-507.

39. Lazarus RS, Folkman S. Stress, appraisal, and coping. New York: Springer 1984.
40. Roll M, Theorell T. Acute chest pain without obvious organic cause before age 40--personality and recent life events. J Psychosom Res. 1987; 31(2):215-221.
41. Ockene IS, Shay MJ, Alpert JS et al. Unexplained chest pain in patients with normal coronary arteriograms: a follow-up study of functional status. N Engl J Med. 1980; 303(22):1249-1252.
42. Cheng C, Wong WM, Lai KC et al. Psychosocial factors in patients with noncardiac chest pain. Psychosom Med. 2003; 65(3):443-449.
43. Thoits PA. Conceptual, methodological, and theoretical problems in studying social support as a buffer against life stress. J Health Soc Behav. 1982; 23(2):145-159.
44. Thoits PA. Life stress, social support, and psychological vulnerability: epidemiological considerations. J Community Psychol. 1982b; 10(4):341-362.
45. Fass R, Malagon I, Schmulson M. Chest pain of esophageal origin. Curr Opin Gastroenterol. 2001; 17(4):376-380.
46. Stollman NH, Bierman PS, Ribeiro A et al. CO_2 provocation of panic: symptomatic and manometric evaluation in patients with noncardiac chest pain. Am J Gastroenterol. 1997; 92(5):839-842.
47. Hollerbach S, Bulat R, May A et al. Abnormal cerebral processing of oesophageal stimuli in patients with noncardiac chest pain (NCCP). Neurogastroenterol Motil. 2000; 12(6):555-565.
48. Potts SG, Bass CM. Psychological morbidity in patients with chest pain and normal or near-normal coronary arteries: a long-term follow-up study. Psychological Medicine. 1995; 25(2):339-347.
49. Eifert GH, Hodson SE, Tracey DR et al. Heart-focused anxiety, illness beliefs, and behavioral impairment: comparing healthy heart-anxious patients with cardiac and surgical inpatients. J Behav Med. 1996; 19(4):385-399.
50. Lantinga LJ, Sprafkin RP, McCroskery JH et al. One-year psychosocial follow-up of patients with chest pain and angiographically normal coronary arteries. Am J Cardiol. 1988; 62(4):209-213.
51. Burisch M. Approaches to Personality Inventory Construction: A Comparison of Merits. American Psychologist. 1984; 39(3):214-227.
52. Broekaert D, Fischler B, Sifrim D et al. Influence of citalopram, a selective serotonin reuptake inhibitor, on oesophageal hypersensitivity: a double-blind, placebo-controlled study. Aliment Pharmacol Ther. 2006; 23(3):365-370.
53. Varia I, Logue E, O'Connor C et al. Randomized trial of sertraline in patients with unexplained chest pain of noncardiac origin. Am Heart J. 2000; 140(3):367-372.
54. Huffman JC, Stern TA. The use of benzodiazepines in the treatment of chest pain: a review of the literature. J Emerg Med. 2003; 25(4):427-437.
55. Chiou LC, Chang CC. Pharmacological relevance of peripheral type benzodiazepine receptors on motor nerve and skeletal muscle. Br J Pharmacol. 1994; 112(1):257-261.
56. Storr M, Allescher HD. Esophageal pharmacology and treatment of primary motility disorders. Dis Esophagus. 1999; 12(4):241-257.
57. van Peski-Oosterbaan AS, Spinhoven P, van Rood Y et al. Cognitive-behavioral therapy for noncardiac chest pain: a randomized trial. Am J Med. 1999; 106(4):424-429.
58. Klimes I, Mayou RA, Pearce MJ et al. Psychological treatment for atypical non-cardiac chest pain: a controlled evaluation. Psychol Med. 1990; 20(3):605-611.
59. Van Peski-Oosterbaan AS, Spinhoven P, Van der Does AJ et al. Cognitive change following cognitive behavioural therapy for non-cardiac chest pain. Psychother Psychosom. 1999; 68(4):214-220.
60. Mayou RA, Bryant BM, Sanders D et al. A controlled trial of cognitive behavioural therapy for non--cardiac chest pain. Psychol Med. 1997; 27(5):1021-1031.
61. Jonsbu E, Dammen T, Morken G et al. Short-term cognitive behavioral therapy for non-cardiac chest pain and benign palpitations: a randomized controlled trial. J Psychosom Res. 2011; 70(2):117-123.
62. Potts SG, Lewin R, Fox KA et al. Group psychological treatment for chest pain with normal coronary arteries. QJM. 1999; 92(2):81-86.
63. Keefe FJ, Shelby RA, Somers TJ et al. Effects of coping skills training and sertraline in patients with non--cardiac chest pain: a randomized controlled study. Pain. 2011; 152(4):730-741.
64. Jones H, Cooper P, Miller V et al. Treatment of non-cardiac chest pain: a controlled trial of hypnotherapy. Gut. 2006; 55(10):1403-1408.
65. Miller V, Jones H, Whorwell PJ. Hypnotherapy for non-cardiac chest pain: long-term follow-up. Gut. 2007; 56(11):1643.

Capítulo 8

Depressão e Dor Abdominal

Débora Luciana Melzer-Ribeiro
João Carlos Pereira Gomes
Fernando da Costa Ferreira Novo

➢ Introdução

A dor abdominal é uma das principais queixas álgicas de indivíduos com depressão em diversas faixas etárias e culturas[1-4]. Estudo transversal com latinos de origem mexicana demonstrou que a dor abdominal é a terceira dor mais prevalente em indivíduos deprimidos[2]. Diversos estudos relatam que a prevalência de depressão em indivíduos com dor abdominal funcional crônica, dispepsia e síndrome do intestino irritável é maior do que na população geral[1,3,4]. Além de provocar maior sofrimento, a dor moderada ou intensa associada à depressão aumenta o grau de incapacidade psicossocial e os gastos com saúde. A diferenciação dos transtornos funcionais do aparelho digestório de doenças de maior gravidade constitui desafios diagnóstico e terapêutico para médicos de diversas especialidades, especialmente nos casos com dor aguda e em populações específicas, como idosos, crianças, gestantes e imunocomprometidos[5,6].

Neste capítulo abordaremos aspectos fisiopatológicos, epidemiológicos, diagnósticos e terapêuticos da associação de depressão com dor abdominal e doenças funcionais do trato digestório, procurando esclarecer peculiaridades e dificuldades correlatas.

➢ Fisiopatologia

A dor abdominal pode ser classificada conforme a origem do estímulo doloroso em dor visceral, dor somática parietal e dor referida.

A dor visceral decorre do acometimento da parede das vísceras ocas, da cápsula das vísceras sólidas ou da serosa visceral (peritônio visceral), sendo causada por distensão, inflamação, torção ou isquemia de vísceras e revestimentos. Caracteriza-se por ser de difícil descrição, de localização vaga no abdômen ou referida a estruturas somáticas distantes, insidiosa, "surda". Na maioria das vezes, a dor visceral abdominal é referida na linha média do abdome devido à inervação bilateral das estruturas abdominais[5,6].

A inervação visceral é composta por duas inervações extrínsecas (vagal e espinal), com terminações livres de axônios amielínicos C ou pobremente mielinizados Aσ, e por uma inervação intrínseca, com terminações ganglionares intralaminares. Dentre todos, os aferentes viscerais espinais desempenham o papel mais significativo na nocicepção visceral. Eles representam

10-20% das fibras nervosas dos nervos esplâncnicos e distribuem-se em todas as camadas da parede visceral, inclusive na mucosa, parede muscular, peritônio, mesentério, espaços perivasculares. As terminações nervosas nas mucosas funcionam como quimionociceptores. Podemos dividir as demais terminações nervosas em três grupos: a) mecanoceptores de baixo limiar (ou tônicos), b) mecanoceptores de alto limiar (ou fásicos) e c) nociceptores silenciosos. Os primeiros são ativados pela tensão da parede abdominal durante o repouso, respondem linearmente ao incremento do tônus da motilidade fisiológica, a exemplo dos aferentes vagais, e sinalizam o empachamento. Os mecanoceptores de alto limiar funcionam tanto como mecanonociceptores ativados por estimulação excessiva, quanto como quimioceptores em processos isquêmicos e inflamatórios peritoniais. Já os nociceptores silenciosos são recrutados durante a sensibilização periférica por mediadores químicos liberados durante processos inflamatórios, e contribuem para a hiperalgesia visceral por estímulos mecânicos e/ou químicos em processos mais intensos. O caráter difuso e vago da dor visceral deve-se à menor densidade das terminações viscerais em relação às somáticas parietais e às suas projeções em vários segmentos espinais nem sempre contíguos[5-7].

A dor somática parietal subdivide-se em dor profunda e superficial. As vísceras maciças e ocas estão protegidas por um arcabouço somático de pele, tecido conectivo, tendões, músculos esqueléticos e ossos. A dor parietal superficial associa-se a processos inflamatórios localizados na parede abdominal, como traumatismos, excesso de atividade física e lesões de pele. Já a dor parietal profunda origina-se no peritônio parietal, é percebida como uma sensação mais aguda e é localizada com precisão nos diversos quadrantes do abdômen, no epigástrio, no mesogástrio ou no hipogástrio (Tabela 8.1).

Tabela 8.1
Diferenças entre Dor Visceral e Dor Parietal[6]

	Dor visceral	Dor Somática Parietal
Estrutura inervada	• Parede de vísceras ocas e cápsula de órgãos sólidos	• Peritônio parietal, retroperitônio, pele, músculos, tendões
Fibras nociceptivas	• C amielínicas, lentas • Aδ mielinizadas finas	• Aδ mielinizadas finas • C amielínicas
Sensação	• Insidiosa, "surda", mal caracterizada • Localização mal definida	• Aguda • Localização mais precisa do local envolvido
Localização	• Linha média (inervação bilateral)	• Parede abdominal correspondente ao local da lesão: quadrantes, epigástrio, mesogástrio e hipogástrio
Mecanismo	• Distensão, inflamação, isquemia • Infiltração de terminações sensitivas (neoplasia)	• Irritação do peritônio parietal por: pus, sangue, urina, bile, secreções gastrintestinais

A dor referida é a dor percebida longe do sítio de origem devido à migração diferenciada de estruturas somáticas e viscerais durante o desenvolvimento embriológico (Tabela 8.2). As aferências sensitivas provenientes das vísceras, dos constituintes da parede da cavidade que as contêm, do retroperitônio e de órgãos extra-abdominais conduzem estímulos diversos (álgicos, térmicos, químicos, mecânicos) até o corno posterior da medula espinal, onde convergem. Esta convergência viscerossomática de neurônios nociceptivos e não-nociceptivos também explica a dor referida a locais distantes, como a dor proveniente da irritação do diafragma, que pode ser referida na escápula[5].

A dor é um fenômeno subjetivo, que resulta da nocicepção, da sua modulação ao longo do sistema nervoso central e da interação da percepção da dor com aspectos cognitivos,

Tabela 8.2
Dor Visceral e Dor Referida[6]

Víscera	Nervos	Dermátomos	Dor referida
Cápsula do fígado e baço	Frênicos	C3-C5	Ombros, escápula
	Plexo celíaco, nervos esplâncnicos	T6-T9	
Vesícula, estômago, intestino delgado, pâncreas	Plexo celíaco, nervos esplâncnicos maiores	T6-T9	Epigástrio
Apêndice, cólons, vísceras pélvicas	Plexo mesentérico, nervos esplâncnicos menores	T10-T11	Mesogástrio
Cólon sigmoide, reto, cápsula e pelve reais, ureteres, testículos	Nervos esplâncnicos caudais	T11-L1	Hipogástrio Genitais
Retossigmoide, bexiga, trígono vesical, uretra, 1/3 distal da vagina e períneo	Plexo hipogástrio Nervos pudendos	S2-S4	Região sacral, períneo, coxa posterior

emocionais e culturais. A modulação sensorial ocorre através da ativação de interneurônios inibitórios e excitatórios na medula e no tronco cerebral por diferentes estímulos não nociceptivos (térmicos, mecânicos, químicos) e pelo sistema inibitório descendente de dor, constituído por fibras descendentes originárias do mesencéfalo, núcleo caudado e substância cinzenta periventricular. No encéfalo, a ativação dos tratos paleoespinotalâmico e espinorreticulotalâmico possibilita a interação com o sistema límbico e a modulação da dor por aspectos afetivos, culturais e comportamentais.

> ## Fisiopatologia da Depressão na Dor Abdominal e Impacto da Dor Abdominal Crônica na Evolução do Quadro Depressivo

Os transtornos depressivos são, depois da insônia, a segunda comorbidade mais frequente em pacientes com dor[8,9]. Tal fato ocorre, pois a dor pode despertar medo, insegurança e até mecanismos de ganho secundário, comportamento comum no desenvolvimento do processo de adoecimento. Por exemplo, pacientes que apresentam na idade adulta dor abdominal relacionada à síndrome do intestino irritável, relataram ter recebido mais atenção durante os episódios de doença na infância em comparação a pacientes com úlcera péptica[10,11].

Hoje, com um melhor conhecimento dos mecanismos fisiopatológicos da dor abdominal, sabemos que as alterações motoras, o aumento da sensibilidade visceral, a desregulação das ligações do sistema nervoso central com o tubo digestivo mais as influências psicológicas, sociais e culturais podem modular a percepção dos sintomas e levar ao desenvolvimento da depressão em indivíduos com dor abdominal crônica. Sendo assim, além dos fatores psicológicos, os fatores biológicos também são responsáveis por esta condição[8,12].

A deficiência de neurotransmissores (serotonina e noradrenalina), perturbações dos ritmos biológicos (eixo hipotálamo-hipófise-adrenocortical e eixo hipotálamo-hipófise-tireoide), a diminuição do limiar a dor, fatores genéticos e neuroendocrinológicos (como alterações dos níveis de hormônio de crescimento e da somatostatina) e demais fatores biológicos interagem de maneira sinérgica na composição do quadro e instauram um mecanismo de ciclo vicioso, que leva o indivíduo a tolerar menos a dor e, consequentemente, a uma situação de maior angústia, tristeza e sensação de impotência. Com isso, piora a depressão, que acaba piorando a dor, tornando o indivíduo ainda mais sensível a ela e assim sucessivamente.

O estresse crônico do indivíduo que sente dor leva seu organismo a aumentar a produção de glicocorticoides endógenos. A hipercortisolemia é uma das responsáveis pelas alterações cognitivas e pelos sintomas melancólicos presentes nos indivíduos deprimidos. Estudos mostram que a produção de hormônio de crescimento está deficiente em cerca de um terço dos pacientes deprimidos, o que poderia se refletir nos mecanismos serotoninérgicos do sistema nervoso central, agravando e/ou também levando à condição depressiva.

➢ Dados Epidemiológicos

Dor abdominal é uma queixa comum em toda a prática médica. Em 2002, mais de sete milhões de pacientes procuraram os serviços de emergência nos Estados Unidos com dor abdominal como queixa principal, correspondendo a 6,5% do total de consultas de emergência[2,13,14]. No mesmo ano, a dor abdominal motivou 13,5 milhões de consultas ambulatoriais de atendimento primário (1,5% do total)[1]. A dor abdominal crônica é uma das principais queixas em serviços de clínica médica e gastroenterologia, com uma incidência anual de 15 para 1.000 pessoas.

Entre as dores abdominais crônicas, as mais frequentes são as dores atípicas, inespecíficas ou funcionais, caracterizadas por dores recorrentes com mais de três a seis meses de duração ao ano, sem anormalidades estruturais ou bioquímicas identificáveis e de etiologia não identificada por exames endoscópicos, laboratoriais e de imagem. Cerca de 44% das consultas gastroenterológicas foram caracterizadas como doenças gastrointestinais funcionais[7].

Embora não representem *per se* doenças com risco de vida, as doenças funcionais podem ser incapacitantes, com importantes repercussões psicossociais. Estudos sugeriram que 70% a 90% dos pacientes com Síndrome do Intestino Irritável são diagnosticados com, pelo menos, um transtorno psiquiátrico. Depressão, ansiedade e somatização foram os transtornos mais comumente encontrados[12].

Os distúrbios funcionais do trato gastrointestinal dos adultos são classificados segundo o Sistema de Classificação Roma III de Distúrbios Gastrointestinais Funcionais em seis domínios principais de alterações funcionais: esôfago (categoria A); gastroduodenal (categoria B); intestino (categoria C); síndrome da dor abdominal funcional (categoria D); vesícula biliar e esfíncter de Oddi (categoria E); e anorretal (categoria F). O sistema pediátrico é classificado inicialmente conforme a idade (neonato/lactente [categoria G] e criança/adolescente [categoria H]) e depois conforme o padrão do sintoma ou a área de localização deste. Cada categoria contém diversos transtornos, cada qual com características clínicas relativamente específicas. (Tabela 8.3). Os distúrbios funcionais dolorosos do trato gastrointestinal mais frequentes são a Síndrome do Intestino Irritável (prevalência de 8% a 22%), a Dispepsia Funcional e a Síndrome de Dor Abdominal Funcional (Tabela 8.5).

Esta classificação é internacionalmente aceita e originou-se de um grupo de renomados especialistas reunido em Roma, em 1998, que desenvolveu em 1990 por consenso uma sistematização dos critérios diagnósticos com base em evidências para classificar todas as síndromes funcionais gastrointestinais, denomina Roma I. Esta sistematização foi revisada e modificada em reuniões posteriores, em 2002 e 2006, sendo os critérios diagnósticos denominados critérios Roma II e Roma III[15,16].

Baune avaliou a prevalência de Episódio Depressivo Maior em pessoas com queixas de dor, com e sem comorbidades somáticas, e suas repercussões na qualidade de vida. A prevalência de Episódio Depressivo Maior aumentou significativamente em pessoas com dor em qualquer local do corpo. Na ausência de doença somática, a prevalência de Episódio Depressivo

Tabela 8.3
Classificação Roma III das Doenças Gastrointestinais Funcionais em Adultos

A. Alterações Funcionais de Esôfago
    A1. Pirose Funcional (obrigatória evidência de que não existe refluxo gastroesofágico)
    A2. Dor Torácica Funcional de presumível origem esofágica
    A3. Disfagia Funcional
    A4. Globus

B. Alterações Funcionais Gastroduodenais
    B1. Dispepsia Funcional (representa mais de 50% dos doentes com queixas dispépticas)
        B1a. Síndrome do Desconforto Pós-prandial
        B1b. Síndrome da Dor Epigástrica
    B2. Eructação – (só deve ser considerada alteração funcional quando se tornar desagradável)
        B2a. Aerofagia
        B2b. Eructação excessiva
    B3. Náusea e vômito
        B3a. Náusea Crônica Idiopática
        B3b. Vômito Funcional
        B3c. Síndrome do Vômito Cíclico (menos de uma semana de duração – três ou mais episódios no ano anterior)
    B4. Síndrome da Ruminação (situação muito rara no adulto)

C. Alterações Funcionais do Intestino
    C1. Síndrome do Intestino Irritável (afecção mais frequente do Aparelho Digestório)
    C2. Distensão Abdominal Funcional
    C3. Obstipação Funcional
    C4. Diarreia Funcional
    C5. Alteração Funcional Não Especificada

D. Síndrome da Dor Abdominal Funcional
Na maior parte dos casos a dor abdominal faz parte da Dispepsia Funcional ou da Síndrome do Intestino Irritável. Em 0.5% a 2% dos casos, a dor aparece isolada sem poder ser enquadrada em outra síndrome)

E. Alterações Funcionais da Vesícula e Esfíncter do Oddi
    E1. Alteração Funcional da Vesícula (situação pouco frequente e de difícil diagnóstico)
    E2. Alteração Funcional do Esfíncter de Oddi da Via Biliar
    E3. Alteração Funcional do Esfíncter de Oddi do Pâncreas

F. Alterações Funcionais Anorretais
    F1. Incontinência Fecal Funcional
    F2. Dor Anorretal Funcional
        F2a. Proctalgia Crônica (o episódio doloroso dura, pelo menos, 20 minutos)
            F2a1. Síndrome do Elevador do Ânus
            F2a2. Dor Anorretal Funcional Não Especificada
        F2b. Proctalgia Fugaz (o episódio doloroso dura segundos ou minutos. Afeta cerca de 5% da população adulta)
    F3. Alterações Funcionais da Defecação
        F3a. Defecação Dissinérgica
        F3b. Propulsão Defecatória Inadequada

Maior foi mais alta nos indivíduos com dor abdominal e dor torácica (ambos com 9,3%). O número de dores regionais, mais que a localização específica da dor, teve maior impacto na qualidade de vida[1].

A dor abdominal é comum na adolescência. Um estudo de coorte com 21.000 indivíduos de 13 a 18 anos reportou prevalência de dor abdominal diária nos últimos 12 meses (> 4 vezes por semana) em 3,2% e frequência moderada (2-3 episódios/semana) em outros 14% da amostra. Cerca de 16% de todos os adolescentes têm risco para desenvolver depressão, que cresce até 45% quando a dor é diária. Adolescentes com dor abdominal frequente têm maior risco para desenvolver sintomas depressivos, isolamento social, e dez vezes mais absenteísmo na escola[17].

> ## Impacto da Depressão em Pacientes com Dor Abdominal Crônica

Hillila estudou a co-ocorrência de sintomas depressivos e gastrointestinais em uma amostra de população geral e avaliou o grau de utilização dos serviços de saúde por razões gastrointestinais. A prevalência de sintomas depressivos foi de 17%. Dor abdominal, diarreia, constipação, dispepsia ou síndrome do intestino irritável estavam presentes em 54% dos indivíduos com sintomas depressivos e em 29% dos controles não depressivos. Daqueles com sintomas depressivos, 24% visitaram o médico pelo menos uma vez nos 12 meses anteriores por sintomas abdominais, comparados com 13% dos controles[8].

Estudos mostram que pacientes com doença inflamatória intestinal, comparados com controles normais, tiveram significativamente mais depressão na vida (61% *versus* 16%). Em um estudo com pacientes com doença inflamatória intestinal que responderam entrevistas estruturadas, 94% tinham algum diagnóstico do Eixo I, sendo depressão maior em 46%, transtorno de ansiedade generalizada em 34% e transtorno do pânico em 31%[12,18,19].

A relação entre a síndrome do intestino irritável e a desordem psiquiátrica também foi investigada através da análise da prevalência desta em vários transtornos psiquiátricos. Um estudo controlado demonstrou que 59% dos doentes tratados para a distimia tinham história de síndrome do intestino irritável na vida, em comparação com 2% de pacientes que não têm um diagnóstico do Eixo I. Em um estudo semelhante de pacientes tratados para depressão maior, 27% tinham síndrome do intestino irritável, em comparação com 2,5% de um grupo controle. Em outro estudo, a prevalência de síndrome do intestino irritável foi de 29% em pacientes com depressão maior, 37% em pacientes com ansiedade generalizada, e 11% nos indivíduos controle[18,20,21].

Elevados índices de ansiedade e depressão também foram descritas em crianças com dor abdominal recorrente. O transtorno psiquiátrico mais comum é a depressão, seguido de distimia, transtorno de ansiedade generalizada, e ansiedade de separação[10,11,19]. No que diz respeito aos critérios para somatização, o número e a variedade de queixas somáticas necessárias para o diagnóstico pode impossibilitar o diagnóstico na infância ou no início da adolescência. No entanto, as crianças com dor abdominal funcional têm maior pontuação relativa ao avaliarmos queixas somáticas do que as crianças com dor abdominal orgânica, e o número de sintomas somáticos tem sido relacionado com a cronicidade da dor abdominal[19].

> ## Diagnóstico da Depressão na Dor Abdominal
Síndrome do Intestino Irritável

A sintomatologia (humor deprimido ou perda de interesse ou prazer por quase todas as atividades, alterações no apetite ou peso, sono e atividade psicomotora; diminuição da energia; sentimentos de desvalia ou culpa; dificuldades para pensar, concentrar-se ou tomar decisões, ou pensamentos recorrentes sobre morte ou ideação suicida) são mais predominantes e mais graves nos pacientes com predomínio de constipação do que nos pacientes com predomínio de diarreia[22].

Doença Inflamatória Intestinal

Atualmente associa-se com maiores evidências a relação entre as doenças inflamatórias intestinais e depressão, seja pela piora da qualidade de vida destes doentes, seja pelo uso de imunomoduladores, principalmente corticosteroides.

Dispepsia Funcional

Sintomatologia possivelmente atribuída à ansiedade; dificulta algumas estratégias de tratamento medicamentoso com antidepressivo devido à piora dos sintomas[23].

Características Específicas à Cultura

A cultura pode influenciar a experiência e comunicação dos sintomas depressivos e dolorosos. O diagnóstico incorreto pode ser excluído por uma maior atenção à especificidade étnica e cultural das queixas referidas pelo paciente. Por exemplo, em algumas culturas, a depressão pode ser vivenciada em termos somáticos, como dores, ao invés de tristeza ou culpa[24].

➢ Tratamento com o Clínico Quando Encaminhar para o Psiquiatra (Dicas Diagnósticas, Exames, Primeiras Manifestações, *Redflags*)

Em certas situações, a dor abdominal pode ser um sintoma de uma doença grave com risco de vida, enquanto em outras situações pode ser sintoma de uma condição de base mais benigna. A avaliação clínica minuciosa do paciente com dor abdominal permite ao clínico decidir melhor os próximos passos diagnósticos e terapêuticos.

Alguns achados de história, exame físico e exames complementares podem indicar gravidade e são considerados sinais de alerta (*red flags*), necessitando de atenção redobrada. Os principais são mostrados nas Tabelas 8.4 e 8.5. A cronicidade dos sintomas é um importante fator nesta tomada de decisão. Pacientes com sintomas crônicos geralmente são avaliados ambulatorialmente. Por outro lado, pacientes com sintomas de início recente têm um risco maior de estarem com uma doença significativa em curso, que pode evoluir mal em horas a dias, muitas vezes indicando o prosseguimento da investigação com o paciente internado em observação[1].

Tabela 8.4
Sinais de Alerta na Anamnese e Exame Físico[6]

Anamnese	Exame Físico
Incapacidade de se alimentar	Alteração nos sinais vitais
Vômitos intensos, obstipação	Sangramento nas fezes ou fezes escuras
Sangramento digestivo significativo	Hipóxia, cianose
Síncope, febre, calafrios	Palidez, anemia, icterícia
Dor torácica ou lombar associada	Alteração de consciência/comportamento
Desconforto respiratório	Sinais de irritação peritoneal, distensão abdominal
Cirurgia recente	Alteração nos ruídos hidroaéreos (ausência ou aumento)
Ingestão de substância cáustica	Dor abdominal desproporcional aos achados clínicos
Situações especiais (gravidez, criança, idoso)	Sangramento em colo uterino fora do período menstrual
Sangramento vaginal fora do período menstrual	

Tabela 8.5
Sinais de Alerta nos Exames Complementares[6]

Laboratório	Exames de Imagem
Leucocitose, anemia ou policitemia	Pneumoperitônio
Acidose metabólica, insuficiência renal	Espessamento da parede da vesícula
Elevação de transaminases	Dilatação de vias biliares
Elevação de bilirrubinas	Abscesso intra-abdominal
Elevação de amilase/lipase	Obstrução intestinal
Hiperglicemia/hipoglicemia	Espessamento da parede de alças
β-Gonadotrofina coriônica elevada	Gás no sistema venoso portal
	Pneumatose intestinal
	Imagem anexial complexa associada a líquido na cavidade abdominal
	Embrião com batimentos cardíacos fora do útero

Quando Encaminhar para a Avaliação do Psiquiatra?

Devemos encaminhar ao psiquiatra os pacientes que claramente mostram sintomas depressivos associados à dor crônica e vice-versa, e que demonstram incapacidade funcional e social significativa. Também precisamos ter esta preocupação quando houver a suspeita de transtorno factício: transtorno de Münchausen (veja mais à frente no texto), devido ao risco de iatrogenias desnecessárias, como, por exemplo, laparotomias exploradoras em pacientes com queixas de dor abdominal simuladas com o objetivo de serem operados.

➢ Transtorno Factício (Síndrome de Münchausen) × Dor Abdominal Crônica

A possibilidade de um paciente estar simulando dor abdominal para que seja realizado um procedimento médico é uma possibilidade que não deve ser descartada. A Síndrome de Münchausen é uma variante da doença factícia crônica com sinais e sintomas predominantemente físicos sob o controle consciente do paciente, em que o único ganho é ser paciente. O transtorno também foi chamado vício de hospital, síndrome do paciente profissional. A Síndrome de Münchausen pode simular diversas condições especialmente agudas: dor abdominal, distúrbios hemorrágicos, manifestações reumáticas, febre factícia e lesões de pele. O reconhecimento precoce pode evitar tratamentos desnecessários e procedimentos invasivos de diagnóstico, com o risco inerente de complicações.

➢ Tratamento da Depressão em Pacientes com Dor Abdominal Crônica: Eficácia, Peculiaridades, Consequência para o Prognóstico da Condição Dolorosa

Os antidepressivos tricíclicos reduzem a sensibilidade à dor, mas não são recomendados como primeira escolha para os sintomas depressivos nos pacientes em geral, inclusive nos pacientes com sintomas álgicos abdominais. Os ISRS são a primeira escolha devido ao menor perfil de efeitos colaterais.

A melatonina, um agente de promoção do sono, está envolvido na regulação da mobilidade e sensação gastrointestinal. Um estudo teve como objetivo determinar se a melatonina foi eficaz em melhorar os sintomas do intestino e distúrbios do sono na síndrome do intestino irritável em pacientes com distúrbio do sono. Comparado com o placebo, a melatonina tomada por duas semanas, diminuiu significativamente a média dos escores de dor abdominal (2,35 v 0,70, p <0,001) e maior média do limiar de dor retal (8,9 v -1,2 Mm Hg, p <0,01). Distensão abdominal, fezes, frequência de evacuações, e escores de ansiedade e depressão não diferiram significativamente após o tratamento nos dois grupos. Os dados do questionário do sono e polissonografia revelaram que o curso de duas semanas de melatonina não influenciou os parâmetros do sono, incluindo o tempo total de sono, latência do sono, eficiência do sono, latência do início do sono, despertares, duração dos estágios 1-4, movimento rápido dos olhos (REM) no sono e latência REM início. A administração de melatonina 3 mg ao deitar, durante duas semanas, atenuou significativamente a dor abdominal e a sensibilidade à dor retal sem melhorias nos distúrbios do sono ou de sofrimento psíquico. Os resultados sugerem que os efeitos benéficos da melatonina sobre a dor abdominal em pacientes de Síndrome do Intestino Irritável com distúrbios do sono são independentes da sua ação sobre os distúrbios do sono ou perfis psicológicos. Embora amplamente prescrito, a evidência para o uso de antidepressivos ISRS para o tratamento da Síndrome do Intestino Irritável é limitada. Em um estudo, a fluoxetina mostrou propriedades analgésicas viscerais, levando a um aumento dos limiares sensoriais durante a distensão retal e melhora dos sintomas, em particular em pacientes com hipersensibilidade visceral. Escores de dor abdominal, sintomas gastrointestinais individual, alívio dos sintomas global e sintomas psicológicos foram avaliados antes e após a intervenção. Em pacientes com hipersensibilidade, a fluoxetina reduziu significativamente o número de pacientes que relataram dor abdominal significativa. Os sintomas gastrointestinais, o alívio dos sintomas e os sintomas psicológicos não foram alterados. Sendo assim, o estudo mostrou que a fluoxetina não altera a sensibilidade retal em pacientes com Síndrome do Intestino Irritável. Maiores benefícios sobre a percepção da dor precisam ser confirmados em estudos maiores[9, 23-25].

> ## Tratamento da Condição Dolorosa: Eficácia, Peculiaridades, Consequência para o Prognóstico da Depressão

Dada a complexidade dos fatores biopsicossociais envolvidos na gênese e no curso das dores abdominais crônicas de natureza funcional, a abordagem e o tratamento devem ser muito minuciosos. Ford publicou, em 2009, revisão sistemática e metanálise sobre a eficácia de antidepressivos e terapias psicológicas em doentes com Síndrome do Intestino Irritável[25]. Foram analisados 13 ensaios aleatorizados controlados de tratamentos com antidepressivos, somando 789 pacientes e 20 ensaios aleatorizados controlados de terapias psicológicas, compreendendo 1.278 pacientes. O tratamento com antidepressivos reduziu o risco de sintomas persistentes de Síndrome do Intestino Irritável, especialmente a dor. Os antidepressivos tricíclicos e os inibidores de recaptura de serotonina foram similarmente efetivos. Em seis estudos (n=301), os antidepressivos e o placebo não diferiram quanto aos efeitos adversos, e nenhum efeito sério foi relatado. As terapias psicológicas também reduziram o risco de sintomas persistentes de Síndrome do Intestino Irritável. A terapia cognitivo-comportamental apresentou evidência mais forte de eficácia[25].

> ## Considerações Finais

A associação de dor abdominal e depressão apresenta uma enorme complexidade em seu diagnóstico e tratamento, e necessita que o clínico/cirurgião tenha uma habilidade de observar o paciente como um todo, suas vivências, sua cultura, a forma com que se relaciona com as percepções físicas e psicológicas da dor, a possibilidade de ganhos com o estado de estar doente e o risco de causar malefícios ao tentar ajudar o paciente realizando procedimentos que poderiam ser evitados, ou deixando de realizá-los ao supervalorizar a possibilidade de a queixa ser justificada por um quadro psiquiátrico ou psicológico.

➤ Referências Bibliográficas

1. Baune BT, Caniato RN, Garcia-Alcaraz MA et al. Combined effects of major depression, pain and somatic disorders on general functioning in the general adult population. Pain 2008; 138(2):310-317.
2. Hillila MT, Hamalainen J, Heikkinen ME et al. Gastrointestinal complaints among subjects with depressive symptoms in the general population. Aliment Pharmacol Ther 2008; 28(5):648-654.
3. Novo F and Gomes J. Abordagem do doente com dor abdominal. Prática Hospitalar 2008; 59:113-121.
4. Saps M, Seshadri R, Sztainberg M et al. A prospective school-based study of abdominal pain and other common somatic complaints in children. J Pediatr 2009; 154(3):322-326.
5. Knowles CH and Aziz Q, Basic and clinical aspects of gastrointestinal pain. Pain 2009; 141(3):191-209.
6. Kraychete D and Guimarães A. Hiperalgesia visceral e dor abdominal crônica: abordagem diagnóstica e terapêutica. Rev Bras Anestesiol 2003; 53(6):833-853.
7. Youssef NN, Atienza K, Langseder AL et al. Chronic abdominal pain and depressive symptoms: analysis of the national longitudinal study of adolescent health. Clin Gastroenterol Hepatol 2008; 6(3): 329-332.
8. Mingo CA, McIlvane JM and Baker TA. Explaining the relationship between pain and depressive symptoms in African-American and white women with arthritis. J Natl Med Assoc 2008; 100(9):996-1003.
9. Diniz DH, Blay SL and Schor N. Anxiety and depression symptoms in recurrent painful renal lithiasis colic. Braz J Med Biol Res 2007; 40(7):949-955.
10. Ghanizadeh A, Moaiedy F, Imanieh MH et al. Psychiatric disorders and family functioning in children and adolescents with functional abdominal pain syndrome. J Gastroenterol Hepatol 2008; 23(7 Pt 1):1132-1136.
11. Berger MY, Gieteling MJ and Benninga MA. Chronic abdominal pain in children. BMJ 2007; 334(7601):997-1002.
12. Resendiz-Figueroa FE, Ortiz-Garrido OM, Pulido D et al. [Impact of the anxiety characteristics and depression on clinical aspects and quality of life in patients with irritable bowel syndrome]. Rev Gastroenterol Mex 2008; 73(1):3-10.
13. McCraig L and Burt C. National ambulatory medical care survey: 2002 emergency department summary: Advance Data 340, 2004.
14. Woodnell DA and Cherry DK. National ambulatory medical care survey. 2002 Advance Data. 346, 2004.
15. Clouse RE, Mayer EA, Aziz Q et al. Functional abdominal pain syndrome. Gastroenterology 2006; 130(5):1492-1497.
16. Flasar MH, Cross R and Goldberg E. Acute abdominal pain. Prim Care 2006; 33(3):659-684, vi.
17. Lindsetmo RO and Stulberg J. Chronic abdominal wall pain--a diagnostic challenge for the surgeon. Am J Surg 2009; 198(1):129-134.
18. Bielefeldt K, Davis B and Binion DG. Pain and inflammatory bowel disease. Inflamm Bowel Dis 2009; 15(5):778-788.
19. Park HJ, Jarrett M, Cain K et al. Psychological distress and GI symptoms are related to severity of bloating in women with irritable bowel syndrome. Res Nurs Health 2008; 31(2):98-107.
20. Kanaan RA, Lepine JP and Wessely SC. The association or otherwise of the functional somatic syndromes. Psychosom Med 2007; 69(9):855-859.
21. Scholl J and Allen PJ. A primary care approach to functional abdominal pain. Pediatr Nurs 2007; 33(3):247-254, 257-259.
22. Spiegel B, Schoenfeld P and Naliboff B. Systematic review: the prevalence of suicidal behaviour in patients with chronic abdominal pain and irritable bowel syndrome. Aliment Pharmacol Ther 2007; 26(2):183-193.
23. Aro P, Talley NJ, Ronkainen J et al. Anxiety is associated with uninvestigated and functional dyspepsia (Rome III criteria) in a Swedish population-based study. Gastroenterology 2009; 137(1):94-100.
24. Chang L, Toner BB, Fukudo S et al. Gender, age, society, culture, and the patient's perspective in the functional gastrointestinal disorders. Gastroenterology 2006. 130(5):1435-1446.
25. Ford AC, Talley NJ, Schoenfeld PS et al. Efficacy of antidepressants and psychological therapies in irritable bowel syndrome: systematic review and meta-analysis. Gut 2009; 58(3):367-378.

Dor Pélvica Crônica e Depressão

Telma Regina Mariotto Zakka
Gláucia Rosana Benute Guerra
Lin Tchia Yeng
Manoel Jacobsen Teixeira

➤ Introdução

A síndrome de dor pélvica crônica (DPC) caracteriza-se por dor não cíclica, abdominal baixa e/ou pélvica de duração maior que seis meses, sem doença visceral específica, que causa incapacidade física e emocional[1], refratária a tratamento e muitas vezes sem patologia identificável[2]. Anatomicamente, a dor se localiza na parede anterior do abdome, abaixo da cicatriz umbilical, na região lombossacral e/ou glútea, e apresenta expressões e etiologias variadas devido ao grande número de vísceras presentes na pelve e o amplo arcabouço musculoesquelético que a sustenta e envolve[3]. "Dor pélvica crônica" é uma denominação abrangente que inclui dor associada a patologias ginecológicas, como a endometriose, patologias somáticas não ginecológicas, como a síndrome do intestino irritável e não somáticas, como os distúrbios psicológicos[4].

A dor pelviperineal pode decorrer de afecções viscerais abdominais e/ou pélvicas ou afecções sistêmicas, iatrogenias resultantes de intervenções terapêuticas ou procedimentos de investigação, condições secundárias relacionadas direta ou indiretamente às afecções pelviperineais primárias ou ao comportamento adotado como resposta à ocorrência de dor; ou pode não estar relacionada com condições aparentes[5,6]. A dor, geralmente, está associada a variáveis sociais, psicológicas, antecedentes de abuso sexual e/ou doméstico, droga-adição e, habitualmente, reflete ou é influenciada por fatores psiquiátricos.

Stuart Eisendrath descreveu a frequente presença de dor, como parte integrante de doenças psiquiátricas, tais como: distúrbios somatoformes, hipocondria e distúrbios factícios. Outras doenças psiquiátricas podem influenciar diretamente os quadros de dor crônica, como depressão, ansiedade, pânico e estresse pós-traumático[7].

As mulheres com DPC podem apresentar múltiplas dores, simultaneamente, elevando o grau de incapacidade e estresse emocional, fator de risco para deflagrar novas condições dolorosas e/ou perpetuar ou agravar a dor inicial[8].

A dor pélvica determina incapacidade e sofrimento, perda do emprego, desajustes familiares e conjugais, insucesso terapêutico e descrédito nos profissionais de saúde. Diagnósticos como: "a dor esta na sua cabeça", "você precisa aprender a conviver com a sua dor", comprometem negativamente a evolução da doença. Em busca de alguém que as escute com atenção, que não as rotulem de *Maria das Dores*, estas doentes trocam de médico com muita frequência, o que corrobora com o prolongamento do desconforto físico e emocional.

O modelo integrado de tratamento multiprofissional adaptado à natureza complexa da dor e a singularidade de cada doente permite não apenas o alívio da dor, mas a normalização das funções psíquicas e orgânicas, a correção dos desajustes familiares e sociais que contribuem para o sofrimento e o resgate da interação biopsicossocial[9-13]. Desta forma, acreditar na unidimensionalidade do tratamento da DPC, certamente, é um grande equívoco fadado ao insucesso.

➢ Epidemiologia

A prevalência de dor pélvica crônica e incapacidade continuam crescentes. Sofrimento e dor persistente têm gerado preocupações mundiais e motivado frequentes pesquisas e investigações sobre a dimensão cognitivo-comportamental da dor.

Estudos demonstraram que alterações psicológicas podem estar presentes de forma isolada ou concomitante em até 60% dos casos de DPC. Os sintomas mais comuns são ansiedade e depressão[14], embora outras doenças psiquiátricas, como distúrbios somatoformes, hipocondria, distúrbios factícios, pânico e estresse pós-traumático, podem estar associadas[7].

Engel relata que embora a dor possa ocorrer devido a lesões externas agudas, ela pode se desenvolver como entidade independente com fenômenos psicológicos primários[14]. Em seu artigo clássico, "Pain-prone patient", ele delineia algumas características dos indivíduos predispostos a desenvolverem dor crônica: culpas, insatisfações, impulsos agressivos inconscientes, frustrações, perdas reais ou imaginárias. Engel baseou seus conceitos nas reações conversivas ou psicossomáticas da ideologia psicodinâmica e obteve significante aceitação.

A prevalência de depressão em doentes com dor crônica varia entre 30% e 54%, nos estudos que utilizam sistema estandarte de diagnóstico[15]. A prevalência de DPC é de 3,8%, em mulheres entre 15 e 73 anos, e de 14% a 24%%, na idade reprodutiva[16,17]. Destas, 60% não têm diagnóstico específico e 20% nunca realizaram qualquer investigação para elucidar a causa da dor[18,19]. A dismenorreia incide em 40,9% das mulheres, 15% relatam dores menstruais excruciantes e a prevalência de dismenorreia intensa é maior em adolescentes e adultos jovens.

A dor pélvica é responsável por 40% a 50% das laparoscopias, 10% das consultas ginecológicas, aproximadamente, 12% das histerectomias e 39% das queixas de dor nas unidades de cuidados primários[1,20]. Anualmente, das 400.000 laparoscopias realizadas em doentes com endometriose e DPC, 40% são normais[21]. A prevalência de DPC, não menstrual, de causa ginecológica ou não, é de aproximadamente 15% entre as mulheres no menacme[21].

Apesar da alta incidência de DPC, não se conhece sua real prevalência no Brasil, mas acredita-se que seja maior do que aquela encontrada em países desenvolvidos[22]. Uma revisão sistemática atual concluiu que o uso de drogas ou álcool, abortamentos, aumento do fluxo menstrual, doença inflamatória pélvica, patologia pélvica, cesáreas e comorbidades psicológicas são fatores associados à DPC[23].

➢ Fisiopatologia da Dor Pélvica Crônica

As síndromes dolorosas podem ser classificadas de acordo com as estruturas acometidas e com a duração do quadro álgico[24]. Quanto à estrutura que sedia o mecanismo primordial para sua ocorrência, a dor pode ser classificada como somática ou psicogênica[25].

A dor somática por nocicepção pode resultar de mecanismos de ativação e sensibilização das unidades nociceptivas periféricas e centrais, e a dor somática por desaferentação ocorre por desaferentação das unidades supressoras de dor. Habitualmente esses fenômenos coexistem[26]. Os estímulos nociceptivos oriundos das vísceras e a tensão emocional podem ocasionar reação reflexa víscero-somática, hiperatividade e tensão na musculatura da parede abdominal, região toracolombar, glútea, períneo e/ou membros inferiores, resultando na instalação das síndromes dolorosas miofasciais regionais[27, 28].

A hiperalgesia visceral causada por inflamação e/ou excesso de estimulação visceral, como na síndrome do intestino irritável, e a hiperalgesia víscero-visceral, quando a hiperalgesia de uma víscera determina manifestações clínicas dolorosas em outra víscera, relacionam-se com o surgimento de DPC.

A inflamação neurogênica, os fatores hormonais e seus efeitos no sistema nervoso central e periférico também devem ser considerados na fisiopatologia da dor pélvica crônica[29,30], assim como as influências psicossociais e culturais[31, 32].

A dor na região pélvica pode ser aguda ou crônica, localizada ou generalizada, superficial ou profunda, referida para a coxa, glúteos, abdome e região lombar, de origem somática visceral, somática-não-visceral, somática neuropática e psicogênica.

Entre as várias afecções que podem estar associadas com a DPC, encontram se:

- *Ginecológicas:* aderências, cisto anexial, endometriose, doença inflamatória pélvica crônica, neoplasia do trato genital, síndrome da congestão pélvica, adenomiose, estenose cervical, endometrite crônica, pólipo cervical ou endometrial, leiomioma, dispositivo intrauterino (DIU), dismenorreia atípica etc.
- *Urológicas:* infecção crônica do trato urinário, cistite intersticial, uretrite recorrente, urolitíase, síndrome uretral, neoplasia vesical etc.
- *Gastrintestinal:* síndrome do intestino irritável, doença diverticular, hérnias, carcinoma de cólon etc.
- *Musculoesquelética:* dor miofascial de parede abdominal e/ou do assoalho pélvico, coccigodinia, lombalgia, fibromialgia, síndrome do piriforme, neuralgia do nervo ílio-hipogástrico, ílioinguinal e/ou do genitofemoral etc.
- *Outras causas:* epilepsia abdominal, herpes, distúrbios do sono, depressão, porfiria, anemia falciforme etc[33].

A intensidade e as características da dor pélvica podem modificar-se com a ovulação, menstruação, tensão pré-menstrual, micção, defecação, atividade sexual, atividade física, condições climáticas, afecções sistêmicas e alterações emocionais[6,34-38]. Geralmente, a dor encontra-se associada a mais de uma afecção e numerosos fatores contribuem na evolução do quadro clínico e tratamento.

➢ Diagnóstico

A história completa da doença associada ao exame físico detalhado e cuidadoso são componentes fundamentais na avaliação clínica. Comumente, os sintomas relatados envolvem os sistemas gastrintestinal, urológico, reprodutor e musculoesquelético. Utilizar questionários para obter informações e detalhes adicionais na avaliação do quadro doloroso auxilia no diagnóstico.

As doentes, em geral, relutam para falar sobre suas funções intestinal, urinária e, principalmente, sobre questões sexuais. Por isso, perguntas específicas e o relacionamento com a dor são importantes[13].

A investigação completa é muito importante para estabelecer a origem da dor, e deve incluir sua natureza, início, localização, intensidade, padrão de irradiação, sintomatologia associada, fatores agravantes e de alívio, uso de medicamentos, relação com o trabalho, estresse, ciclos menstruais, anticoncepção, atividade sexual, micção, evacuação, posturas, antecedentes cirúrgicos e obstétricos, e seus impactos social e ocupacional. A identificação dos fatores concorrentes para a expressão da dor é fundamental, pois podem estar intimamente relacionados às atitudes, ao psiquismo, ao estilo de vida, ao ambiente físico e social dos doentes. Afastar co-morbidades como afecções metabólicas (hipotireoidismo, diabetes *mellitus*, deficiências de estrógeno etc.), afecções reumatológicas (sacroileítes, artropatias, artrites soronegativas etc.), doenças autoimunes (porfiria), entre outras, que podem agravar ou perpetuar o quadro clínico[39].

Os exames complementares, laboratoriais, ultrassonografia, laparoscopia, tomografia computadorizada, ressonância magnética, eletroneuromiografia etc. devem ser interpretados e os seus achados validados quando houver congruência entre eles e os dados clínicos e de anamnese.

No exame clínico é necessário identificar e/ou afastar anormalidades viscerais e musculoesqueléticas regionais e à distância, afecções primárias ou secundárias, focais ou sistêmicas. Incluir no exame físico a pesquisa de pontos dolorosos (pontos gatilho) à palpação superficial e profunda do abdome, o exame ginecológico e proctológico.

Aspectos propedêuticos podem auxiliar no diagnóstico, como exames laboratoriais, ultrassonografia, laparoscopia, tomografia computadorizada, ressonância magnética, eletroneuromiografia, dentre outros[40].

> **Etiologias**

A dor pelviperineal pode se gerada por lesões ou disfunções dos órgãos e estruturas presentes na pelve, de natureza ginecológica, urológica, gastroenterológica, peritoneal, vascular, neurológica, ligamentar, articular ou de estruturas distantes representadas por afecções sistêmicas inflamatórias, metabólicas ou de transtornos psicológicos.

Aderências Peritoneais

Podem determinar dor acíclica que não acompanha o sangramento menstrual, dispareunia, dor pélvica e sintomas sugestivos de obstrução intestinal intermitente subaguda, infertilidade e esterilidade. A correlação entre localização e densidade das aderências, geralmente, é incompatível com a sintomatologia dolorosa, a não ser quando há obstrução de vísceras ou acentuada distorção tecidual. As aderências peritoneais ocorrem em mais de 60% dos pós-operatórios de cirurgias pélvico-abdominais, sendo 30% sintomáticas[41]. Entre os eventos inflamatórios com irritação tecidual e traumas que produzem a formação das aderências estão as sequelas cirúrgicas, doença inflamatória pélvica, apendicite e endometriose.

O diagnóstico fundamenta-se na anamnese, nos relatos de infecções e/ou cirurgias pélvicas, associadas ao quadro doloroso persistente.

A indicação para a lise das aderências deve ser analisada realisticamente e após o insucesso do tratamento multidisciplinar. O tratamento das aderências pélvicas e/ou abdominais é bastante controverso. Entretanto, o ideal é minimizar sua formação secundária à laparotomia, empregando-se cuidados e técnicas cirúrgicas minimamente invasivas[42,43].

Endometriose

Doença crônica predominante na idade reprodutiva, de impacto na fertilidade e na qualidade de vida.

A dor na endometriose piora no período pré-menstrual ou durante a menstruação, dor generalizada no baixo ventre associada à dismenorreia, dispareunia e dor à evacuação. Focos de endometrioma no ligamento útero-sacro e no septo retovaginal contribuem para a dor durante o coito e infiltrados endometrióticos na parede intestinal para a evacuação dolorosa. Entretanto, a dor associada à endometriose, não se correlaciona com o encontro ou quantidade de tecido endometriótico[44].

De patogênese incerta, a causa, mais provável da endometriose, é a menstruação retrógrada em doentes com alguma desordem no sistema imune[45]. A prevalência estimada é de 2% a 20%, nas mulheres assintomáticas, e de 15% a 45% nas com dores pélvicas. Constatou-se endometriose em 20% a 50% das laparotomias realizadas em doentes com dor[46].

Geralmente, localiza-se na pelve, podendo determinar dor pélvica, dor lombar, cólicas, distensão abdominal e dispareunia, acentuadamente no período menstrual. Os achados clínicos, dor pélvica e infertilidade, são os mais frequentes[47].

Sinais como dor à palpação do fundo-de-saco e do ligamento útero-sacro; aumento ou dor à palpação de anexos e massa pélvica podem ser identificados, assim como dor pélvica que piora antes e durante a menstruação; alterações do ciclo menstrual, tensão pré-menstrual; dispareunia; dor suprapúbica; disúria; hematúria; dor durante a evacuação e dor lombar[48].

A história clínica detalhada, a investigação sobre duração e localização da dor, fatores de melhora e de piora, relação com a fase do ciclo menstrual, gestação, relação sexual, com estresse emocional, sono etc., associada ao exame físico cuidadoso são fundamentais para o diagnóstico[49]. Exames de imagem como a ultrassonografia, tomografia axial computadorizada e ressonância nuclear magnética podem auxiliar[50]; entretanto, o diagnóstico definitivo é histológico[51]. O tratamento pode ser clínico, cirúrgico ou a combinação de ambos[52]. O objetivo é remover a maioria ou todos os implantes endometriais, restaurar o potencial reprodutivo, prevenir ou retardar a progressão da doença e aliviar os sintomas[53].

A endometriose, habitualmente, torna-se inativa e regride gradualmente durante a amenorreia induzida ou menopausa. A supressão da ovulação e da menstruação pode reduzir a dor. Danazol, gestrinona, contraceptivo oral, acetato de depomedroxiprogesterona, análogos-GnRH, podem ser indicados[54].

Os contraceptivos orais combinados em altas ou baixas doses reduzem significativamente a dismenorreia e a dor durante todo o ciclo menstrual.

Pesquisas têm demonstrado resultados promissores com a utilização de inibidores da aromatase e moduladores dos receptores de estrógeno e progesterona e drogas anti-inflamatórias (inibidores do fator de necrose tumoral a, inibidores das metaloproteinases, inibidores da ciclo-oxigenase tipo 2) no tratamento da endometriose[55].

A laparoscopia, habitualmente, é diagnóstica e terapêutica, confirma a presença e remove as lesões endometrióticas[43].

A associação entre a combinação de medicamentos e procedimentos cirúrgicos pode oferecer alívio da dor, com extensão de desvantagens desconhecida.

Doença Inflamatória Pélvica Crônica

Ocorre após abortamento, cirurgias ginecológicas e anexites. A dor surge devido à infecção ou aderências que agravam a condição de base. As doentes apresentam sinais e sintomas de infecções recorrentes, dispareunia, irregularidade menstrual, dismenorreia, disúria e leucorreia. Pode ocorrer febre, leucocitose e infecção por gonococo ou clamídia.

A dor em cólicas ou queimor, espontânea ou paroxística, pode irradiar para a face anterior da coxa, região lombossacral e anal, e agravar com os esforços físicos, a micção e a evacuação.

O exame físico revela abdome doloroso à palpação, e o toque vaginal, dor anexial bilateral e a mobilização do colo uterino.

As complicações de DIP crônica incluem: hidrossalpinge, piossalpinge, abscesso tubo ovariano, infertilidade, gravidez ectópica e dor pélvica crônica.

A antibioticoterapia deve ser iniciada precocemente, assim como os AINE. Quando a laparoscopia estiver indicada, a antibioticoterapia deve ser feita, previamente. A laparoscopia e a cultura do fluido peritoneal auxiliam na confirmação diagnóstica[56].

Síndrome do Ovário Remanescente

Descrita em doentes que apresentam dor e/ou massa pélvica após histerectomia e salpingo-ooforectomia bilateral, por persistência de fragmentos de ovário *in situ* durante a ooforectomia[57,58].

São fatores predisponentes: doença inflamatória pélvica, cirurgia prévia, aderências e endometriose. Entre as causas intraoperatórias, a dificuldade de hemostasia, aderências densas que causam distorção anatômica, dificuldade de ressecção e alterações anatômicas determinadas por neoplasias[59,60].

Os sintomas variam, mas a dor abdominal e pélvica está presente em 69% dos casos, dor difusa ou localizada, não irradiada, constante, sugestiva de dor visceral, intermitente ou cíclica, com eventuais períodos de exacerbação[58,61,62]. A dispareunia profunda é referida em 40-50%; dor pós-coito semelhante à síndrome da congestão pélvica ocorre em 40% das pacientes[63].

Constipação pode ocorrer secundariamente a aderências ou a compressão de alças intestinais pelo ovário remanescente[64-66]. Dor no flanco ocorre no caso de obstrução ureteral[67,68].

O exame físico é pobre em sinais, a palpação abdominal pode ser dolorosa e o toque bimanual pode identificar a presença de massa no local.

No ultrassom endovaginal, a presença de massa, usualmente, cística ou multisseptada ocorre em 50-85% dos casos[64,67,69,70]. Tomografia computadorizada, ressonância magnética, dosagem de FSH e estradiol, teste de estimulação com GnRH e a laparoscopia podem auxiliar ou confirmar o diagnóstico.

O tratamento consiste na supressão hormonal da função ovariana com danazol, contraceptivo oral combinado, altas doses de progesterona ou GnRH[58,62,71].

Vulvodinia

Desconforto vulvar crônico com sensação de queimor e/ou dor, na ausência de infecção, processo dermatológico, metabólico, autoimune ou neoplásico[72]. Localizam-se em áreas específicas do períneo, como vestíbulo vulvar, lábios, clitóris ou afeta toda a região perineal. Acomete mulheres em todas as faixas etárias, a incidência é maior entre 18 e 25 anos, sendo menor após os 35 anos.

Várias alterações locais podem resultar em dor vulvar crônica: dermatose, vulvovaginite cíclica, vestibulite, papillomatose, hipoestrogenismo, reação alérgica (dermatite de contato), infecções (bactérias, fungos, parasitas)[73].

No quadro clínico da vulvodinia surgem sintomas, como queimor, desconforto, dispareunia e leucorreia. Polaciúria, urgência e incontinência miccional, assim como constipação são consequências do processo inicial. O início da vulvodinia pode estar relacionado com episódio de infecção vaginal, tratamento local ou mudança de parceiro sexual. No exame físico, geralmente normal, podem ser detectadas áreas de hiperalgesia[73].

As mulheres com vulvodinia essencial apresentam hipersensibilidade local a estímulo mecânico, como roupa justa, andar de bicicleta ou a cavalo. A dor em queimor, contínua, pode irradiar para coxas, glúteos e períneo. Podem ocorrer queixas associadas de desconforto uretral e retal. Hiperalgesia, semelhante à dor neuropática, parece ser mais incidente na pós-menopausa. Lesão ou compressão do nervo pudendo pode contribuir para o quadro doloroso.

O diagnóstico de vulvodinia é de exclusão. O diagnóstico diferencial deve ser feito com candidíase vulvar, infecção herpética, líquen plano, doença de Paget, carcinoma de células escamosas, neuralgia pós-herpética ou compressão de nervo espinal[74].

Síndrome de Etiologia Multifatorial

Estudos demonstraram que a sensibilidade dolorosa ao estímulo mecânico e térmico na área vulvar está alterada nas mulheres com vulvodinia. Adicionalmente, há sensibilização periférica demonstrada na área vulvar e evidências de sensibilização central. Entre outras possíveis etiologias estão o fator genético, e o neuromuscular (espasmos do assoalho pélvico). Abusos físico e sexual estão presentes em doentes com vulvodinia[75]. O modelo de tratamento multiprofissional é recomendado[10]. Muitas doentes respondem ao tratamento utilizado para dor neuropática, como antidepressivos, anticonvulsivantes e opioides. Terapias adicionais incluem creme com estrogênio, interferon, reabilitação do assoalho pélvico e psicoterapia[76].

Depressão e ansiedade, frequentemente, acompanham a dor vulvar crônica.

Síndrome do Intestino Irritável

Condição crônica episódica caracterizada por dor ou desconforto abdominal, alterações do hábito intestinal e ausência de doença orgânica. Pode manifestar-se com diarreia e/ou constipação, com predomínio de diarreia, constipação ou alternando diarreia com constipação. Tal disfunção associa-se com DPC, onde os sintomas estão presentes em 50-80% dos casos. Sua prevalência na população mundial é de 4-23%, incidindo mais no sexo feminino (4:1)[77,78].

A fisiopatologia da síndrome do intestino irritável (SII), multifatorial e complexa não é completamente conhecida. A dor pode ser secundária à anormalidade da motilidade intestinal ou a alterações na sensibilidade visceral ou a ambas. Múltiplos padrões de anormalidade da motilidade intestinal são descritos, mas nenhum é patognomônico da SII[79]. Sintomas como perda de peso, sangramento retal, febre, esteatorreia, intolerância à lactose ou glúten sugerem a possibilidade de doença estrutural, como neoplasia de cólon, doença inflamatória intestinal, síndrome desabsortiva, que não excluem o diagnóstico de SII.

O surgimento da SII pode ser precipitado por transtorno na função gastrintestinal, ser secundário à infecção, fatores nutricionais, mudança no estilo de vida ou estresse emocional (violência física, sexual e emocional)[80]. Ocorre dor espontânea em cólica, queimor, cortante, sensação de abdome doloroso. Quanto à intensidade e ao período, a dor pode alternar entre fraca e forte, intermitente e contínua. Pode ser precipitada pelas refeições e aliviada com a defecação. Sofre influência do ciclo menstrual, agravando no período pré-menstrual e durante a menstruação. A área dolorosa no abdome pode aumentar com a progressão da doença[79]. A dor abdominal pode ser desencadeada pelo trânsito intestinal e procedimentos endoscópicos. Os sintomas associados à dor abdominal são: distensão abdominal, eructações, flatulência, diarreia, constipação, defecação dolorosa, fadiga, dor articular e muscular, dor pélvica, cefaleia, alterações do sono e da sexualidade, dispareunia, dismenorreia, disfunção afetiva, urgência miccional e disúria[81]. O tratamento interdisciplinar incluindo a avaliação psiquiátrica é fundamental (somatização)[82]. Aproximadamente 60% das pacientes com DPC apresentam SII como causa primária ou coexistindo no quadro doloroso. Empregam-se medidas como a suplementação com fibras (evacuação difícil), antiespasmódicos (diciclomina e hiosciamina), antidepressivos e medicamentos para correção dos transtornos do trânsito intestinal e afetivo. Aconselhamento dietético e intervenções não farmacológicas podem desempenhar papel importante no alívio do quadro doloroso[83,84].

Cistite Intersticial

Condição inflamatória crônica da parede vesical que se caracteriza por dor pélvica e urgência urinária[85]. As doentes podem apresentar dor uretral, vaginal ou retal, na região lombar ou coxas, dispareunia intensa, dificultando ou impedindo o relacionamento sexual. A CI pode estar associada a outras condições crônicas, como: síndrome fibromiálgica, vulvodinia, enxaqueca, reações alérgicas e afecção gastrintestinal[86]. Existem consideráveis coincidências de sintomas nas doentes com cistite intersticial e síndrome do intestino irritável.

A etiologia é desconhecida, mas possivelmente múltiplos fatores podem acionar a dor neuropática crônica da bexiga[87].

O tratamento interdisciplinar, individualizado, inclui o desenvolvimento de estratégias comportamentais para o controle da dor.

Estima-se 700.000 casos de CI nos EUA; embora incida em todas as idades, mais de 25% das doentes tem menos que 30 anos.

Não existe marcador especifico para CI, cujo diagnóstico geralmente é de exclusão. Devem-se descartar outras causas de dor pélvica, como infecção bacteriana, vulvodinia, DIP, endometriose, carcinoma *in situ* e doenças sexualmente transmissíveis[88].

Não existe tratamento padronizado para a CI; desta forma, a dor e os outros sintomas devem ser considerados no plano de tratamento[80,89].

Doentes com quadro de CI leve podem se beneficiar com a mudança de dieta, redução de estresse e técnicas de controle miccional (p. ex., *biofeedback*).

Nos casos mais graves, adicionar medicação oral, como polisulfato sódico de pentosano[90], antidepressivo tricíclico, anti-histamínico, AINE, relaxante muscular e analgésico opioide.

Entre outros procedimentos utilizados, cita-se: instilação intravesical de capsaicina, uso da toxina botulínica, ciclosporina, neuromodulação sacral, oxigênio hiperbárico, cistoscopia com hidrodistensão.

Síndrome Uretral

Caracteriza-se pela presença de sintomas clássicos de infecção do trato urinário, como urgência miccional, polaciúria, disúria, dor lombar e suprapúbica, na ausência de patologia urológica. O exame de urina I e a urocultura são negativos. O exame físico pode apresentar área dolorosa uretral. A evolução clínica é marcada por períodos de remissão e exacerbação. Ocorre com maior frequência nas mulheres em idade reprodutiva, mas pode ser encontrado em crianças. A etiologia da síndrome uretral não é conhecida[91].

As causas determinantes incluem infecção ginecológica por clamídia, micoplasma, herpes simples, infecção urinaria, cálculos, cistite intersticial, neoplasia, trauma uretral, atrofia, estenose e obstrução funcional[92].

O tratamento inclui procedimentos para eliminar a suposta estenose uretral, com anticolinérgicos, bloqueador alfa-adrenérgico e relaxante muscular. Estudo tem demonstrado melhora significativa com técnicas de relaxamento musculoesquelético ou eletroestimulação combinada com *biofeedback*[93, 94].

Nos casos de piúria estéril, utilizar doxicilina ou eritromicina por duas a três semanas e na pós-menopausa utilizar terapia estrogênica local.

Síndrome Dolorosa Miofascial

A síndrome dolorosa miofascial (SDM) ocorre em 15% das pacientes com DPC, sendo causa frequente de dor pelviperineal não visceral[95-97]. A dimensão da pelve e a musculatura regional desenvolvida são fatores determinantes da SDM que pode ocorrer secundariamente à disfunção visceral (por mecanismos reflexos víscero-somático), traumatismos localizados, cirurgias, assimetrias e desequilíbrios posturais (reflexo somato-somático) e/ou disfunções psicossomáticas[98], entre outros. A SDM é resultado da somação de sobrecarga crônica e traumática; que excedem o limiar de tolerância aos estresses, gerando tensão e dor localizada nos músculos pélvicos. O acometimento concomitante da musculatura lombossacral e dos membros inferiores é comum[38,99-101]. Os músculos mais acometidos são: levantador do ânus, coccígeo, obturador interno, glúteo médio e mínimo; piriforme; adutores da coxa, iliopsoas e pectíneo. O toque retal e vaginal possibilita identificar bandas de tensão muscular, com pontos intensamente dolorosos, os pontos-gatilho (PGs), que, quando estimulados por palpação digital, desencadeiam padrão de dor local e ou referida. Na maioria dos casos, a doente nota similidade entre a dor provocada por digitopressão da musculatura pélvica e a sua dor.

Estudo recente demonstrou a presença da dor no músculo levantador do ânus em 87% das mulheres com diagnóstico de cistite intersticial[96].

O encontro de sintomas associados, como cefaleia, sono não reparador, fadiga, *tender points*, sugestivos de disfunções sistêmicas, como síndrome fibromiálgica, são frequentes.

O tratamento da SDM inclui técnicas destinadas à dessensibilização, à reeducação própria e exteroceptiva, à manutenção do tônus, da potência e do trofismo muscular e da amplitude articular[28]. Correção postural, meios físicos, cinesioterapia, agulhamento e infiltrações dos pontos gatilhos[28] são os procedimentos de medicina física utilizados para a reabilitação e analgesia. Os meios físicos promovem relaxamento muscular, modificam a vasoatividade, restauram as propriedades viscoelásticas dos tecidos, aceleram a absorção das substâncias algiogênicas e edema tecidual e ativam o sistema supressor de dor.

A reeducação do tônus com infiltração muscular com anestésicos locais ou outros tipos de corrente elétrica (galvânica de alta voltagem, dinâmicas, interferências, *TENS*) podem produzir alívio sintomático.

Os aparelhos de estimulação elétrica transcutânea, inativação manual e o *spray* refrigerante de cloreto de etila podem também ser utilizados para dessensibilização dos PGs[95,98,101].

Os anti-inflamatórios não esteroidais (AINES) e os analgésicos opioides são indicados na dor por componente nociceptivo. Os fármacos anticonvulsivantes, antineurálgicos, miorrelaxantes, antidepressivos e neurolépticos são mais eficazes, entretanto, para o tratamento desta condição dolorosa.

Neuropatia do Nervo Ilioinguinal e Ilio-Hipogástrico

Na quase totalidade dos casos, a lesão acontece por compressão do nervo, nas cirurgias abdominais. Os sintomas podem ter início no pós-operatório imediato ou tardio. O sintoma principal é dor no baixo ventre em queimor e difusa ou lancinante, circundando a cicatriz cirúrgica. A dor pode localizar-se ao longo do trajeto do nervo e irradiar-se para os grandes lábios e face interna da coxa, do lado afetado. A dor caracteristicamente em queimor pode ser em cólicas, aguda, cortante, com pontada, contínua ou persistente, piora com os movimentos, tosse e elevação da perna ipsilateral. Hiperestesia e hiperalgesia são comuns e raramente ocorre hipoestesia[13,102,103]. Distúrbios da marcha podem estar presentes, dificultando os exercícios físicos. Ocorre dor à palpação da espinha ilíaca ântero-superior e na região da compressão, acompanhado de sinal de Tinel positivo.

A comunicação entre os nervos ilioinguinal e ílio-hipogástrico e a sobreposição na distribuição sensitiva de ambos pode resultar em um amplo conjunto de sinais e sintomas[104].

Neuropatia Genitofemoral

A dor, usualmente, constante ou intermitente, com parestesia na região inguinal, pode irradiar-se para a face interna superior da coxa e dos grandes lábios; piora com o ortostatismo e ao andar; e para a extensão do quadril, melhorando com o repouso. Hiperestesia e dor à palpação da região inguinal podem estar presentes[105].

Neuropatia do Nervo Cutâneo Femoral Lateral

Na meralgia parestésica, o quadro doloroso inicia em flanco, baixo ventre e região inguinal e irradia-se para a face ântero-lateral da coxa. Parestesia, queimor, hiperpatia ou hipoestesia podem estar presentes. Os sintomas são exacerbados pelo ortostatismo prolongado, pela marcha e pela extensão e adução do membro inferior. O início da dor pode ser abrupto e perdurar por longo tempo. A dor surge no pós-operatório imediato e na gestação, com o aumento do volume abdominal[105].

Neuralgia do Pudendo

Causa dor localizada na região genital e anal associada ou não a anormalidades esfincterianas. Dor de forte intensidade e paroxística, sensibilidade ao toque e à pressão local, estão comumente presentes[105,106].

➢ Tratamento da Dor

O tratamento visa resgatar a interação físico-psicossocial do doente. O modelo integrado de tratamento multidisciplinar adaptado à natureza da dor, à individualidade do doente e com a adoção de intervenções terapêuticas concomitantes ou sequenciais tem demonstrado grande eficácia[9-12].

Hábitos de vida e alimentar, tendências, atitudes durante o trabalho profissional e domiciliar, modo de dormir; condições ambientais, ergonômicas e posturais, desempenho sexual atual e pregresso devem ser revistos, detalhadamente, e os possíveis elementos causais, desencadeantes ou perpetuantes das disfunções e da dor devem ser corrigidos ou eliminados[11,13].

Para implementar as diretrizes do tratamento sintomático é necessário identificar a natureza da dor: por nocicepção ou desaferentação, quando houver comprometimento de estruturas musculares e/ou neuropáticas[13].

Os medicamentos analgésicos e adjuvantes, os procedimentos de medicina física, anestésicos e neurocirúrgicos; a terapia ocupacional, a acupuntura e a psicoterapia aplicadas de modo racional proporcionam melhora da qualidade de vida e alívio dos sintomas. A seleção dos instrumentos terapêuticos deve seguir escala crescente quanto à natureza, magnitude, complexidade e custos, além de respeitar a necessidade e tolerância individual[13].

Tratamento Sintomático da Dor

A dor deve ser tratada seguindo uma escala ascendente, de acordo com a intensidade, potência e complexidade dos procedimentos antálgicos. Os anti-inflamatórios não esteroidais (AINES) e os opioides são os analgésicos utilizados na DPC por componente nociceptivo; entretanto, proporcionam menor benefício nos doentes com dor neuropática. Fármacos anticonvulsivantes, antineurálgicos, miorrelaxantes, antidepressivos e neurolépticos são mais eficazes para o tratamento desta condição[107,108].

Os antidepressivos e os neurolépticos são os fármacos mais utilizados, por proporcionar relaxamento muscular, melhorar a qualidade do sono e estimular o sistema supressor de dor. Os corticosteroides, os anestésicos locais, os fármacos que modulam as unidades adrenérgicas e os ansiolíticos são indicados em casos especiais[107-110].

Os medicamentos devem ser administrados em intervalos regulares, cuidado que reduz o sofrimento e a ansiedade do doente, assim como a sensibilização das vias nociceptivas.

As medidas fisiátricas visam ao alívio da dor, à melhora do desempenho físico, à prevenção, ao tratamento e à minimização das anormalidades primárias e das repercussões tegumentares, viscerais e neuropáticas geradas pela dor e pelo imobilismo[98].

Técnicas destinadas à dessensibilização, à reeducação própria e exteroceptiva, à manutenção do tônus, da potência e do trofismo muscular e da amplitude articular são as empregadas no tratamento da dor[13]. Correção da postura, meios físicos, cinesioterapia, agulhamento seco e infiltração dos pontos gatilhos[102] são utilizados para a reabilitação e analgesia. Os meios físicos promovem relaxamento muscular, modificam a vasoatividade, restauram as propriedades viscoelásticas dos tecidos, aceleram a absorção das substâncias algiogênicas e o edema tecidual e ativam o sistema supressor de dor.

O massageamento profundo pode ser realizado nos músculos da região lombossacral, glútea e no músculo levantador do ânus (manobra intravaginal ou intrarretal). A massagem alivia a dor por mecanismo reflexo e reduz as aderências do tecido cicatricial, principalmente em locais de episiotomias que, em conjunto com a SDM da região pélvica, ocasionalmente, podem ser sede de dispareunia[111].

A supressão ovariana ou da menstruação com contraceptivos hormonais combinados, progestágenos ou análogos de GnRH pode ser indicada em doentes com componente cíclico como na dismenorreia, endometriose ou em patologias uterinas sintomáticas, como miomas e adenomiose[18,112].

O tratamento cirúrgico está indicado para patologias específicas, comprovadamente associadas à dor. A ablação dos ligamentos útero-sacros e a neurectomia pré-sacral levam à melhora transitória da dor. Tem sido usada com melhor eficácia na dismenorreia severa associada à endometriose[113]. A laparoscopia para lise de aderências mostra-se pouco efetiva na maioria dos casos[114]. Não há evidências para histerectomia no tratamento da DPC, principalmente nas doentes sem patologias uterinas[115].

➤ Transtornos Depressivos e Dor Pélvica Crônica

A American Psychiatric Association define depressão como transtorno do humor que envolve um grupo heterogêneo de sintomas, como humor deprimido, interesse ou prazer acentuadamente diminuído, perda ou ganho significativo de peso, insônia ou hipersonia, agitação ou retardo psicomotor, fadiga, sentimento de inutilidade ou culpa excessiva, capacidade diminuída de pensar e pensamentos recorrentes de morte.

A depressão atinge aproximadamente 15% da população mundial, sendo que uma em cada seis pessoas desenvolve depressão em alguma fase da vida[116]. Atualmente é a quarta doença de maior impacto global[117] e sua incidência, na população feminina, é de 3,2[117]. A prevalência da depressão na mulher pode estar associada às oscilações hormonais, ao estresse e à sobrecarga de atividades domésticas e profissionais[118]. Fatores genéticos, neurobiológicos e ambientais participam da gênese da depressão[119].

Doença recorrente, crônica e limitante, os fatores de risco associados à depressão são: história familiar, adversidades na infância, aspectos associados à personalidade, isolamento social e exposição a experiências estressantes. Fator ambiental e aspectos intrínsecos à história de vida de cada indivíduo estão intimamente relacionados com a depressão. Variações nas respostas dos circuitos neurais podem refletir alterações quase imperceptíveis na estrutura, na localização ou nos níveis de proteínas críticas para a função psíquica normal[117]. Nos quadros clínicos de dor pélvica crônica é alta a incidência de depressão e ansiedade[120]. A duração e intensidade dos sintomas que caracterizam a depressão possibilitam compreender a dor como componente psíquico representado pela insatisfação com a vida, dificuldade de concentração e ausência de prazer. O corpo torna-se o reflexo de todas as dificuldades encontradas para continuar a viver.

Os doentes com DPC apresentam alterações psicológicas mais evidentes do que a população controle. A prevalência de depressão em mulheres com DPC é de 28%, comparado com 3% de mulheres com afecções ginecológicas em geral.

A depressão e DPC associadas, certamente, contribuem para o agravamento e perpetuação do quadro clínico devido à sobreposição de sintomas. O tratamento inadequado da depressão ou do quadro doloroso retroalimentam e agravam o quadro clínico, aumenta o grau de incapacidade, diminuem a produtividade e elevam o risco de mortalidade e suicídio.

Um fator muito importante que contribui para as alterações psicológicas é a proporção elevada de abuso físico e/ou sexual na infância ou na vida adulta. Vítimas de violência sexual apresentam alta incidência de condições médicas crônicas, tais como dor pélvica crônica, ansiedade e depressão[121,122]. A estreita relação entre dor pélvica crônica e depressão evidencia-se na história clínica das doentes, através do relato frequente de tratamento recente ou antigo de depressão. Ao se suspeitar de depressão ou alterações de personalidade, os sinais e sintomas psíquicos, orgânicos e sociais devem ser pesquisados.

A prevalência de abuso físico e sexual em estudos norte-americanos envolvendo mulheres com DPC, embora controversa, varia entre 20% e 82%. A grande discrepância decorre dos critérios e da natureza dos estudos. Em alguns estudos, a prevalência foi de 58%, comparada com 30% da população controle (doentes com afecções ginecológicas ou com dor não pélvica)[123].

Alguns estudos examinaram a relação entre abuso físico e DPC. Walling *et al.* (1993)[123] descreveram que mulheres com DPC apresentavam prevalência maior de abuso físico em alguma fase da vida em comparação a mulheres que não apresentavam dor (50% *versus* 30%), mas sem diferenças significativas entre doentes com DPC e cefaleia crônica.

Alguns estudos ratificam a associação de DPC e histórico de abuso sexual[124,125]. As vítimas de violência sexual apresentam alta incidência de dor pélvica crônica, de ansiedade e de depressão[13,38]. Castelnuovo-Tedesco *et al.*[8] constataram que doentes com DPC frequentemente apresentavam histórico de lares desfeitos, relacionamento familiar violento ou ameaçador, perda dos pais, entre outras situações conflitantes, e geralmente deixavam suas casas precocemente ou se casavam ainda muito jovens. Comumente informavam baixa libido e forte repressão, descreviam-se como pouco afetuosas com seus maridos, embora eles fossem irrepreensíveis, não toleravam contrariedades nos relacionamentos, emocionalmente imaturas e dependentes, muitas vezes ansiosas ou depressivas e habitualmente infelizes nos relacionamentos afetivos[126,127].

O estudo dos transtornos mentais, especificamente da depressão, é tema de constante preocupação em Saúde Pública, uma vez que, além do sofrimento causado para a doente, há custos adicionais de tratamento, devido à maior incidência de internação hospitalar e perda de produtividade. Além disso, os transtornos depressivos ocorrem com relativa frequência no contexto hospitalar, variando entre 18% e 83%, dependendo da metodologia de pesquisa e da condição médica estudada[128]. Esta prevalência é extremamente elevada quando comparada aos dados da população em geral (3% a 7%). Síndromes de dor crônica são muitas vezes refratárias ao tratamento e acarretam uma enorme carga de sofrimento para o indivíduo.

A dor como doença ocupa o centro da vida da doente, alterando suas percepções e gerando dificuldades no âmbito social, afetivo, comportamental e cognitivo. Indivíduos com dor pélvica crônica que acreditavam que tinham "algo mais sério" como causa para sua dor relataram maior intensidade dolorosa ($p < 0,05$), maior sofrimento relecionado à dor ($p = 0,01$), menor atenção do cônjuge ou de membros da família durante episódios dolorosos ($p < 0,05$), déficits secundários à dor mais graves ($p < 0,05$) e maior sofrimento afetivo ($p < 0,001$)[129]. Mulheres com sintomas significativos de depressão podem apresentar causas físicas de dor pélvica e alívio da dor com o tratamento da depressão[130,31].

Tratamento da Depressão na Dor Pélvica Crônica

O tratamento da DPC deve incluir uma abordagem integrada orientada tanto para a comorbidade psiquiátrica quanto para os sintomas dolorosos. Uma equipe multidisciplinar de tratamento oferece melhores chances de sucesso terapêutico, e é fundamental para sugerir adequadamente um tratamento psiquiátrico (psicofarmacologia e/ou psicoterapia), além das tradicionais abordagens médicas e cirúrgicas[132]. Os fatores biológicos, os aspectos sociais, culturais e psicológicos são bastante importantes na mediação do processamento da dor e do sofrimento. Conviver e viver com dor implica na percepção alterada da imagem corpórea, mudança na qualidade de vida, na perda da autonomia e independência, e no agravamento do quadro de dor[133]. Em estudo, prospectivo, randomizado realizado na Holanda, Peters *et al.* observaram que as mulheres tratadas de forma multidisciplinar, inicialmente, obtiveram uma redução significativamente maior da dor quando comparadas com as que foram submetidas precocemente à laparoscopia. Os autores verificaram a importância dos aspectos psicológicos na dor pélvica crônica e observaram que 50% das mulheres com depressão moderada e severa, com base no Inventário de Depressão de

Beck, apresentavam achados laparoscópicos classificados como causa potencial de dor pélvica, semelhante às mulheres não deprimidas. Por esta razão, o autor recomenda diagnóstico laparoscópico precoce como parte da avaliação de todas as doentes com DPC[131].

As medicações indicadas para tratar a depressão encontram ressonância nas utilizadas para DPC. Antidepressivos tricíclicos e inibidores seletivos da recaptação de serotonina e noradrenalina, como amitriptilina, nortriptilina, fluoxetina e sertralina, entre outros, costumam ser utilizados com respostas variáveis[134].

O uso de antidepressivos para o tratamento da dor pélvica crônica tem sido apoiado por muitos estudos. Papandreou[135] e cols., entretanto, revisaram, em 2009, as evidências disponíveis para a eficácia e tolerabilidade dos fármacos antidepressivos no tratamento da dor crônica pélvica urológica. Dez estudos foram incluídos, com um total de 360 pacientes. Amitriptilina, sertralina, nortriptilina, duloxetina e citalopram são os antidepressivos mais frequentemente relatados na literatura. Apenas quatro ensaios clínicos randomizados (ECR) foram identificados (dois para a amitriptilina e dois para a sertralina), com resultados mistos. Os autores concluíram que o uso de antidepressivos para tratamento da dor pélvica crônica urológica não é suficientemente apoiado por ECRs metodologicamente consistentes. Dos estudos existentes, pode-se afirmar que a amitriptilina pode ser eficaz na cistite intersticial, mas o viés de publicação deve ser considerado como uma explicação alternativa. Todas as drogas estudadas foram geralmente bem toleradas, sem eventos graves notificados.

Lamvu *et al.* avaliaram 370 mulheres com DPC. Aproximadamente 50% foram tratadas com hormonioterapia, antidepressivos e psicoterapia e 50% foram tratadas cirurgicamente. O estudo não foi randomizado, as doentes foram tratadas de acordo com o diagnóstico realizado após exame clinico detalhado. A avaliação inicial incluiu o Inventário de Depressão de Beck e o Questionário McGill de Dor. Após um ano, os dois grupos apresentaram resultados comparáveis de redução da dor pélvica[136,137]. Assim, a psicoterapia e as terapias cognitivas comportamentais associadas às técnicas de relaxamento auxiliam a elucidar as fontes de ansiedade e desajustes. O tratamento deve ter início precoce e visa eliminar o comportamento doloroso e de evitação, a melhorar a aceitação da doença, melhorar a funcionalidade e induzir a utilização de estratégias de enfretamento mais adequadas[13]. O acompanhamento psicológico objetivo possibilita o retorno às atividades habituais, reinserção social e melhorar a qualidade de vida.

➢ Conclusão

A dor pélvica crônica em mulheres é um assunto difícil que desafia o ginecologista na prática clínica. Fatores psicossociais podem contribuir para a dor pélvica crônica. Entre eles, os transtornos de ansiedade, o abuso de drogas ou a depressão. Entretanto, a influência dos fatores sociais é menos precisa. A conexão com o abuso físico e sexual também permanece obscura. O estudo detalhado da história de vida e psiquiátrica do paciente associado ao cuidadoso exame ginecológico e à laparoscopia são passos diagnósticos importantes. Abordagens terapêuticas multidisciplinasres são frequentemente muito úteis e os cuidados básicos da medicina psicossomática e da psicoterapia devem ser integrados no arsenal terapêutico em uma fase precoce da doença[138].

Mulheres com dor pélvica crônica apresentam possibilidades diagnósticas e fatores predisponentes variados e numerosos. Por não ser um fenômeno isolado, deve ser analisado de maneira abrangente para contemplar anormalidades orgânicas, funcionais e psicossociais. O diagnóstico e tratamento, embora complexos, devem ser planejados de maneira clara e realista. Algumas vezes, tratar a dor consiste em tratar uma doença específica, como a endometriose, mas, geralmente, a dor é a doença de causa não identificada. Nestes casos, o tratamento direcionado para o alívio da dor, embora não curativo, permite uma melhor qualidade de vida à doente.

O tratamento tradicional com abordagem unimodal, com a habitual cronologia diagnóstico-tratamento-cura, não demonstra efetividade. Devido à natureza multifatorial, a abordagem multidisciplinar da DPC apresenta resultados mais efetivos. Frustração, desânimo e cansaço, habitualmente, fazem parte do elenco de sentimentos presentes na doente, nos cuidadores e nos profissionais da saúde. Respeito, compassividade e paciência facilitam esta árdua tarefa.

> **Referências Bibliográficas**

1. Howard FM. The role of laparoscopy in chronic pelvic pain: promise and pitfalls. Obstet Gynecol Surv. 1993; 48(6):357-387.
2. Gaul JN. Evaluation of chronic pelvic pain. Minn Med. 1988; 71(9):546-548.
3. Teixeira M, Lin T, Neves A. Dor e endometriose: Modalidades de tratamento sintomático. In Abrão M, editor.Endometriose: uma visão contemporânea. 2000, Editora Revinter p. 177-238.
4. Reiter RC. A profile of women with chronic pelvic pain. Clin Obstet Gynecol. 1990; 33(1):130-136.
5. Basu HK. Pelvic pain. Br J Hosp Med. 1981; 26(2):150-152, 155, 157-159.
6. Campbell F, Collett BJ. Chronic pelvic pain. Br J Anaesth. 1994; 73(5):571-573.
7. Eisendrath SJ. Psychiatric aspects of chronic pain. Neurology. 1995; 45(12 Suppl 9):S26-34; discussion S35-36.
8. LeResche L. Epidemiologic perspectives on sex differences in pain. In: Fillingim R, editor.Sex, Gender and Pain, Progress in Pain Research and Management 2000, IASP Press: Seattle 2000. p. 233-249.
9. Flor H, Fydrich T, Turk DC. Efficacy of multidisciplinary pain treatment centers: a meta-analytic review. Pain. 1992; 49(2):221-230.
10. Kames LD, Rapkin AJ, Naliboff BD et al. Effectiveness of an interdisciplinary pain management program for the treatment of chronic pelvic pain. Pain. 1990; 41(1):41-46.
11. McDonald JS. Management of chronic pelvic pain. Obstet Gynecol Clin North Am. 1993; 20(4):817-838.
12. Milburn A, Reiter RC, Rhomberg AT. Multidisciplinary approach to chronic pelvic pain. Obstet Gynecol Clin North Am. 1993; 20(4):643-661.
13. Teixeira MJ, Pimenta CAM, Lln TY et al. Assistência ao doente com dor. . Médicos HCFMUSP. 1998; 1:104-110.
14. Engel GL. Psychogenic pain and pain-prone patient. Am J Med. 1959; 26(6):899-918.
15. Banks WC, McQuater GV, Ross JA. On the importance of white preference and the comparative difference of blacks and others: reply to Williams and Morland. Psychol Bull. 1979; 86(1):33-36.
16. Grace V, Zondervan K. Chronic pelvic pain in women in New Zealand: comparative well-being, comorbidity, and impact on work and other activities. Health Care Women Int. 2006; 27(7):585-599.
17. Zondervan K, Barlow DH. Epidemiology of chronic pelvic pain. Baillieres Best Pract Res Clin Obstet Gynaecol. 2000; 14(3):403-414.
18. Cheong Y, William Stones R. Chronic pelvic pain: aetiology and therapy. Best Pract Res Clin Obstet Gynaecol. 2006; 20(5):695-711.
19. Harlow BL, Wise LA, Stewart EG. Prevalence and predictors of chronic lower genital tract discomfort. Am J Obstet Gynecol. 2001; 185(3):545-550.
20. Broder MS, Kanouse DE, Mittman BS et al. The appropriateness of recommendations for hysterectomy. Obstet Gynecol. 2000; 95(2):199-205.
21. Mathias SD, Kuppermann M, Liberman RF et al. Chronic pelvic pain: prevalence, health-related quality of life, and economic correlates. Obstet Gynecol. 1996; 87(3):321-327.
22. Latthe P, Latthe M, Say L et al. WHO systematic review of prevalence of chronic pelvic pain: a neglected reproductive health morbidity. BMC Public Health. 2006; 6:177.
23. Latthe P, Mignini L, Gray R et al. Factors predisposing women to chronic pelvic pain: systematic review. BMJ. 2006; 332(7544):749-755.
24. Merskey H, Albe- Fessard DG, BonicaJJ et al. Pain terms:a list with definitions and notes on usage. Recomendations by the IASP subcomitee on Taxonomy. Pain. 1979; 6:249-252.

25. Shapiro S. Low back and rectal pain from orthopedic and proctologic viewpoint, with review of 180 cases. Am J Surg. 1950; 66:117.
26. Smith RP. Cyclic pelvic pain and dysmenorrhea. Obstet Gynecol Clin North Am. 1993;20(4): 753-764.
27. Bahary CM, Gorodeski IG. The diagnostic value of laparoscopy in women with chronic pelvic pain. Am Surg. 1987; 53(11):672-674.
28. Travell J, Simons D. Myofascial pain and dysfunction. The trigger point manual. Baltimore: Willians & Wilkins; 1992.
29. Wesselmann U. Neurogenic inflammation and chronic pelvic pain. World J Urol. 2001; 19(3):180-185.
30. Wiesenfeld-Hallin Z. Sex differences in pain perception. Gend Med. 2005; 2(3):137-145.
31. Leo RJ. Chronic pain and comorbid depression. Curr Treat Options Neurol. 2005; 7(5):403-412.
32. McGrath PA. Psychological aspects of pain perception. Arch Oral Biol. 1994; 39 (Suppl):55S-62S.
33. Howard FM. Chronic pelvic pain. Obstet Gynecol. 2003; 101(3):594-611.
34. Beard RW, Reginald OW, Wadsworth J. Clinical features of women whith chronic lower abdominal pain and pelvic congestion. Brit J Obst Ginaecol. 1988; 95:153.
35. Bonica J. General considerations of pain in the pelvic and perineum. In Bonica J,editor.The management of pain. 1990, Lea and Febiger: Philadelphia. p. 1283-1312.
36. Hamid MA, LevI AJ. Medical causes of pain in the lower abdomen. Clln Obst Gynecol. 1981; 8:15.
37. Rapkin AJ. Neuroanatomy, neurophysiology, and neuropharmacology of pelvic pain. Clin Obstet Gynecol. 1990;33(1): 119-129.
38. Steege J, Meltzger D, Levy B. Chronic pelvic pain. An integrated approach. . Philadelphia: W. B. Saunders; 1998.
39. Teixeira M. Fisiopatologia da Dor. Revista do Centro de Estudos da Dor. 2005; p. 5-23.
40. Teixeira M, Lin T. Dor pelviperineal: aspectos fisiátricos. Arquivos 4° simpósio brasileiro e encontro internacional sobre dor. 1999; Lemos Editorial: São Paulo.
41. Ellis H. The clinical significance of adhesions: focus on intestinal obstruction. Eur J Surg Suppl. 1997; 577:5-9.
42. Raia A, Macedo A. Peritonites. In Rala A, Zerbinii E.Clínica cirúrgica. 1988; Sarvier: São Paulo.
43. Rapkin A. Adhesions and pelvic pain: a retrospective study. Obstet Gynecol. 1986; 68(1):13-5.
44. Davis CJ, McMillan L. Pain in endometriosis: effectiveness of medical and surgical management. Curr Opin Obstet Gynecol. 2003; 15(6):507-512.
45. Donnez J, Squifflet J. Endometriosis is not only a gynecologic disease. Acta Gastroenterológica Belgica. 2004; 67:272-277.
46. Donnez J, Smets M, Jadoul P et al. Laparoscopic management of peritoneal endometriosis, endometriotic cysts, and rectovaginal adenomyosis. Ann N Y Acad Sci. 2003; 997:274-81.
47. Donnez J, Squifflet J. Laparoscopic excision of deep endometriosis. Obstet Gynecol Clin North Am. 2004; 31(3):567-580, ix.
48. Valle RF. Endometriosis: current concepts and therapy. Int J Gynaecol Obstet. 2002; 78(2):107-119.
49. Nakata LC, Goloni-Bertollo EM, Santos I et al. Biomarcadores de suscetibilidade à endometriose. RBGO. 2004; 26:299-304.
50. Moghissi KS. Medical treatment of endometriosis. Clin Obstet Gynecol. 1999; 42(3):620-332.
51. Ricci MD, Melo NR, Giribela AHG. Adenomiose – aspectos atuais. Femina. 2003; 31:523-528.
52. Abbott JÁ, Hawe J, Clayton RD et al. The effectsand effectiveness of laparoscopic excision ofendometriosis: a prospective study with 2- to5-year follow-up. . Obstet & Gynecol Survey. 2004; 59:197-199.
53. Donnez J, Chantraine F, Nisolle M. The efficacy of medical and surgical treatment of endometriosis-associated infertility: arguments in favour of a medico-surgical aproach. Hum Reprod Update. 2002; 8(1):89-94.
54. Geber S, Prates Spyer LFV, Ferreira DP et al. Opções terapêuticas na endometriose associada à infertilidade. Femina. 2004; 32:10.
55. Zupi E, Marconi D, Sbracia M et al. Add-back therapy in the treatment of endometriosis-associated pain. Fertil Steril. 2004; 82(5):1303-1308.
56. Lanneta O. Dor pélvica. In Halbe H, editor.Tratado de ginecologia. 1994; Editora Roca: SP. p. 485-494.
57. Nelson DC,Avant GR. Ovarian remnant syndrome. South Med J. 1982; 75(6):757-758.
58. Webb MJ. Ovarian remnant syndrome. Aust N Z J Obstet Gynaecol. 1989; 29(4):433-435.
59. Mattingly R, Friedrich E, Jr. Difficult hysterectomy. Clin Obstet Gynecol. 1972; 15(3):788-801.

60. Symmonds RE, Pettit PD. Ovarian remnant syndrome. Obstet Gynecol. 1979; 54(2):174-177.
61. Shemwell RE, Weed JC. Ovarian remnant syndrome. Obstet Gynecol. 1970; 36(2):299-303.
62. Steege JF. Ovarian remnant syndrome. Obstet Gynecol. 1987; 70(1):64-67.
63. Siddall-Allum J, Rae T, Rogers V et al. Chronic pelvic pain caused by residual ovaries and ovarian remnants. Br J Obstet Gynaecol. 1994; 101(11):979-985.
64. Lafferty HW, Angioli R, Rudolph J et al. Ovarian remnant syndrome: experience at Jackson Memorial Hospital, University of Miami, 1985 through 1993. Am J Obstet Gynecol. 1996; 174(2):641-645.
65. Payan HM, Gilbert EF. Mesenteric cyst-ovarian implant syndrome. Arch Pathol Lab Med. 1987; 111(3):282-284.
66. Wilder JR, Barnes WA. Obstruction of the small intestine by corpus luteum cyst. J Am Med Assoc. 1953; 151(9):730-732.
67. Berek JS, Darney PD, Lopkin C et al. Avoiding ureteral damage in pelvic surgery for ovarian remnant syndrome. Am J Obstet Gynecol. 1979; 133(2):221-222.
68. Phillips HE, McGahan JP. Ovarian remnant syndrome. Radiology. 1982; 142(2):487-488.
69. Elkins TE, Stocker RJ, Key D et al. Surgery for ovarian remnant syndrome. Lessons learned from difficult cases. J Reprod Med. 1994; 39(6):446-448.
70. Kaminski PF, Sorosky JI, Mandell MJ et al. Clomiphene citrate stimulation as an adjunct in locating ovarian tissue in ovarian remnant syndrome. Obstet Gynecol. 1990; 76(5 Pt 2): 924-926.
71. Hornstein MD, Surrey ES, Weisberg GW et al. Leuprolid acetate depot and hormonal add-back in endometriosis: a 12¬ month study. Obstet Gynecol. 1998; 91:16-24.
72. Jones KD, Lehr ST. Vulvodynia: diagnostic techniques and treatment modalities. Nurse Pract. 1994; 19(4):34, 37-46.
73. McKay M. Vulvodynia. In: JF S, DA M, B L (eds.).Chronic pelvic pain: An integrated approach, 1st ed.88-196. 1998; WB Saunders: Philadelphia. p. 188-196.
74. McKay M. Vulvodynia versus pruritus vulvae. Clin Obstet Gynecol. 1985; 28(1):123-133.
75. Jantos M, White G. The vestibulitis syndrome. Medical and psychosexual assessment of a cohort of patients. J Reprod Med. 1997; 42(3):145-152.
76. Suckling J, Lethaby A, Kennedy R. Local oestrogen for vaginal atrophy in postmenopausal women. Cochrane Database Syst Rev. 2003; (4):CD001500.
77. Longstreth GF, Preskill DB, Youkeles L. Irritable bowel syndrome in women having diagnostic laparoscopy or hysterectomy. Relation to gynecologic features and outcome. Dig Dis Sci. 1990; 35(10):1285-1290.
78. Walker EA, Katon WJ, Jemelka R et al. The prevalence of chronic pelvic pain and irritable bowel syndrome in two university clinics. J Psychosom Obstet Gynecol. 1991; 12(5).
79. Thompson WG, Longstreth GF, Drossman DA et al. Functional bowel disorders and functional abdominal pain. Gut. 1999; 45 (Suppl 2):II43-7.
80. Drossman DA. Chronic functional abdominal pain. Am J Gastroenterol. 1996; 91(11):2270-2281.
81. Drossman DA, Thompson WG. The irritable bowel syndrome: review and a graduated multicomponent treatment approach. Ann Intern Med. 1992; 116(12 Pt 1):1009-1016.
82. Guthrie E, Creed F, Dawson D et al. A controlled trial of psychological treatment for the irritable bowel syndrome. Gastroenterology. 1991; 100(2):450-457.
83. Akehurst R, Kaltenthaler E. Treatment of irritable bowel syndrome: a review of randomised controlled trials. Gut. 2001; 48(2):272-282.
84. Jones J, Boorman J, Cann P et al. British Society of Gastroenterology guidelines for the management of the irritable bowel syndrome. Gut. 2000; 47 (Suppl 2):ii1-19.
85. Elhilali M, Win Field H. Genitourinary pain. In Wall P,Melzack R.Textbook of pain. 1989, Churchill Livingstone: Edinburgh.
86. Alagiri M, Chottiner S, Ratner V et al. Interstitial cystitis: unexplained associations with other chronic disease and pain syndromes. Urology. 1997; 49(5A Suppl):52-57.
87. Marchand JE, Cepeda MS, Carr DB et al. Alterations in neuropeptide Y, tyrosine hydroxylase, and Y-receptor subtype distribution following spinal nerve injury to rats. Pain. 1999; 79(2-3):187-200.
88. Hanno P, Staskin D. Interstitial Cystitis. London: Springer-Verlag; 1990.
89. Peters KM, Carrico DJ, Kalinowski SE et al. Prevalence of pelvic floor dysfunction in patients with interstitial cystitis. Urology. 2007; 70(1):16-18.

90. Sant GR, Propert KJ, Hanno PM et al. A pilot clinical trial of oral pentosan polysulfate and oral hydroxyzine in patients with interstitial cystitis. J Urol. 2003; 170(3):810-815.
91. Gittes RF. Female prostatitis. Urol Clin North Am. 2002; 29(3):613-616.
92. Raskin DE. Diagnosis in patients with chronic pelvic pain. Am J Psychiatry. 1984; 141(6):824.
93. Kaplan WE, Firlit CF, Schoenberg HW. The female urethral syndrome: external sphincter spasm as etiology. J Urol. 1980; 124(1):48-9.
94. Schmidt RA, Tanagho EA. Urethral syndrome or urinary tract infection? Urology. 1981;18(4):424-7.
95. Baker PK. Musculoskeletal origins of chronic pelvic pain. Diagnosis and treatment. Obstet Gynecol Clin North Am. 1993; 20(4):719-742.
96. Lin TY, Teixeira MJ, Lin E et al. Non visceral chronic abdominal pain: the role of myofascial and neuropathic pain syndromes. In: Satoshi URN, Shigenobu I (eds.).The proceedings of 8th world congress of the international rehabilitation medicine association. 1997, Monduzzi Editore: Bologna. p. 1355-1359.
97. Reiter RC, Gambone JC. Demographic and historic variables in women with idiopathic chronic pelvic pain. Obstet Gynecol. 1990; 75(3 Pt 1):428-432.
98. Gal PK, HH S, Lin TY, Teixeira MJ, Correa C. Sindrome miofascial: abordagem fisiatrica. Arq Bras Neuroclrurg. 1991; 10:4.
99. Figueiro J, Teixeira M. Reações comportamentais desencadeadas pela dor. Rev Med. 1995; 73(2):67-68.
100. Simons D, Travell J, Simons L. Myofascial pain and dysfunction. The trigger point manual. Upper half of body. Ballimore: William & Wilkins; 1999.
101. Slocumb JC. Neurological factors in chronic pelvic pain: trigger points and the abdominal pelvic pain syndrome. Am J Obstet Gynecol. 1984; 149(5):536-543.
102. Ling F, Slocumb J. Use of trigger point injections in chronic pelvic pain. Obstet Gynecol Clln North Am. 1993; 20:809-815.
103. Ross A. Peripheral neuritis: allergy to honeybee stings. J Allerg. 1930; 10:382.
104. Miyazaki F, Shook G. Ilioinguinal nerve entrapment during needle suspension for stress incontinence. Obstet Gynecol. 1992; 80(2):246-248.
105. Starling JR, Harms BA, Schroeder ME et al. Diagnosis and treatment of genitofemoral and ilioinguinal entrapment neuralgia. Surgery. 1987; 102(4):581-586.
106. Scadding J. Peripheral neuropaties. In: Wall P, Melzack R (eds.).Textbook of pain. 1989, Churchill Livingstone: Edinburgh.
107. Budd K. Psychotropic drugs in the treatment of chronic pain. Anaesthesia. 1978; 33(6):531-534.
108. Jaffe J, Martin W. Opioid analgesics and antagonists. In: Gilman AF, Rall TW, Nies AS, Taylor P (eds.).The pharmacological basis of therapeutics Ed. 8. 1990, Pergamon Press: New York. p. 485-521.
109. Marder S, Putten T. Antipsychotic medications. In Schatzberg A, Nemeroff C, editors.Textbook of psychopharmacology. 1995, American Psychiatric Press: Washington. p. 24.
110. Monks R, Merskey H. Psychotropic drugs. In Wall PD, Melzack R, editors.Textbook of pain. 1989, Churchil Livingstone: Edinburgh. p. 702-721.
111. McGivney JQ, Cleveland BR. The Levator Syndrome and Its Treatment. South Med J. 1965; 58:505-10.
112. Carter J. Chronic pelvic pain: diagnosis and management. Golden: Medical Education Collaborative. 1996.
113. Johnson NP, Farquhar CM, Crossley S et al. A double-blind randomised controlled trial of laparoscopic uterine nerve ablation for women with chronic pelvic pain. BJOG. 2004; 111(9):950-959.
114. Hammoud A, Gago LA, Diamond MP. Adhesions in patients with chronic pelvic pain: a role for adhesiolysis? Fertil Steril. 2004; 82(6):1483-1491.
115. Hillis SD, Marchbanks PA, Peterson HB. The effectiveness of hysterectomy for chronic pelvic pain. Obstet Gynecol. 1995; 86(6):941-945.
116. Kessler RC, Berglund P, Demler O et al. The epidemiology of major depressive disorder: results from the National Comorbidity Survey Replication (NCS-R). JAMA. 2003; 289(23):3095-3105.
117. Bebbington P. The World Health Report 2001. Soc Psychiatry Psychiatr Epidemiol. 2001; 36(10):473-474.
118. Bernik MA, Gorenstein C, Vieira Filho AH. Stressful reactions and panic attacks induced by flumazenil in chronic benzodiazepine users. J Psychopharmacol. 1998; 12(2):146-150.
119. Nogueira A, Reis F, Poli N. Management of chronic pelvic pain in women. Rev Bras Ginecol Obstet 2006; 28(12):733-740.

120. McGowan LPA, Clark-Carter DD, Pitts MK. Chronic pelvic pain: a meta-analytic review. Psychol Health. 1998; 13:937-995.
121. Savidge CJ, Slade P. Psychological aspects of chronic pelvic pain. J Psychosom Res. 1997;42(5):433-44.
122. Walker E, Katon W, Harrop-Griffiths J et al. Relationship of chronic pelvic pain to psychiatric diagnoses and childhood sexual abuse. Am J Psychiatry. 1988; 145(1):75-80.
123. Walling M, O'hara M, Reiter R. Sexual abuse as a specific risk factor for chronic pelvic pain.XXI Annual Meeting of the American Society of Psyshosomatic Obstet Gynecol. 1993: Charleston.
124. Back AP et al. Chronic Pelvic Pain and neurotic behavior J. Psychosom Obstet Gynaecol. 1990; 11:29-35.
125. Waller KG, Shaw RW. Endometriosis, pelvic pain, and psychological functioning. Fertil Steril. 1995; 63(4):796-800.
126. Castelnuovo-Tedesco P, Krout BM. Psychosomatic aspects of chronic pelvic pain. Psychiatry Med. 1970; 1(2):109-126.
127. Reading AE. A critical analysis of psychological factors in the management and treatment of chronic pelvic pain. Int J Psychiatry Med. 1982; 12(2):129-139.
128. Fráguas JR R, Figueiró J. Depressões em Medicina Interna e Outras Condições Médicas - Depressões Secundárias. 1st ed. Vol. 1. São Paulo-Rio de Janeiro: Editora Atheneu; 2001.
129. Roth RS, Punch MR, Bachman JE. Patient beliefs about pain diagnosis in chronic pelvic pain: relation to pain experience, mood and disability. J Reprod Med. 56(3-4):123-129.
130. Elcombe S, Gath D, Day A. The psychological effects of laparoscopy on women with chronic pelvic pain. Psychol Med. 1997; 27(5):1041-1050.
131. Peters AA, Trimbos-Kemper GC, Admiraal C et al. A randomized clinical trial on the benefit of adhesiolysis in patients with intraperitoneal adhesions and chronic pelvic pain. Br J Obstet Gynaecol. 1992; 99(1):59-62.
132. Meltzer-Brody S, Leserman J. Psychiatric Comorbidity in Women with Chronic Pelvic Pain. CNS Spectr.
133. Lorencatto C, Vieira M, Pinto C et al. Avaliação da freqüência de depressão em pacientes com endometriose e dor pélvica. Rev Assoc Med Bras. 2002; 48(3):217-121.
134. Lafer B, Vallada Filho H. Genética e fisiopatologia dos transtornos depressivos. Rev. Bras. Psiquiatr. 1999; 21:12-17.
135. Papandreou C, Skapinakis P, Giannakis D et al. Antidepressant drugs for chronic urological pelvic pain: an evidence-based review. Adv Urol. 2009.
136. Lamvu G, Tu F, As-Sanie S et al. The role of laparoscopy in the diagnosis and treatment of conditions associated with chronic pelvic pain. Obstet Gynecol Clin North Am. 2004; 31(3):619-630, x.
137. Lamvu G, Williams R, Zolnoun D et al. Long-term outcomes after surgical and nonsurgical management of chronic pelvic pain: one year after evaluation in a pelvic pain specialty clinic. Am J Obstet Gynecol. 2006; 195(2):591-598; discussion 598-600.
138. Siedentopf F. [Chronic pelvic pain in women from a gynecologic viewpoint]. Urologe A. 2009; 48(10):1193-1194, 1196-1198.

Capítulo 10

Depressão e Dor Hematológica

Vanessa de Albuquerque Citero
Fátima Lucchesi

➢ Introdução

Diversas doenças hematológicas podem cursar com dor, aguda ou crônica, e quadros depressivos. Para fins didáticos, podemos agrupar as doenças hematológicas em grandes categorias, conforme apresentadas no Quadro 10.1.

Quadro 10.1 — Doenças Hematológicas

Categoria	Tipo	Subtipo
Anemias	Adquiridas	Por Deficiência de Ferro
		Megaloblástica
		Por Doença Crônica
		Secundária Insuficiência Renal Crônica
		Hemolíticas Imunes
	Hereditárias	Por Anormalidades da Membrana Eritrocitária
		Falciforme
		Talassemias
		Hemoglobinúria
Neoplasias	Linfoproliferativas	De Células B, T e NK (*natural killer*): leucemias linfoides e linfomas
	Plasmáticas	Mieloma múltiplo
	Mieloproliferativas	Leucemias mieloides Policitemia Vera Mielofibrose Trombocitopenia essencial
Alterações de coagulação	Hemorrágicas	Púrpuras Coagulopatias Hereditárias Coagulopatias Adquiridas
	Trombofílicas	Trombofilia Congênita Trombofilia Adquirida

Este capítulo não descreverá a dor e depressão dos quadros neoplásicos, pois este tema será abordado no capítulo 11 – Depressão e Dor Oncológica.

Anemia é uma manifestação clínica, presente em várias doenças, decorrente da diminuição do volume de hemácias, ou de hemoglobina, por unidade de volume de sangue. Sob o aspecto funcional, esta diminuição significa a redução da capacidade transportadora de oxigênio por unidade de volume de sangue[1]. Dependendo da magnitude da queda de hemoglobina, tempo de instalação do quadro e capacidade do aparelho cardiorrespiratório compensar a diminuição de oferta de oxigênio nos tecidos, a dor aguda pode aparecer como sintoma, geralmente na forma de dor abdominal[2]. Dependendo da etiologia da anemia, dor crônica por outros mecanismos fisiopatológicos pode existir. É o que ocorre na anemia falciforme e em outras doenças com o traço falciforme, que constituem um dos principais quadros de dor em hematologia, e que será tratada com destaque neste capítulo.

As doenças por alteração de coagulação, sejam hemorrágicas ou trombofílicas, associam-se mais frequentemente com dor aguda, de acordo com o local onde ocorre a hemorragia ou a formação do trombo. Os distúrbios hereditários de coagulação sanguínea são doenças genéticas que apresentam sangramento devido a defeito estrutural de algum dos fatores da cascata de coagulação sanguínea, ou mesmo à ausência de sua síntese[3]. Com exceção da doença de Von Willebrand, que é de herança autossômica dominante, as demais alterações são autossômicas recessivas. Dessa forma, apenas indivíduos homozigotos apresentam alterações sanguíneas (sangramento excessivo) clinicamente significativas. No caso das deficiências dos fatores VIII e IX (hemofilias A e B, respectivamente), os traços genéticos da doença são herdados através do cromossomo X, ocorrendo sangramento apenas nos homens. Do ponto de vista psicossocial, as hemofilias apresentam as mesmas complicações que a doença falciforme[4], com crises agudas de dor devido a sangramento em articulações, e dor crônica pela artrite consequente, que perdura por toda a vida do indivíduo[5].

➤ Doença Falciforme

A doença falciforme é uma doença genética e hereditária, que acomete pessoas de ascendência africana, mediterrânea e caribenha, com diferentes formas de expressão gênica. Nos Estados Unidos, a prevalência estimada é de um em cada 375 afro-americanos[6], e no Brasil constitui-se a doença hereditária de maior prevalência, afetando de 0,1% a 0,3% da população negroide. Observa-se, também, em decorrência da alta taxa de miscigenação, uma parcela considerável da população caucasoide brasileira portando o traço falciforme[7]. Estima-se que 5% a 6% da população brasileira carregam o gene falciforme[8] e que, a cada ano, 700 a 1.000 novas crianças sintomáticas nascerão[9].

A doença falciforme apresenta heterogeneidade na sua manifestação clínica entre portadores de diferentes localidades, sofrendo influência da idade, sexo, expressão gênica e fatores ambientais[10]. Tem evolução crônica e se manifesta por exacerbações e remissões, que resultam em falência de órgãos e morte prematura. As manifestações sintomáticas primárias ocorrem devido a dores paroxísticas agudas altamente frequentes, as chamadas crises dolorosas ou dor aguda, de origem vaso-oclusivas (oclusão do leito microvascular pelos eritrócitos falcêmicos). Outras manifestações associadas à vaso-oclusão incluem acidente vascular cerebral, sequestro esplênico e priapismo[1]. Em consequência, dor crônica (isto é, dor sem crise falciforme) se desenvolve devido à destruição de ossos, articulações e órgãos viscerais como resultado das crises vaso-oclusivas[11].

A presença de crises dolorosas agudas recorrentes em associação à dor crônica cria uma síndrome dolorosa com características únicas[11]. Pacientes com doença falciforme podem experimentar baixa autoestima, ansiedade, depressão, isolamento social e prejuízo das atividades da vida diária, uma vez que as crises dolorosas afetam o modo como os pacientes se percebem em relação aos outros[12,13].

Existem poucos estudos sobre a dor crônica em doença falciforme, principalmente no que diz respeito à avaliação do impacto da dor sobre os aspectos psicossociais. Os primeiros estudos avaliando comparativamente o efeito da crise dolorosa e da dor crônica estão sendo desenvolvidos na população afro-americana pelo projeto PiSCES - *Pain in Sickle Cell Epidemiology Study*[4,14-20]. O projeto PiSCES desenvolveu um modelo trans-teórico para explicar a etiologia da dor[20], que inclui o modelo biopsicossocial de doença (isto é, a interação de fatores biológicos, psicológicos e sociais na produção de doença e/ou manutenção da saúde)[21], o modelo de utilização de serviços de saúde (a interação de fatores biológicos, psicológicos e sociais gera a variabilidade da utilização de serviços)[22], e o *Health Belief Model* (as atitudes do sujeito refletem sua prontidão para tomar ação imediata diante de certas percepções de saúde, como, por exemplo, na presença de dor)[23]. O estudo das diversas variáveis descritas no modelo trans-teórico da dor, com ênfase nas variáveis mutáveis (psicossociais), possibilita uma revisão da problemática da dor na doença falciforme.

Não existe até o presente momento nenhum marcador fisiológico das crises dolorosas falciformes que possa validar medidas subjetivas de dor. A ausência destes marcadores torna difícil a identificação do que representa o episódio doloroso (dor por crise aguda falciforme, dor crônica falciforme, dor por outra causa)[24]. Diante desta problemática, a mensuração da dor tem sido realizada por meio de quantificação da utilização do serviço de saúde por episódio doloroso. Tal medida é enviesada, seja por superestimativa (uma crise dolorosa pode causar várias utilizações do serviço de saúde) ou por subestimativa (a utilização de serviço de saúde pode ocorrer apenas nas crises mais graves, sendo as demais não registradas).

Segundo a International Association for the Study of Pain[25], a dor física é definida como sendo "uma experiência sensorial e emocional desagradável, associada a uma lesão tissular real ou potencial". Diante disso, o estudo focado na fisiopatologia da doença falciforme sem considerar a influência de aspectos psicossociais igualmente importantes resulta em uma má--compreensão do impacto da doença falciforme sobre a vida do paciente[26].

Diversos estudos em dor crônica têm utilizado diários de dor para a mensuração da dor crônica, com registro de frequência, intensidade e duração dos episódios[27,28] e resultado do tratamento[29,30]. Este processo não altera a subjetividade da intensidade da dor, principalmente se o preenchimento do diário for realizado pelo paciente prospectivamente[31].

A falta de um marcador fisiológico da crise falciforme também dificulta o trabalho do hematologista e do clínico geral que avaliam a dor relatada por seu paciente. O médico, da mesma forma que o paciente, acaba utilizando a própria subjetividade para avaliar a dor, de modo que a mensuração da dor pelo médico, assim como a sua classificação em relação à presença de crise de falcização ou não na vigência da dor, passa por observações subjetivas do médico, nem sempre concordantes com às do paciente. Pouco se sabe como o médico considera a opinião do paciente em relação à magnitude da dor relatada, se há uma observação da atitude ou do histórico do paciente, e se isto influencia a conduta antiálgica a ser definida pelo médico.

A percepção do paciente sobre o controle da dor e sobre o gerenciamento que fará do problema é influenciada por diversos fatores[32]:

1. O controle insuficiente da dor em casa pode disparar idas frequentes ao serviço hospitalar;
2. A insatisfação com o atendimento hospitalar pode levar o paciente a tentar controlar episódios graves de dor em casa, consumindo doses altas de opioides;
3. Aqueles que controlam muito bem a dor em casa podem encontrar dificuldade de se adaptar ao controle da dor pelo profissional no hospital.

Por outro lado, o uso inadequado de opioides em casa pode estar relacionado às experiências particulares com a medicação no hospital[32]. Alguns estudos mostram que o paciente que busca com mais frequência os serviços de saúde tendem a serem considerados usuários abusivos de opioides, apesar da frequência de utilização de serviços ser mais relacionada ao uso de estratégias de enfrentamento mais ativas do que às características de adição[33], o que nos mostra que a complexa tarefa da equipe do hospital é fazer um sensível julgamento sobre o abuso de opioides.

O médico avalia a dor referida em função de sinais físicos e comportamentais que observa no paciente; no entanto, a avaliação do paciente com dor crônica deve ser realizada utilizando a história clínica, os exames físico e psicológico, os exames subsidiários e a condição psicossocial, pois somente com este conjunto de informações é que o médico será capaz de compreender o problema atual do paciente e apontar a terapêutica mais eficaz[33]. A habilidade de comunicação na relação médico-paciente é fundamental para o melhor desempenho do tratamento. É muito importante que o médico possa entender que as suas características pessoais interferem na comunicação com o paciente e com a família deste, assim como as características pessoais dos pacientes também o atingem. Os objetivos definidos para cada tipo de atendimento moldam o olhar e o fazer do médico e do paciente em cada consulta[34].

O tratamento da dor é limitado. Em geral, o paciente faz uso contínuo de hidroxiureia 500 a 750 mg por dia, medicação que aumenta os níveis de hemoglobina fetal, facilitando a oxigenação tecidual. É fortemente recomendado para o paciente que esteja sempre hidratado e que faça repouso na vigência de dor. Na crise falciforme trata-se a dor por isquemia com opioides, preferencialmente de meia-vida longa. Não é incomum encontrarmos pacientes que necessitem de opioide em bomba de infusão, mesmo em tratamento domiciliar. Transfusão sanguínea periódica é outra possibilidade terapêutica para casos mais graves.

➤ Transtornos Depressivos e Dor Hematológica

A depressão é altamente prevalente em dor crônica[35], sendo conhecidos seus efeitos no agravamento da dor e na maior intensidade subjetiva da dor aguda[36]. A depressão afeta a capacidade funcional do doente crônico[37], prejudicando sua qualidade de vida em pacientes com doença falciforme[15]. A prevalência destes quadros em doença falciforme também é alta[38]; o projeto PiSCES identificou que 27,6% dos pacientes apresentavam transtornos depressivos; além disso, os pacientes deprimidos tinham maior frequência de dias de dor e maior intensidade de dor crônica do que os não deprimidos[15]. As taxas de depressão são similares àquelas encontradas em outras doenças crônicas dolorosas, variando de 18% a 44%[39-41].

Existem diversas causas possíveis para explicar a depressão em pacientes portadores de doença falciforme, como a cronicidade da doença, a imprevisibilidade das crises, a dor crônica e a natureza desgastante de complicações médicas, como anemia, fadiga, retardo de crescimento, úlceras em membros inferiores, insuficiência renal, acidentes vasculares cerebrais e redução significativa da expectativa de vida[42]. A presença de depressão está associada ao aumento de mortalidade devido à doença falciforme; pacientes que faleceram por causa da doença e estavam deprimidos também haviam apresentado maior número de dias de hospitalização em comparação aos que não estavam deprimidos e também faleceram[43].

Embora frequentes, os sintomas de depressão na doença falciforme muitas vezes não são reconhecidos pelos médicos clínicos e hematologistas, em parte porque os sintomas somáticos da depressão são os mesmos apresentados pela doença falciforme[12].

Estar ou não com depressão não interfere com a frequência de dores por crise falciforme ou com a busca de atendimento médico, mas o relato de duração da dor é maior (mais dias com dor por crise falciforme)[15]. No entanto, a magnitude da dor crônica é maior em pacientes com sintomas depressivos do que nos sem sintomas, mostrando que a presença destes sintomas influencia na intensidade da dor crônica do paciente[15]. A relação entre dor e depressão é complexa. Depressão e sintomas dolorosos comumente ocorrem juntos, sendo que um é fator de risco para o outro e ambos afetam o curso clínico da doença[44].

➢ Referências Bibliográficas

1. Figueiredo MS, Kerbauy J. Anemias. In Prado FC, Ramos JA, Valle JR. Atualização Terapêutica. 2001, Artes Médicas: São Paulo. p. 635.
2. Giordani EE, Seque CA, Sattolini M et al. Anemia. In: Lopes AC et al. Guia de Clínica Médica. 2007, Editora Manole Baruerí.
3. Morelli VM, Lourenço DM. Trombocitopenia. In: Lopes AC et al. Guia de Clínica Médica. 2007, Manole: Baruerí. p. 1769.
4. Citero V de A, Levenson JL, McClish DK et al. The role of catastrophizing in sickle cell disease – the PiSCES project. Pain. 2007; 133(1-3):39-46.
5. Santavirta N, Bjorvell H, Solovieva S et al. Coping strategies, pain, and disability in patients with hemophilia and related disorders. Arthritis Rheum. 2001; 45(1):48-55.
6. Motulsky AG. Frequency of sickling disorders in U.S. blacks. N Engl J Med. 1973; 288(1):31-33.
7. Ramalho AS. As hemoglobinopatias hereditárias: um problema de saúde pública no Brasil. Ribeirão Preto: Ed Soc Bras Genética; 1986.
8. Salzano FM. Incidence, effects, and management of sickle cell disease in Brazil. Am J Pediatr Hematol Oncol. 1985; 7(3):240-244.
9. Zago MA. Anemia falciforme e doenças falciformes. In Saúde Md.Manual de doenças mais importantes, por razões étnicas, na população afro-descendentes. 2001, Secretaria de Políticas Publicas: Brasilia. p. 35.
10. Powars DR, Chan L, Schroeder WA. Beta S-gene-cluster haplotypes in sickle cell anemia: clinical implications. Am J Pediatr Hematol Oncol. 1990; 12(3):367-374.
11. Yale SH, Nagib N, Guthrie T. Approach to the vaso-occlusive crisis in adults with sickle cell disease. Am Fam Physician. 2000; 61(5):1349-1356, 1363-1364.
12. Anie KA. Psychological complications in sickle cell disease. Br J Haematol. 2005; 129(6):723-729.
13. Jacob E. The pain experience of patients with sickle cell anemia. Pain Manag Nurs. 2001; 2(3):74-83.
14. Aisiku IP, Penberthy LT, Smith WR et al. Patient satisfaction in specialized versus nonspecialized adult sickle cell care centers: the PiSCES study. J Natl Med Assoc. 2007; 99(8):886-890.
15. Levenson JL, McClish DK, Dahman BA et al. Depression and anxiety in adults with sickle cell disease: the PiSCES project. Psychosom Med. 2008; 70(2):192-196.
16. Levenson JL, McClish DK, Dahman BA et al. Alcohol abuse in sickle cell disease: the Pisces Project. Am J Addict. 2007; 16(5):383-388.
17. McClish DK, Levenson JL, Penberthy LT et al. Gender differences in pain and healthcare utilization for adult sickle cell patients: The PiSCES Project. J Womens Health (Larchmt). 2006; 15(2):146-154.
18. McClish DK, Penberthy LT, Bovbjerg VE et al. Health related quality of life in sickle cell patients: the PiSCES project. Health Qual Life Outcomes. 2005; 3:50.

19. McClish DK, Smith WR, Dahman BA et al. Pain site frequency and location in sickle cell disease: the PiSCES project. Pain. 2009; 145(1-2):246-251.
20. Smith WR, Bovbjerg VE, Penberthy LT et al. Understanding pain and improving management of sickle cell disease: the PiSCES study. J Natl Med Assoc. 2005; 97(2):183-193.
21. Engel GL. The need for a new medical model: a challenge for biomedicine. Science. 1977; 196(4286):129-136.
22. Andersen R. A behavioral model of families use of health services. Chicago: Center for Health Administration Studies - University of Chicago; 1968.
23. Reese FL, Smith WR. Psychosocial determinants of health care utilization in sickle cell disease patients. Ann Behav Med. 1997; 19(2):171-178.
24. Shapiro BS, Benjamin LJ, Payne R et al. Sickle cell-related pain: perceptions of medical practitioners. J Pain Symptom Manage. 1997; 14(3):168-174.
25. Merskey H, Bogduk N. Classification of Chronic Pain. 2nd edition ed. Seattle: IASP Press; 1994.
26. Edwards CL, Scales MT, Loughlin C et al. A brief review of the pathophysiology, associated pain, and psychosocial issues in sickle cell disease. Int J Behav Med. 2005; 12(3):171-179.
27. Geddes DM, Dones L, Hill E et al. Quality of life during chemotherapy for small cell lung cancer: assessment and use of a daily diary card in a randomized trial. Eur J Cancer. 1990; 26(4):484-92.
28. Wagemans MF, Spoelder EM, Zuurmond WW et al. [Continuous intrathecal analgesia in terminal cancer patients within transmural health care]. Ned Tijdschr Geneeskd. 1993; 137(31):1553-1557.
29. Roberts BL, Peterson GM, Friesen WT et al. An investigation of pain experience and management following gynecological day surgery: differences between open and closed surgery. J Pain Symptom Manage. 1995; 10(5):370-377.
30. Zech DF, Grond SU, Lynch J et al. Transdermal fentanyl and initial dose-finding with patient-controlled analgesia in cancer pain. A pilot study with 20 terminally ill cancer patients. Pain. 1992; 50(3):293-301.
31. von Baeyer CL. Reactive effects of measurement of pain. Clin J Pain. 1994; 10(1):18-21.
32. Elander J, Midence K. A review of evidence about factors affecting quality of pain management in sickle cell disease. Clin J Pain. 1996; 12(3):180-193.
33. Sakata RK, Issy AM, Vlainich R. Avaliação da Dor. In Sakata RK, Issy AM.Guias de Medicina ambulatorial e hospitalar da UNIFESP - EPM. 2004, Manole: Barueri. p. 21-6.
34. Unruh AM. Gender variations in clinical pain experience. Pain. 1996; 65(2-3):123-167.
35. Keefe FJ, Lefebvre JC, Egert JR et al. The relationship of gender to pain, pain behavior, and disability in osteoarthritis patients: the role of catastrophizing. Pain. 2000; 87(3):325-334.
36. Reuler JB, Girard DE, Nardone DA. The chronic pain syndrome: misconceptions and management. Ann Intern Med. 1980; 93(4):588-596.
37. Von Korff M, Ormel J, Katon W et al. Disability and depression among high utilizers of health care. A longitudinal analysis. Arch Gen Psychiatry. 1992; 49(2):91-100.
38. Belgrave FZ, Molock SD. The role of depression in hospital admissions and emergency treatment of patients with sickle cell disease. J Natl Med Assoc. 1991; 83(9):777-81.
39. Hasan SP, Hashmi S, Alhassen M et al. Depression in sickle cell disease. J Natl Med Assoc. 2003; 95(7):533-537.
40. Laurence B, George D, Woods D. Association between elevated depressive symptoms and clinical disease severity in African-American adults with sickle cell disease. J Natl Med Assoc. 2006; 98(3):365-369.
41. Wison Schaeffer JJ, Gil KM, Burchinal M et al. Depression, disease severity, and sickle cell disease. J Behav Med. 1999; 22(2):115-126.
42. Molock SD, Belgrave FZ. Depression and anxiety in patients with sickle cell disease: conceptual and methodological considerations. J Health Soc Policy. 1994; 5(3-4):39-53.
43. Houston-Yu P, Rana SR, Beyer B et al. Frequent and prolonged hospitalizations: a risk factor for early mortality in sickle cell disease patients. Am J Hematol. 2003; 72(3):201-203.
44. Bair MJ, Robinson RL, Katon W et al. Depression and pain comorbidity: a literature review. Arch Intern Med. 2003; 163(20):2433-2445.

Capítulo 11

Depressão e Dor Oncológica

Sara Mota Borges Bottino
Nancy Koseki

➤ Introdução

Dor é um dos sintomas mais comuns em pacientes com câncer, além da insônia, fadiga e depressão[1]. A dor é considerada o sintoma mais estressante pelos pacientes, além de ser um dos fatores que precipitam a insônia nessa população. A depressão, por sua vez, é o transtorno psiquiátrico mais comum em pacientes com câncer e a presença de dor está relacionada ao aumento da sua prevalência. Sintomas psiquiátricos, como ansiedade aguda, insônia, depressão com desespero, agitação, irritabilidade e raiva, podem ser decorrentes de dor não controlada. Esses sintomas melhoram após o controle adequado da dor[2,3].

Os pacientes com câncer vivenciam diversos desconfortos de natureza *física,* como lesões cutâneas, anorexia, caquexia, falta de sono; *psíquica,* como fadiga, ansiedade, depressão; *econômica,* como dificuldade de acesso aos serviços de saúde e incapacidade para o trabalho; *existenciais,* como questionamentos sobre o significado da vida e do sofrimento. Alguns autores incluem também os *espirituais,* como "as dúvidas sobre a existência de um ser superior"[4]. O conceito de "dor total" tem sido bastante utilizado e considera que a vivência e expressão da dor em pacientes com câncer, além da nocicepção (relacionada aos danos teciduais) e dos processos neuropáticos (somatossensoriais), são influenciadas por fatores físicos, emocionais, sociais e espirituais[5]. Esse conceito orientou o surgimento da Medicina Paliativa, que "visa à melhoria na qualidade de vida dos pacientes e de seus familiares, por meio da prevenção, do diagnóstico e tratamento da dor e de outros sintomas físicos, psicossociais e espirituais"[6].

➤ Dor Oncológica e Depressão: O Papel das Crenças

O contexto sócio-cultural e o sistema de crenças influenciam a maneira como os indivíduos vivenciam a dor. As crenças sobre as causas, controle, duração, culpa e desfecho são especialmente importantes. Os modelos cognitivo-comportamentais de dor crônica enfatizam a importância das cognições e das crenças no ajustamento à dor. A crença de que é possível compreender e lidar com a dor está associada a uma melhor aceitação do tratamento e o uso de estratégias adaptativas. No entanto, a crença de que a dor é algo misterioso tem sido associado à utilização de pensamentos catastróficos, com precário ajustamento e maior intensidade da dor[7].

O papel das crenças e a relação entre dor, qualidade de vida e depressão foi investigado em pacientes iranianos atendidos no Instituto de Câncer de Teerã. Esses autores observaram que pacientes com dor apresentaram uma redução nos escores globais da qualidade de vida nos aspectos físicos, emocionais e funcionais dos pacientes com dor, além de maior intensidade dos sintomas depressivos, quando comparados aos pacientes que não tinham dor. As crenças que relacionavam dor à culpa, dor à autoacusação ou como algo incompreensível, misterioso, não estavam relacionadas à diminuição dos escores de qualidade de vida e à intensidade dos sintomas depressivos. No entanto, as dimensões das crenças relacionadas à percepção da dor como "constante e permanente" estavam significativamente relacionadas à redução dos escores de qualidade de vida e à intensidade dos sintomas depressivos. Esses resultados demonstraram que, de maneira semelhante às outras culturas, os pacientes iranianos com câncer são afetados em vários aspectos da sua vida pela presença de dor, e a percepção da dor como constante e permanente estava associada à depressão. Intervenções que aliviem rapidamente a dor e sejam efetivas podem melhorar a percepção dos pacientes sobre o controle da dor, além de evitarem a associação entre dor e sintomas depressivos[8].

> ## Prevalência da Dor Oncológica

Estima-se que mais de 50% dos pacientes com câncer apresentam dor no decorrer da doença. Na fase avançada do câncer, de 70% a 90% dos pacientes se queixam de dor, podendo ser de intensidade moderada ou insuportável em 30% a 50% dos casos[9]. A dor é comum em pacientes com câncer avançado, embora possa ocorrer também nos estágios iniciais da doença. A dor oncológica ocorre em torno 25% dos pacientes recém-diagnosticados e em 33% daqueles que estão em tratamento[10,11]. A maioria dos pacientes com mieloma múltiplo tem dor de intensidade moderada a grave na ocasião do diagnóstico, devido à destruição osteolítica do osso[4].

A dor oncológica tem diversas causas relacionadas ao tumor, ao tratamento e ao aparecimento de síndromes paraneoplásicas, podendo ser de origem nociceptiva, neuropática ou mista. Alguns sintomas dolorosos podem ocorrer pela combinação desses fatores, embora nem sempre seja possível isolar cada um deles[9]. A localização e a intensidade da dor dependem da localização do tumor, de suas metástases e das estruturas acometidas. Tumores que se desenvolvem em cabeça, pescoço e cérebro têm maior probabilidade de causar dor no início da doença do que aqueles que se desenvolvem em órgãos extensos, como cólon e pulmão. Pacientes com sarcoma, câncer de ouvido, de nariz, pulmão, tumores gastrintestinais e cérvico-uterino referem maior intensidade da dor do que aqueles com câncer de pele e de testículo. A dor também está relacionada à presença de metástases. Pacientes com linfoma, câncer de próstata e de bexiga são os que mais sentem dor em comparação aos outros cânceres metastáticos[4].

A dor oncológica tem características de dor aguda e crônica. A dor oncológica aguda está diretamente associada ao dano tecidual. Quando a dor persiste e piora, pode estar relacionada à progressão da doença. A persistência e piora da dor pode levar os pacientes a uma sensação de desesperança e ao sentimento de que seria melhor não viver, ou de que suas vidas perderam o significado, caso tenham que conviver com a dor[12].

> ## Prevalência da Depressão em Pacientes Oncológicos

A presença de transtornos depressivos tem sido identificada em até 38% dos pacientes com câncer, tanto nos estudos realizados na comunidade, como também nos centros de tratamento oncológico. A prevalência da depressão tem sido estimada em 14% dos pacientes ambulatoriais, em 28% dos internados em unidade de cuidados paliativos e em 14,1% dos pacientes internados para transplante de medula[13].

A variabilidade nas prevalências da depressão pode ser atribuída ao uso de instrumentos de rastreamento ou entrevistas diagnósticas nos estudos, na avaliação de pacientes em estágios evolutivos diferentes, aos tratamentos e diferentes sítios do tumor. Em nosso meio, a depressão foi diagnosticada em 30,5% dos pacientes internados no Hospital A.C. Camargo com diversos sítios do tumor (n = 319). Em dois estudos brasileiros avaliando mulheres com câncer de mama, a prevalência de depressão foi de 33% no primeiro mês de tratamento quimioterápico e de 21% quando foram considerados todos os ciclos do tratamento quimioterápico. Pensamentos suicidas foram detectados em 13% dos pacientes[14]. No segundo estudo, foram avaliadas 290 pacientes recém-diagnosticadas com câncer de mama, antes do início dos tratamentos com instrumentos de rastreio: Escala Hospitalar de Ansiedade e Depressão (HADS) e a "Pos-Traumatic Civilian Version Scale" (PCL-C). Foram detectados 21,4% de casos de depressão e 34,5% de ansiedade. Sintomas de estresse traumáticos, relacionados ao diagnóstico de câncer, estavam presentes em 24,5% das mulheres e 17,9% preencheram todos os critérios para o Transtorno do Estresse Pós-Traumático[15].

O uso de instrumentos sensíveis e específicos pode ser útil para detectar os pacientes com câncer que necessitam de intervenções psicológicas e tratamento psiquiátrico. Os instrumentos mais utilizados para o *screening* de depressão em pacientes com câncer são os seguintes: "Beck Depression Inventory" (BDI); "Center for Epidemiological Studies-Depression Scale" (CES-D); "Hamilton Rating Scale for Depression" (HAM-D); "Hospital Anxiety and Depression Scale" (HAD) e "Profile of Mood Scale": POMS-SF[16].

A HAD foi desenvolvida especificamente para avaliar sintomas depressivos e ansiosos em pacientes com doenças físicas, sendo a mais utilizada em pacientes com câncer[17]. A HAD foi traduzida e validada para o português: Escala Hospitalar de Ansiedade e Depressão, tendo sido utilizada em vários trabalhos brasileiros[18,19]. A "General Health Questionnaire" (GHQ-30) avalia a sobrecarga global da doença em pacientes atendidos em cuidados primários, na comunidade, e também tem sido utilizada em pacientes com câncer. A validade discriminante do GHQ e HAD foi comparada na detecção de comorbidades mentais em pacientes com câncer, doença cardiovascular e musculoesquelética[17]. A HAD obteve melhor desempenho em todas as análises utilizando como critério de validade a Entrevista Clínica e Diagnóstica Estruturada – CIDI (padrão-ouro). Os melhores resultados no rastreamento de comorbidades em pacientes com câncer foram obtidos com a pontuação 18 na soma total da HAD: sensibilidade de 74% e especificidade de 80%[3]. Nesse estudo, foram excluídos os transtornos de ajustamento e os quadros subsindrômicos. Um quarto dos pacientes não foi detectado, sugerindo que esse ponto de corte deve ser utilizado de acordo com a estratégia clínica e/ou econômica apropriada.

O sítio do tumor influencia a prevalência de depressão, com as maiores frequências encontradas nos tumores de pâncreas, orofaringe e mama, cujas porcentagens variam entre 20% e 50%. Além dessas localizações, as neoplasias que afetam diretamente o sistema nervoso central podem provocar síndromes depressivas por comprometimento direto dos circuitos responsáveis pela regulação do humor. Outros fatores de risco para depressão em pacientes com câncer incluem: complicações clínicas e alterações metabólicas (hipercalcemia, desequilíbrio eletrolítico, anemia e deficiência de vitamina B12 ou folato), endócrinas (hipertireoidismo ou hipotireoidismo) e insuficiência adrenal[13].

➢ Depressão e Dor

A presença de dor aumenta a prevalência de depressão maior em pacientes com câncer. Pacientes com alta intensidade dos sintomas dolorosos, quando comparados àqueles com baixa intensidade dos sintomas dolorosos, são mais diagnosticados com depressão: 33% *versus* 13%[20]. Nesse estudo, essa associação foi independente dos episódios depressivos ao longo da vida. Entre os pacientes com sintomas dolorosos de intensidade baixa, 44% tiveram algum episódio depressivo ao longo da vida em comparação com os pacientes que tinham sintomas dolorosos de intensidade alta, cuja prevalência de episódios depressivos ao longo da vida foi de 23%. Esses resultados indicam que a dor desempenha um papel causal na produção de depressão. Outros estudos, por sua vez, têm sugerido que a depressão aumenta a intensidade da dor, e que a depressão poderia representar ambos, uma consequência e uma contribuição para a dor em pacientes com câncer[3].

A dor oncológica contribui para as alterações do sono em pacientes com câncer. A intensidade dos sintomas dolorosos está relacionada ao aumento do risco para os transtornos do sono. Os estudos têm demonstrado que essas alterações do sono se cronificam de forma independente da piora ou melhora da intensidade da dor, persistindo até mesmo quando ocorre o controle total da dor, ou seja, quando a dor não está mais presente. A dor e os transtornos do sono têm um padrão circular onde a dor desencadeia as alterações de sono e as alterações do sono aumentam a percepção da dor. Em um estudo recente, as mulheres com câncer de mama metastático que tinham maior intensidade dos sintomas dolorosos apresentaram mais alterações do sono, como diminuição das horas de sono, dificuldades para acordar e sonolência durante o dia, comparadas com aquelas cuja intensidade dos sintomas dolorosos era menor. Essas alterações do sono estavam relacionadas aos escores de depressão, e podem ser um indicador clínico que ajude na detecção da depressão em mulheres com câncer de mama metastático[21].

➢ Fatores de Risco para Depressão e Dor

Alguns trabalhos têm investigado a associação de alguns fatores que podem conferir um risco maior para a associação entre dor e depressão ou uma maior repercussão da dor e depressão na qualidade de vida dos pacientes com câncer, e que passamos a descrever abaixo:

Idade

A prevalência de depressão e dor em pacientes com câncer não estava relacionada à idade, em uma revisão sistemática recente. Entretanto, a depressão estava relacionada à restrição das atividades físicas e à intensidade da dor[22]. A associação entre dor, restrição das atividades e depressão foi maior nos pacientes com idade inferior a 50 anos. Os autores sugerem que a interferência da dor pode ser mais estressante para os mais jovens, porque os idosos poderiam ter uma expectativa menor em relação às suas atividades físicas e da avaliação do quanto a dor interfere na sensação do controle que eles têm sobre suas vidas.

Metástases

A presença de metástases aumenta a prevalência de depressão e dor em pacientes com câncer. Ciaramella & Poli[23] encontraram uma forte associação entre a presença de metástases, dor e depressão em pacientes com câncer avançado. Nesse trabalho, 49% dos pacientes foram diagnosticados com Depressão Maior, utilizando a Entrevista Clínica Estruturada para o DSM-III-R

(SCID). Essa porcentagem caiu para 29% quando foi utilizado o critério de Endicott, modificado para pacientes com câncer, que considera sintomas psicológicos ao invés de sintomas somáticos. Esse trabalho também demonstrou que a variação das taxas de prevalência da depressão em pacientes com câncer pode ser diferente de acordo com a metodologia e os instrumentos utilizados no diagnóstico da depressão em pacientes com câncer.

Terapias Antineoplásicas

A depressão e a dor podem estar relacionadas aos tratamentos do câncer. A depressão pode ser uma consequência direta das terapias antineoplásicas, como os quadros depressivos observados com o uso de interferon e da interleucina-2, procarbazina, asparaginase, vinblastina, vincristina, tamoxifeno e ciproterona, além de outros quimioterápicos e corticosteroides, como a prednisona e a dexametasona[13].

A ativação de citocinas pró-inflamatórias (fator-α, interleucina), secundária à terapia com interferon e em resposta à destruição de tecidos pelos tratamentos radioterápicos e quimioterápicos, é o principal mecanismo biológico relacionado aos sintomas de anedonia, anorexia e inibição do interesse social, frequentemente observado em pacientes com câncer e descrito como *sickness behavior* ou comportamento de doença[24].

Suicídio

A depressão e a dor são fatores de risco para o suicídio em pacientes oncológicos. Overdose de analgésicos ou drogas sedativas é comum. Pacientes com ideação suicida podem ter um quadro depressivo ou podem estar expressando um desejo de controlar sintomas que são intoleráveis.

Pacientes com câncer podem apresentar ideação suicida na ocasião do diagnóstico (10%) e na recorrência (14%). Os fatores de risco para o suicídio em pacientes oncológicos são: ocorrência de um episódio depressivo, dor não controlada, doença maligna avançada com prognóstico reservado, diagnóstico concomitante de depressão, neoplasia de cabeça e pescoço, sexo masculino, presença de *delirium* e sensação de perda de controle, fadiga e exaustão[25]. Os familiares dos pacientes com câncer também apresentam risco aumentado para o suicídio.

Fisiopatologia da Depressão e da Dor Oncológica

Os neurotransmissores envolvidos na gênese e manutenção da depressão, como a serotonina, a noradrenalina, a dopamina, o glutamato, o ácido γ-aminobutírico (GABA) e seus respectivos receptores, também participam da transmissão do estímulo doloroso, resultando em uma associação entre os aspectos fisiopatológicos da dor e da depressão[9].

A base biológica da depressão baseia-se na hipótese de uma deficiência na atividade dos neurotransmissores noradrenérgicos, dopaminérgicos e serotoninérgicos. O sistema noradrenérgico foi o primeiro sistema a ser estudado, com a hipótese de que a depressão seria causada por uma deficiência na atividade das catecolaminas, e a mania corresponderia a um excesso de sua função. Outros estudos demonstraram um aumento da função e do número de receptores α-2 adrenérgicos pré-sinápticos em pacientes deprimidos. Esses receptores inibem a liberação do neurotransmissor na fenda sináptica, através de mecanismos de *feedback* negativo. Essa ação reduz a quantidade de noradrenalina livre para a ativação dos receptores da membrana pós-sináptica e continuidade da transmissão química do impulso nervoso. A redução da transmissão dopaminérgica e serotoninérgica também tem sido observada na depressão, em estudos clínicos e experimentais.

Entre os receptores serotoninérgicos, o mais estudado nos quadros depressivos é o 5HT[1A], presente nas membranas pré e pós-sinápticas, e que atua como um autorreceptor negativo, de forma semelhante ao receptor α-2 adrenérgico. Existem evidências da participação de outros neurotransmissores como o GABA e do sistema glutamaérgico, mediado pelo glutamato. Pacientes deprimidos apresentam redução da atividade do sistema GABAérgico com repercussões na resposta dos receptores da adrenalina e noradrenalina e, paradoxalmente, um aumento da atividade do sistema glutamaérgico. Apesar do glutamato ser considerado um neurotransmissor excitatório, o efeito antidepressivo tem sido observado com o uso de antagonistas desses receptores[26].

As semelhanças entre a fisiopatologia da depressão e da dor também podem ser observadas em relação à função adrenal. Metade dos pacientes deprimidos apresenta aumento da secreção de cortisol. Pacientes com dor intensa, por sua vez, também têm hipersecreção de cortisol. A dor pode ser o agente estressor que desencadeia o aumento da função adrenal, e o controle da dor poderia levar à normalização da secreção de cortisol. Na depressão, as alterações do cortisol podem estar relacionadas às alterações na atividade dos neurotransmissores. O tratamento da depressão, por sua vez, melhoraria a atividade dos neurotransmissores (noradrenalina, serotonina, acetilcolina e GABA), que têm um papel regulador na atividade da liberação do hormônio liberador de corticotrofina: CRH. Esse hormônio, em situações de estresse, estimula a medula adrenal, com liberação de adrenalina, dopamina e cortisol na corrente sanguínea. As correlações entre a fisiopatologia da dor e da depressão podem ser também observadas na clínica de pacientes com câncer. A dor não controlada representa a principal causa da depressão em pacientes com câncer. Quando os antidepressivos são utilizados, observamos uma resposta efetiva no tratamento de algumas síndromes dolorosas[9].

Diagnóstico da Depressão em Pacientes com Câncer

Os sintomas principais para o diagnóstico do episódio depressivo maior são humor deprimido e a perda do interesse ou prazer pelas atividades, por um período de duas ou mais semanas. Pode ser difícil avaliar o humor deprimido, relatado como "sentir-se deprimido, triste, desesperançoso ou desencorajado", em pacientes com uma doença grave, e com várias fontes de tristeza. Períodos de tristeza são inerentes à experiência humana e não devem ser diagnosticados como episódio depressivo maior, a não ser que os critérios de gravidade para depressão sejam satisfeitos.

Além do humor deprimido e da perda de prazer pelas atividades (anedonia), para ser diagnosticado com depressão maior o indivíduo deve apresentar pelo menos quatro sintomas adicionais, a saber: alterações do apetite e peso, alterações do sono, da atividade psicomotora, diminuição da energia, sentimentos de desvalia, culpa, dificuldades para pensar, concentrar-se ou tomar decisões, além de pensamentos recorrentes sobre morte, planos ou ideação suicida. Esses sintomas devem persistir na maior parte do dia e devem causar sofrimento ou prejuízo clinicamente significativo[27].

Sintomas como anorexia, perda de peso, retardo psicomotor e prejuízo cognitivo podem ser decorrentes do câncer e de seus tratamentos, e devem ser diferenciados do quadro clínico da depressão. Alguns autores consideram que os sintomas somáticos deveriam ser excluídos, uma vez que esses sintomas podem ser decorrentes do câncer e de seus tratamentos. O diagnóstico da depressão em pacientes com câncer deveria apoiar-se nos sintomas psicológicos da doença, como anedonia, desesperança, perda da autoestima, sentimentos de culpa e ideias de suicídio e. Entretanto, outros defendem a inclusão desses sintomas nos critérios diagnósticos da depressão em pacientes com câncer. Embora existam controvérsias quanto aos méritos da utilização dessas duas abordagens nas pesquisas, a *abordagem inclusiva* é recomendada no *setting* clínico[28].

Dor, fadiga e insônia são sintomas que frequentemente acompanham o câncer e podem ocorrer isoladamente, ou estarem associados, indicando a necessidade do diagnóstico diferencial com depressão. Os transtornos de ajustamento mistos com sintomas de ansiedade e depressão são prevalentes em pacientes com câncer e podem dificultar o reconhecimento do transtorno depressivo maior. Os transtornos de ajustamento são caracterizados pela presença de sintomas emocionais e/ou comportamentais em resposta a um estressor psicossocial identificável, cuja intensidade é maior do que seria esperado para a situação. Os sintomas não preenchem os critérios para um Transtorno Depressivo ou de Ansiedade, apesar de indicarem a necessidade de tratamento[27].

> **Barreiras para o Reconhecimento da Depressão em Pacientes com Câncer**

A depressão em pacientes com câncer frequentemente não é diagnosticada e, portanto, não tratada. A própria natureza da síndrome depressiva – sentimentos de desvalia e desespero – inibe a procura de cuidado e interfere com a capacidade dos pacientes para avaliar a distorção emocional e cognitiva decorrente da depressão. Os pacientes atribuem a disforia vivenciada por eles ao conhecimento do diagnóstico de câncer e às dificuldades dos tratamentos[28].

As barreiras para o tratamento da depressão em pacientes com câncer podem decorrer da incerteza sobre o diagnóstico e o tratamento, além do tempo, por vezes limitado, para investigar questões emocionais, além dos custos associados ao tratamento. Especialistas em saúde mental frequentemente trabalham separados dos oncologistas, tanto pela organização e localização dos serviços de saúde, como pela dificuldade de cobertura dos seguros de saúde, resultando em um aumento da procura de serviços médicos pelos pacientes, e aumento da permanência nos hospitais, levando inevitavelmente a um aumento dos custos do tratamento[29].

A metade dos pacientes deprimidos em um serviço de oncologia foi reconhecida por médicos e enfermeiras[30]. Nesse artigo os autores fizeram os seguintes comentários: "os médicos não perguntam e os pacientes com câncer não falam sobre os sintomas. Eles querem parecer fortes e, assim, o oncologista não vai desistir deles". Maguire *et al.*[31] documentaram que médicos britânicos, atendendo pacientes com câncer, consideravam que caso os pacientes tivessem problemas psicológicos "sérios o suficiente para procurar ajuda", iriam consultá-los e solicitar tratamento (Figura 11.1). Os médicos percebiam que uma conversa poderia tomar muito tempo. Nesse trabalho, observou-se que os médicos utilizaram estratégias que os distanciavam das emoções: mudar de

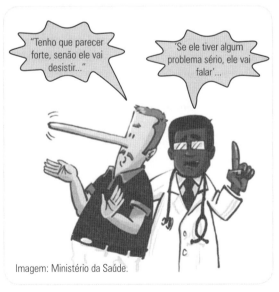

FIGURA 11.1.

assunto, ignorar pistas e fazer reafirmações prematuras. Em trabalho recente, foram avaliados 2.297 pacientes de 34 centros de tratamento oncológico, e 34,7% dos pacientes com transtornos psiquiátricos não foram avaliados adequadamente.

Impacto da Depressão em Pacientes Oncológicos

A depressão tem sido associada a um pior prognóstico e ao aumento da mortalidade[23]. Pacientes com depressão podem aderir pouco aos esquemas de tratamentos para o câncer, ou podem se engajar em comportamentos prejudiciais à saúde, como, por exemplo, fumar[32]. Fatores biológicos como a desregulação do eixo hormonal associado ao estresse e o aumento da resposta inflamatória são comuns em pacientes com transtornos depressivos, e têm sido considerados como possíveis mecanismos patológicos responsáveis por um pior prognóstico de pacientes com câncer[13].

A depressão está associada ao maior número de dias no hospital para o tratamento do câncer. Prieto et al.[33] estudaram prospectivamente o impacto da morbidade psiquiátrica no tempo de permanência de pacientes com câncer hematológico, hospitalizados para transplante de células-tronco. Esses autores observaram que o diagnóstico de transtornos do humor, ansiedade ou de ajustamento estavam associados com maior permanência no hospital.

A depressão aumenta mais o desejo de abreviar a vida em pacientes com câncer avançado do que a presença de dor[34]. A presença de transtornos psiquiátricos em pacientes com câncer avançado aumenta em até 7,9 vezes mais o risco de seus cuidadores também preencherem critérios para qualquer transtorno psiquiátrico. Os cuidadores têm taxas de transtornos psiquiátricos similares àquelas dos pacientes com câncer avançado[23].

Tratamentos Farmacológicos e Não Farmacológicos Utilizados na Depressão e Dor em Pacientes Oncológicos

Apesar da elevada prevalência da depressão em pacientes com câncer, apenas 2% destes pacientes recebem tratamento especializado[35]. A depressão é uma condição tratável em pacientes com câncer, até mesmo para aqueles que estão em fase avançada ou em cuidados paliativos. Entretanto, menos da metade dos pacientes que estão em cuidados paliativos e que apresentam sintomas depressivos de moderados a graves estão em uso de antidepressivos[2]. Os transtornos depressivos respondem bem às intervenções farmacológicas e às formas estruturadas de psicoterapia. Alguns estudos têm demonstrado que a combinação da farmacoterapia com a psicoterapia é mais efetiva no tratamento das depressões graves e da dor crônica do que qualquer uma das duas modalidades isoladamente. Os *guidelines* para o tratamento da depressão têm sido publicados por uma variedade de organizações, incluindo a "National Institute for Clinical Excellence", "American Psychiatric Association" e a "Canadian Psychiatric Association", e podem ser aplicados aos transtornos depressivos apresentados por pacientes com câncer.

Os fatores comórbidos que contribuem para a depressão em pacientes com câncer requerem tratamentos prévios ou simultâneos. Quando a dor coexiste com os transtornos do humor, a sua avaliação e tratamento são essenciais para a efetividade do tratamento da depressão[36]. A Organização Mundial da Saúde (OMS) desenvolveu a escada analgésica que orienta os passos para o tratamento farmacológico da dor. Essa escada analgésica contém três degraus, conforme pode ser observado na Figura 11.2. Cada degrau apresenta medicações com mecanismos farmacológicos diferentes, que agem em diferentes pontos do trajeto percorrido pelo estímulo nociceptivo. Esses grupos de fármacos são associados nos diferentes níveis, e essa associação é denominada analgesia multimodal. Alguns estudos têm proposto o acréscimo de um último degrau à escada analgésica, onde seriam colocados os bloqueios anestésicos e os procedimentos cirúrgicos. Apesar da utilização desses recursos, nem todos os pacientes obtêm alívio de seu sofrimento, indicando um processo complexo, que envolve a gênese e manutenção da dor.

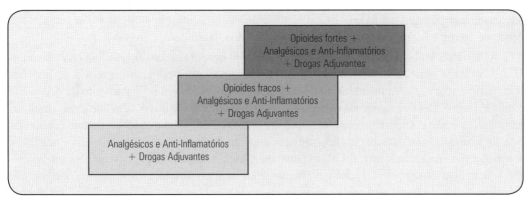

FIGURA 11.2. Escada analgésica da Organização Mundial da Saúde (OMS)

Antidepressivos

Pacientes com câncer utilizam vários medicamentos, toleram pouco os efeitos colaterais dos antidepressivos e necessitam de rápida resposta para o alívio dos seus sintomas. Esses aspectos devem ser considerados na escolha dos antidepressivos, porque eles vão influenciar a taxa de resposta ao tratamento ou o abandono precoce do seu uso, seja pela intolerância aos efeitos colaterais ou ausência de resposta. O mecanismo de ação dos novos antidepressivos tem ampliado o tratamento devido à sua ação em receptores 5HT2, 5HT3 e H1, com melhora da náusea e dos vômitos, e nos receptores serotoninégicos e noradranérgicos, que, além de melhorar os sintomas depressivos, tem efeitos antidor e fadiga, que, frequentemente, acompanham o câncer[13,37].

As evidências disponíveis sugerem que os transtornos depressivos respondem bem aos antidepressivos tricíclicos (TCA), aos inibidores seletivos da recaptação de serotonina (ISRS), à mirtazapina e à mianserina[37]. Os inibidores seletivos da recaptação da serotonina (ISRS) são os mais estudados no tratamento da Depressão Maior e no Transtorno Distímico, embora as intervenções psicoterápicas, os psicoestimulantes e a eletroconvulsoterapia também tenham demonstrado efetividade em alguns estudos[36].

Os antidepressivos com dupla ação, como os inibidores da recaptação de serotonina e noradrenalina, devem ser considerados nas depressões com dor neuropática por causa das suas propriedades antidor, similares aos tricíclicos. Apesar dos tricíclicos serem efetivos na depressão e na dor em pacientes com câncer, por causa dos efeitos colaterais, são considerados medicamentos de segunda escolha. Sintomas cognitivos respondem bem aos antidepressivos serotoninérgicos, enquanto os sintomas neurovegetativos respondem menos. Os sintomas neurovegetativos respondem melhor aos agentes que modulam o funcionamento catecolaminérgico, como os antidepressivos com dupla ação, a bupropiona, os psicoestimulantes ou o modafinil. Os psicoestimulantes devem ser utilizados quando a expectativa de vida é menor do que duas a três semanas, embora a eficácia do metilfenidato nessa população ainda necessite de comprovação em estudos controlados[2].

O número de estudos de intervenção avaliando o uso de antidepressivos em pacientes com câncer tem aumentado[7,36]. A metanálise realizada por Gill & Hatcher[37] sobre o uso de antidepressivos nas depressões associadas às doenças médicas, na qual foram avaliados 18 estudos, perfazendo um total de 838 pacientes, indicou a superioridade dos antidepressivos em relação ao placebo, e maior efetividade dos tricíclicos comparados com aos ISRS, porém com menor tolerância e maior número de interrupções do tratamento. Dois estudos foram realizados em pacientes com câncer (mama e ovário). A mianserina apresentou boa eficácia e segurança nas doses de 30 mg a 60 mg, além de menor abandono dos tratamentos (*drop-outs*).

A efetividade dos tratamentos farmacológicos e psicoterapêuticos foi avaliada no tratamento da depressão maior e de sintomas depressivos, em pacientes com câncer, em duas revisões sistemáticas recentes. Na primeira revisão, a paroxetina foi efetiva no tratamento da depressão maior e na redução dos sintomas depressivos. A fluoxetina foi efetiva na redução de sintomas depressivos e não demonstrou ser efetiva na redução da depressão maior. No entanto, a fluoxetina foi utilizada em doses baixas (20 mg) e a duração do estudo foi de apenas cinco semanas. A mianserina, um tetracíclico, foi efetiva na redução de sintomas depressivos[38]. Na outra revisão sistemática, Rodin *et al.* (2007) avaliaram a eficácia de tratamentos farmacológicos e não farmacológicos no tratamento da depressão em pacientes com câncer. Foram incluídos apenas sete estudos com terapias farmacológicas e quatro estudos com terapias não farmacológicas. Em dois estudos, a mianserina foi superior ao placebo na redução de sintomas. Em um estudo, o alprazolam foi superior a uma técnica de relaxamento muscular progressivo. Nos outros quatro estudos, não foram observadas diferenças significativas entre os grupos nas avaliações da depressão, embora tenha sido observada uma redução dos sintomas depressivos em todos os grupos com tratamentos ativos (fluoxetina *versus* desipramina, paroxetina *versus* amitriptilina).

Os estudos clínicos ainda não permitem estabelecer conclusões definitivas sobre quais antidepressivos são mais efetivos ou melhores tolerados por pacientes com câncer em geral, ou em sítios específicos. Portanto, a escolha deve ser orientada pelo custo, perfil de efeitos colaterais, potencial de interação, histórico de resposta no passado e, ainda, expectativa de vida do paciente. É importante observar que os novos antidepressivos, como o escitalopram, citalopram, mirtazapina, venlafaxina, duloxetina e bupropiona, ainda não foram sistematicamente avaliados em populações de pacientes com câncer.

Encontramos alguns estudos de intervenção e série de casos com descrição dos efeitos de alguns antidepressivos utilizados em pacientes com câncer, depressão e dor. A mirtazapina é muito útil, porque, além dos efeitos antidepressivos, melhora o apetite, a dor, a náusea, a ansiedade e a insônia. A bupropiona reduz a fadiga e a dor em pacientes com câncer, devido à redução do fator alfa de necrose tumoral. Entretanto, esse antidepressivo deve ser utilizado com cautela em pacientes com câncer avançado porque diminui o limiar e aumenta o risco de crises convulsivas[2]. Na Tabela 11.1, apresentamos os antidepressivos mais utilizados em pacientes com câncer, com as doses habituais, os efeitos de inibição das enzimas do citocromo P 450 (CYP 450), as vantagens e os efeitos colaterais mais frequentes.

Benzodiazepínicos

O uso de benzodiazepínicos pode reduzir as queixas de dor, porém esse efeito está relacionado às propriedades psicotrópicas dessas drogas, como alívio da ansiedade e, em alguns casos, da depressão. As evidências para o uso de benzodiazepínicos em pacientes oncológicos, principalmente o alprazolam, têm sido observadas no tratamento dos transtornos de ajustamento e na náusea antecipatória relacionada à quimioterapia[36]. Apesar de a experiência clínica

Tabela 11.1
Antidepressivos Utilizados em Pacientes Oncológicos: Doses Utilizadas, Vantagens, Efeitos Colaterais e Precauções

Agentes	Dose Inicial	Dose Habitual	Dose Máxima	Inibição CYP 450	Vantagens	Efeitos Colaterais	Precauções
ISRS						*ISRS e ISRN*	*ISRS e ISRN*
Escitalopram	5	10	30	2D6	Poucos efeitos colaterais	Gastrintestinais, náusea, anorexia, tonturas, cefaleia, tremores, disfunção sexual, aumenta a ansiedade	Síndrome serotoninérgica, risco de sangramento, crises convulsivas, hiponatremia (raro)
Citalopram	10	20	40-60	2D6	Sedação moderada		
ISRN							
Venlafaxina XR	75	150-225	300	Nenhum	Pode auxiliar nas ondas de calor	Taquicardia, boca seca, retenção urinária	A interrupção e retirada da dose deve ser gradual; hipertensão (rara)
Outros							
Mirtazapina	7,5	15-30	45	Nenhum	Melhora o sono, o apetite e a ansiedade		Sedação grave (ocasional)
Trazodona	25	50-100	200	Nenhum	Não tem risco de habituação	Sedação	Priaprismo (raro)
Estimulantes							
Metilfenidato	2,5-5	10	20	Nenhum	Efeitos rápidos ("padrão-ouro"). Apresentações com liberações prolongadas	Ansiedade, tremores, insônia, boca seca, palpitações, irritabilidade, tonturas, arritmia	Descompensação cardíaca em idosos com doenças cardíacas. Confusão em pacientes com comprometimento cognitivo

Adaptado de Miovic et al., 2007
ISRS: Inibidor Seletivo da Recaptação de Serotonina; ISRN: Inibidor seletivo da Recaptação de Noradrenalina; CYP 450: grupo de enzimas do citocromo P 450.

sugerir o uso de benzodiazepínicos na dor neuropática lancinante e na dor crônica e ansiedade concomitante, em cujos casos o clonazepam e o alprazolam são os agentes de escolha, as evidências na literatura são insuficientes para apoiar que esses efeitos ocorram de forma independente dos efeitos no humor e na hipervigilância[39]. Os benefícios dos benzodiazepínicos como co-adjuvantes no tratamento da dor devem ser considerados no contexto e potencial que esses medicamentos têm para o desenvolvimento de prejuízo cognitivo, dependência física e psicológica, piora da depressão, overdose e outros efeitos colaterais.

> ## Terapia Cognitivo-Comportamental e Intervenções Psicossociais

Os tratamentos psicoterápicos têm como objetivo reduzir o sofrimento emocional, melhorar a habilidade de lidar com as situações, aumentar o senso de controle e focar na resolução de problemas. No modelo de intervenção de crise, o terapeuta tem um papel ativo, com enfoque na avaliação das circunstâncias e superação dos momentos de crise. As terapias cognitivas tentam corrigir as concepções errôneas e medos exagerados. Considera explicações possíveis e diferentes para as situações vivenciadas e identificam quais aspectos podem ser melhorados. Promove um senso de controle da situação e ajuda o indivíduo a evitar o enfoque em pensamentos ou situações negativas. As intervenções educacionais podem trazer informações úteis, que auxiliam tanto o paciente, como a equipe médica e a família na compreensão das suas reações emocionais à doença.

A terapia cognitiva comportamental e os grupos de suporte foram efetivos na redução de sintomas depressivos em pacientes com câncer na revisão feita por Williams e Dale (2006).[38] A eficácia de tratamentos não farmacológicos no tratamento da depressão em pacientes com câncer foi também avaliada em outra revisão sistemática, e dois estudos obtiveram resultados positivos[36]. No primeiro estudo, pacientes submetidos a uma intervenção realizada pela equipe de enfermagem, que consistia em educação sobre depressão, apresentaram melhora da depressão e dos sintomas depressivos, comparados com pacientes em cuidados rotineiros. Nesse estudo, problemas metodológicos, como o uso de antidepressivos pelos pacientes, podem ter interferido nos resultados. No segundo estudo, a intervenção consistia em orientações para pacientes com escores altos de sintomas depressivos. Os pacientes que receberam a orientação, comparados com pacientes em cuidados rotineiros, apresentaram redução dos sintomas depressivos ao final da intervenção[36]. Os resultados dessas revisões sistemáticas sugerem que as intervenções psicoterápicas melhoram os sintomas depressivos em pacientes com câncer, embora os dados sejam insuficientes para avaliar a eficácia dos antidepressivos e das intervenções psicoterápicas para tratar a *depressão maior* em pacientes com câncer.

➤ Conclusão

A ênfase atual da dor em pacientes oncológicos não contempla somente os componentes físicos da dor, mas também os aspectos psicossociais. As relações entre dor e depressão são bidirecionais, tanto a dor pode desencadear síndromes depressivas em pacientes com câncer, como os sintomas depressivos aumentam a intensidade da dor. Portanto, o diagnóstico e tratamento da depressão em pacientes com dor devem incluir a abordagem dos fatores que influenciam a expressão dos sintomas depressivos e da dor, de como estes fatores interagem e do uso de intervenções de diferentes naturezas, pela equipe envolvida no atendimento de pacientes com câncer.

➤ Referências Bibliográficas

1. Reyes-Gibby CC, Aday L, Anderson KO et al. Pain, depression, and fatigue in community-dwelling adults with and without a history of cancer. J Pain Symptom Manage. 2006; 32(2):118-128.
2. Miovic M, Block S. Psychiatric disorders in advanced cancer. Cancer. 2007; 110(8):1665-1676.
3. Peteet J, Tay V, Cohen G, et al. Pain characteristics and treatment in an outpatient cancer population. Cancer. 1986; 57(6):1259-1265.
4. Pimenta C, Ferreira K. Dor no doente com câncer. In Pimenta C, Mota D, Cruz D, editors.Dor e cuidados paliativos. 2006, Editora Manole: Barueri. p. 124-165.
5. Saunders C, Doyle D, Hanks G, et al. Oxford Textbook of Palliative Medicine. 3th ed. Oxford: Oxford University 2004.
6. World Health Organization In *Palliative Care*, Organization WH, Editor. 2002.
7. William D, Keefe F. Pain beliefs and the use of cognitive-behavioral coping strategies. Pain. 1991;46(2):185-190.

8. Tavoli A, Montazeri A, Roshan R et al. Depression and quality of life in cancer patients with and without pain: the role of pain beliefs. BMC Cancer. 2008; 8:177.
9. Juver PSJ, Verçosa N. Depressão em pacientes com dor no câncer avançado. Rev. Bras Anestesiol. 2008; 58(3):287-298.
10. Bruera E, Kim HN. Cancer pain. JAMA. 2003; 290(18):2476-2479.
11. Foley K. Advances in cancer pain. Arch Neurol. 1999;56(4):413-7.
12. Ahmedzai S. Recent clinical trials of pain control: impact on quality of life. Eur J Cancer. 1995; 31A (Suppl 6):2-7.
13. Evans D, Charney D, Lewis L et al. Mood disorders in the medically ill: scientific review and recommendations. Biol Psychiatry. 2005; 58(3):175-189.
14. Souza F, Ribeiro R, Silva M et al. Depressão e ansiedade em pacientes com Câncer de Mama. Revista de Psiquiatria Clínica. 2000; 27(4):207-214.
15. Bottino S, Litvoc J. Prevalência e impacto do Transtorno do Estresse Pós-Traumático na qualidade de vida das mulheres recém-diagnosticadas com câncer de mama[Doctoral]. São Paulo: Universidade de São Paulo 2009.
16. Fallowfield L, Ratcliffe D, Jenkins V et al. Psychiatric morbidity and its recognition by doctors in patients with cancer. Br J Cancer. 2001; 84(8):1011-1015.
17. Harter M, Woll S, Wunsch A et al. Screening for mental disorders in cancer, cardiovascular and musculoskeletal diseases. Comparison of HADS and GHQ-12. Soc Psychiatry Psychiatr Epidemiol. 2006; 41(1):56-62.
18. Botega N, Bio M, Zomignani M et al. Mood disorders among inpatients in ambulatory and validation of the anxiety and depression scale HAD. Rev Saude Publica. 1995; 29(5):355-363.
19. Castro M, Quarantini L, Batista-Neves S et al. Validity of the hospital anxiety and depression scale in patients with chronic pain. Rev Bras Anestesiol. 2006; 56(5):470-477.
20. Spiegel D, Sands S, Koopman C. Pain and depression in patients with cancer. Cancer. 1994; 74(9):2570-2578.
21. Palesh OG, Collie K, Batiuchok D et al. A longitudinal study of depression, pain, and stress as predictors of sleep disturbance among women with metastatic breast cancer. Biol Psychol. 2007; 75(1):37-44.
22. Gagliese L, Gauthier L, Rodin G. Cancer pain and depression: a systematic review of age-related patterns. Pain Res Manag. 2007; 12(3):205-211.
23. Ciaramella A, Poli P. Assessment of depression among cancer patients: the role of pain, cancer type and treatment. Psychooncology. 2001; 10(2):156-165.
24. Raison C, Demetrashvili M, Capuron L et al. Neuropsychiatric adverse effects of interferon-alpha: recognition and management. CNS Drugs. 2005; 19(2):105-123.
25. Fawzy I, Greenberg D. Oncology. In Rundell JR, Wise MG, editors.Textook of consultation-liaison psychiatry. 1996, The American Psychiatric Press: Washington (DC). p. 351-364.
26. Miguel E, Rauch S, Leckman J. Neuropsiquiatria dos gânglios da base. The psychiatric clinics of north américa. São Paulo Lemos; 1998.
27. Diagnostic and statistical manual of mental disorders 4th ed. Washington (DC): American Psychiatric Association; 1994.
28. Bottino S, Fraguas R, Gattaz W. Depressão e Câncer. Rev Psiq Clin. 2009; 36(3):109-115.
29. Greenberg D. Barriers to the treatment of depression in cancer patients. J Natl Cancer Inst Monogr. 2004; 32:127-135.
30. Hardman A, Maguire P, Crowther D. The recognition of psychiatric morbidity on a medical oncology ward. J Psychosom Res. 1989; 33(2):235-239.
31. Maguire P. Improving the detection of psychiatric problems in cancer patients. Soc Sci Med. 1985; 20(8):819-823.
32. Hewitt M, Rowland J. Mental health service use among adult cancer survivors: analyses of the National Health Interview Survey. J Clin Oncol. 2002; 20(23):4581-4890.
33. Prieto J, Blanch J, Atala J et al. Psychiatric morbidity and impact on hospital length of stay among hematologic cancer patients receiving stem-cell transplantation. J Clin Oncol. 2002; 20(7):1907-1917.
34. O'Mahony S, Goulet J, Kornblith A et al. Desire for hastened death, cancer pain and depression: report of a longitudinal observational study. J Pain Symptom Manage. 2005; 29(5):446-457.

35. McCartney C, Cahill P, Larson D et al. Effect of a psychiatric liaison program on consultation rates and on detection of minor psychiatric disorders in cancer patients. Am J Psychiatry. 1989; 146(7):898-901.
36. Rodin G, Lloyd N, Katz M et al. The treatment of depression in cancer patients: a systematic review. Support Care Cancer. 2007; 15(2):123-136.
37. Gill D, Hatcher S. Antidepressants for depression in medical illness. Cochrane Database Syst Rev. 2000; 4:CD001312.
38. Williams S, Dale J. The effectiveness of treatment for depression/depressive symptoms in adults with cancer: a systematic review. Br J Cancer. 2006; 94(3):372-390.
39. Reddy S, Patt R. The benzodiazepines as adjuvant analgesics. J Pain Symptom Manage. 1994; 9(8):510-514.

Capítulo **12**

Depressão e Dor no Idoso

Vanessa de Albuquerque Cítero
Theodora Karnakis

➢ A Dor no Idoso

Dor é a queixa clínica mais comum na população idosa, correspondendo a 73% das queixas relatadas por idosos da comunidade[1]. Dados estatísticos revelam que a prevalência da dor crônica no idoso varia de 25% a 50%, sendo que para idosos moradores em instituições de longa permanência esta taxa sobe para 45%-80%[1-3]. Com o avançar da idade, esta expressiva prevalência assume maior importância diante de seu elevado impacto na limitação funcional global do idoso[4].

Dentre as causas de dor mais frequentes na população idosa encontramos alterações musculoesqueléticas (osteoartrite, lombalgia, gota, fraturas, degeneração da coluna e dor oncológica), neuropáticas (neuropatia diabética, neuropatia herpética, nevralgia do trigêmio, dor pós-acidente vascular cerebral, dor radicular secundária à doença degenerativa da coluna e dor oncológica) e reumatológicas (artrite reumatoide, fibromialgia e polimialgia reumática)[1,2].

Avaliação Multidimensional da Dor

Ao abordar a dor no idoso estaremos avaliando habitualmente a presença de uma série de limitações preexistentes que normalmente se acumularam ao longo de sua vida e que repercutem em sua capacidade funcional física e mental. Embora os critérios para avaliação da dor em idosos sejam semelhantes aos estabelecidos para adultos, a avaliação e o manejo da dor geriátrica é um desafio. Muitas vezes, os idosos apresentam dificuldade em relatar sua dor, por acreditarem que ela possa ser parte normal do envelhecimento, por apresentarem alterações cognitivas e sensoriais, ou por medo de saberem a causa e o que deverá ser feito para resolvê-la[3].

Dor é uma manifestação multifatorial, decorrente de uma relação complexa entre os domínios fisiológico, psicológico e social, dificultando o estabelecimento de uma proposta terapêutica ideal para a população idosa[1,4]. A avaliação se torna ainda mais complicada devido ao fato de existir variação na expressão da dor e de seus fatores, não apenas entre os idosos, mas, ao longo do tempo, para o mesmo idoso[1,3]. Diante desta complexidade, os idosos necessitam de uma avaliação cautelosa, multidimensional e frequentemente multidisciplinar. A avaliação visa abordar:
- *Fatores socioculturais:* diferentes culturas apresentam maneiras diversas de lidar e de abordar a dor. O suporte social e econômico é fundamental em diversos níveis e o

envolvimento com familiares e amigos fornece diversão e experiências prazerosas que afastam o contato constante com a dor. Conhecer os aspectos sociais e culturais do idoso ajuda na abordagem terapêutica da dor.

- *Fatores psicoemocionais:* a presença de sintomas depressivos e ansiosos piora a intensidade da dor[4].
- *Crenças espirituais:* muitas crenças podem trazer alívio e benefícios, assim como sentimentos de culpa e punição na experiência da dor.
- *Estado psíquico:* a avaliação cognitiva do idoso é fundamental para uma adequada avaliação da dor, pois idosos com quadro demencial apresentam maneiras diversas de expressar a dor. Outro problema é a presença de quadros de *delirium*, que pode supervalorizar ou negligenciar a queixa dolorosa.
- *Múltiplas comorbidades e polifarmácia:* a população idosa apresenta múltiplas comorbidades associadas e, muitas vezes, dois ou mais tipos de dor. Na história clínica é fundamental a abordagem do uso de medicações prévias para dor, sua efetividade e seus efeitos colaterais. A polifarmácia, decorrente das múltiplas comorbidades, deve ser avaliada, assim como as interações medicamentosas, evitando ao máximo as associações desnecessárias e muitas vezes tóxicas para o idoso. Ao se inserir uma nova medicação, é imperativo que o médico avalie qual será o risco e o benefício da conduta.
- *Correlação com a funcionalidade:* ao avaliar a dor no idoso, além de se abordar suas características (intensidade, frequência, localização, duração, fatores de melhora ou piora), deve ser observado qual o seu impacto sobre a funcionalidade, considerando as atividades básicas de vida diária e atividades instrumentais de vida diária[1,5].

Dor nos Pacientes Demenciados

A expressão de dor no paciente com demência muitas vezes pode ser negligenciada ou subtratada[4,6,7]. É fundamental avaliarmos mudanças comportamentais como agitação, alteração da ingestão alimentar, apatia, confusão e insônia. Causas orgânicas devem ser descartadas e analgesia empírica pode ser instituída para conforto do paciente[6,7].

Tratamento da Dor

A avaliação multidimensional da dor permite uma programação do tratamento no idoso, sendo fundamental um monitoramento constante com reavaliações, visando o melhor controle de dor nesta população[1,4,8]:

- *Tratamento Medicamentoso:* o uso de medicamentos deve ser ponderado conforme sua indicação, com ajuste de doses e efeitos colaterais:
  - *Analgésico simples e Anti-inflamatório Não Hormonal (AINH):* cuidados especiais do uso de AINH devido ao maior risco de sangramento gastrointestinal e insuficiência renal.
  - *Opioides:* os idosos apresentam maior sensibilidade ao uso de opioides, sendo necessário um ajuste reducional da dose inicial.
  - *Adjuvantes:* corticoides, antidepressivos, anticonvulsivantes podem ser prescritos conforme sua indicação e tolerabilidade.
- Estratégias não farmacológicas:
  - Exercício: força muscular, equilíbrio, alongamento, *tai chi,* condicionamento físico.

- Métodos físicos: gelo, calor, massagem.
- Psicoterapia: cognitivo-comportamental, analítica, interpessoal.
- Quiropraxia, acupuntura, fisioterapia.
- Terapias alternativas: *shiatsu*, meditação, ervas medicinais.

> Depressão no Idoso

Aspectos Epidemiológicos da Depressão em Idosos

A prevalência de depressão maior é geralmente menor em idosos do que em adultos jovens[9], sendo estimada em 1% a 4%[10,11]. Este dado foi confirmado pelo *Epidemiologic Catchment Area Study*, que encontrou a prevalência de 0,9% de transtorno depressivo maior ao longo de um ano entre idosos com 65 anos ou mais, comparados com 2,3% de prevalência para indivíduos entre 45 e 64 anos, e 3,9% para aqueles entre 30 e 44 anos[12].

No caso de o idoso apresentar alguma doença clínica, a prevalência de depressão com repercussão clínica (seja preenchendo critérios para depressão maior ou não) sobe para a faixa entre 10% e 43%[13].

Outro fator que interfere com a prevalência do transtorno depressivo maior é o ambiente em que o idoso vive[9], sendo que os que vivem em suas casas apresentam prevalência de 13,5%[14], enquanto aqueles que vivem em residenciais (instituições de longa permanência) apresentam 20,3%[15]. Um estudo realizado na Holanda, em 65 residenciais para idosos, identificou a prevalência de depressão em 26,9%, sendo que se o idoso tivesse se mudado de sua casa para o residencial, a prevalência chegava a 34,3%, bem maior do que quando o idoso saía de um hospital para o residencial (19,7%)[16].

A depressão subsindrômica também tem prevalência menor em idosos do que em adultos jovens, ficando na faixa entre 15% e 30%[17]. Assim como na depressão maior, o idoso que reside em casa apresenta menor prevalência de distimia (1,7%)[9], enquanto pacientes inscritos numa clínica para tratamento da depressão em idosos chegam a ter o mesmo diagnóstico dez vezes mais (17,9%)[18].

A prevalência de depressão em mulheres idosas é maior do que em homens idosos[19], assim como ocorre na população geral. Entre os idosos, a doença física e a incapacidade funcional são os principais fatores de risco para depressão[20,21], assim como os déficits cognitivos, o declínio funcional, a perda de função social, a falta de suporte social e os eventos negativos de vida[10,14,22]. A depressão aparece como uma comorbidade de outras doenças com frequência[23], aumentando o risco de suicídio nesta população[24,25].

Apresentação Clínica e Diagnóstico

A depressão geriátrica apresenta-se de forma diferente em relação à depressão em adultos mais jovens. Por exemplo, idosos deprimidos expressam menos sentimentos de culpa do que os adultos muitas vezes desconsiderando ou negando o humor depressivo e exacerbando os sintomas somáticos (Quadro 12.1). É a depressão "mascarada", na qual o paciente relata sintomas físicos e não sintomas afetivos.

O estudo de Licht-Strunk e cols.[26] estudaram a história natural da depressão maior em 234 pacientes com 55 anos ou mais, acompanhados em 32 clínicas de atenção primária, na Holanda, ao longo de três anos. A cada seis meses, a presença de sintomas depressivos e a sua gravidade foram avaliadas utilizando-se o *Diagnostic and Statistical Manual of Mental Disorders 4th*

	Quadro 12.1 **Aspectos Clínicos da Depressão Geriátrica**
	Comparados com adultos jovens deprimidos, os idosos apresentam:
Maior	• Desconsideração ou negação de humor depressivo • Preocupação com sintomas somáticos: perda de apetite, anedonia, anergia, insônia, constipação, dor nas costas • Queixa subjetiva de memória
Menos	• Culpa • Necessidade de buscar ajuda psiquiátrica • Aceitar explicação psicológica para sua doença

(DSM-IV)[27] e a Escala de Depressão de Montgomery Åsberg. Foi identificado que o tempo mediano de duração do episódio depressivo maior no idoso foi de 18 meses, sendo que 35% deles se recuperaram em até um ano, 60% em até dois anos e 68% em até três anos. Pacientes com maior gravidade de sintomas depressivos no início do quadro, com história familiar para depressão e pior funcionamento físico, apresentaram maior tempo para a recuperação do quadro depressivo. A funcionalidade dos pacientes permaneceu limitada naqueles que apresentavam depressão crônica, mas não naqueles que se recuperaram. Os autores do estudo concluíram que o prognóstico da depressão em idosos em atendimento na atenção primária é pobre.

Depressão e Demência

Em idosos acima de 65 anos, os transtornos depressivos maiores podem ser caracterizados por prejuízo cognitivo, constituindo uma síndrome chamada de pseudodemência, e por agitação ou retardo psicomotor[9]. Como resultado, os sintomas depressivos são frequentemente mascarados e podem aparentar, no início, sintomas de prejuízo cognitivo ou sinal precoce de doenças neuroendócrinas e outras doenças crônicas. Estas características tornam necessária a realização de exame físico e avaliação laboratorial completa do idoso com suspeita de depressão. A pseudodemência, atualmente chamada de síndrome demencial da depressão, é a depressão cursando com o prejuízo cognitivo, o qual é reversível. Tais pacientes costumam ter início agudo da sintomatologia depressiva, inclusive sintomas afetivos quando comparados com pacientes com demência progressiva, e apresentam boa resposta quando usam antidepressivos.

Depressão e demência frequentemente se sobrepõem no paciente idoso. Pacientes com demência progressiva primária (Mal de Alzheimer, Multi-infartos etc.) frequentemente desenvolvem depressão nas fases leve e moderada da demência, quando o idoso mantém períodos de lucidez, com crítica da perda cognitiva que vem apresentando. Sintomas de depressão subsindrômica são mais comuns do que a presença de transtorno depressivo maior. Quando o idoso com quadro demencial apresenta transtorno depressivo maior, geralmente há presença de história familiar ou antecedentes pessoais prévios do mesmo transtorno.

Dessa forma, podemos classificar os quadros depressivos em idosos como apresentados no Quadro 12.2.

Depressão Ansiosa

Depressão ansiosa é um diagnóstico não formalmente reconhecido como transtorno psiquiátrico, mas o termo é largamente utilizado para descrever o quadro clínico de sintomas de depressão e ansiedade coexistentes de forma proeminente, seja porque o paciente preenche critérios para ambas as patologias (depressão maior e ansiedade), seja porque o paciente apresenta

Quadro 12.2
Quadros Depressivos em Idosos

Origem	O que é	Diagnósticos possíveis
Primária	• O idoso tem antecedentes pessoais de algum tipo de depressão	• Transtorno Depressivo Grave • Transtorno Depressivo Moderado • Transtorno Depressivo Leve • Distimia
Secundária	• Os sintomas depressivos aparecem em consequência à presença de doença física e/ou seu tratamento	• Episódio Depressivo do quadro demencial leve/moderado • Episódio depressivo por outra condição clínica (por exemplo, doença de Parkinson) • Reação psicológica à incapacidade
Comorbidade	• Os sintomas de depressão coexistem com outra doença clínica, mas sem inter-relação entre elas	• Episódio depressivo

depressão maior com sintomas de ansiedade subsindrômicos[28]. Comportamentos ansiosos comuns em idosos consistem na busca por segurança (por exemplo, ligar para o médico repetidamente enquanto espera o resultado de exames) e na checagem (por exemplo, medição repetida e exagerada da pressão sanguínea).

Depressão e Suicídio em Idosos

Um fator de grande preocupação é que a presença de transtorno depressivo maior em idosos é um forte preditor de suicídio, sendo que a maioria daqueles que comete suicídio foi avaliada por seu médico clínico até um mês antes de sua morte[29-31]. Apesar das baixas taxas de depressão em idosos, as taxas de suicídio são maiores nesta faixa etária (65 anos ou mais) do que em qualquer outra[25,32].

A presença de depressão também pode influenciar a tomada de decisão do idoso sobre as condutas desejadas em caso de terminalidade, contribuindo para a recusa de ressuscitação cardiopulmonar, ventilação mecânica ou dieta parenteral, não por uma decisão ética e existencial, mas pela vivência depressiva[33]. Após a melhora do quadro depressivo, estes idosos tendem a mudar de decisão[33].

Critérios Diagnósticos da Depressão no Idoso

O diagnóstico de depressão no idoso é problemático, pois tanto o paciente quanto o seu cuidador pode acreditar que deprimir é normal no processo de envelhecimento, retardando assim a busca de ajuda terapêutica[9]. Um outro problema decorre das múltiplas queixas do idoso depressivo, tornando difícil o diagnóstico e o tratamento da depressão[34].

O DSM-IV[27] considera que cinco de nove sintomas (alteração de apetite, despertar precoce, variação diurna do humor, fadiga ou perda de energia, agitação ou retardo psicomotor, sentimento de inutilidade e culpa, diminuição da concentração, redução da libido e ideias de morte), presentes a, pelo menos, duas semanas, constituem critério para o diagnóstico de transtorno depressivo maior em adultos, enquanto apenas dois dos nove critérios, presentes por dois anos, são suficientes para o diagnóstico de distimia. Estes mesmos critérios são considerados para o diagnóstico em idosos; no entanto, a apresentação clínica da depressão tende a ser um pouco diferente, como apresentado no Quadro 12.1.

137

Neuroimagem em Depressão

Embora os estudos de neuroimagem não sejam usuais para o diagnóstico de depressão, diversas pesquisas têm mostrado a importância desta área para a compreensão deste diagnóstico em idosos. Depressão em idosos é associada com diminuição de volume cerebral, particularmente nas áreas frontais e temporais (giro cingulato e córtex orbitofrontal), mesmo quando a sintomatologia depressiva é subclínica[35]. Embora alguns estudos não mostrem relação entre depressão em idosos e alteração de volume do hipocampo[35], alguns fatores são considerados para sustentar a hipótese de que o hipocampo está implicado na patogênese do transtorno depressivo maior em adultos[36], incluindo o fato de que o hipocampo é uma região cerebral altamente sensível ao estresse[37] e que a depressão maior é uma doença altamente sensível ao estresse[38]. Novos estudos estão sendo desenvolvidos para esclarecer o funcionamento da depressão em idosos.

Tratamento de Quadros Depressivos

Os antidepressivos são efetivos em idosos com depressão maior e distimia[39,40]. Estudos recentes com pacientes idosos descrevem que fatores clínicos como história, duração e gravidade da depressão, comorbidade física, tratamento antidepressivo e aspectos psicossociais, como suporte social, predizem a resposta ao tratamento antidepressivo, curso da doença, declínio funcional e mortalidade[41-43]. Também apontam que a remissão da depressão pode ser mais lenta em idosos do que em adultos jovens[37].

Inibidores de recaptação seletiva de serotonina, como o escitalopram e a sertralina, são geralmente menos tóxicos do que os demais antidepressivos[13,44]. Sessenta a 80% dos pacientes respondem às medicações se prescritas de acordo com os diversos guias terapêuticos[45,46], apesar da melhora terapêutica completa levar de oito a 12 semanas e somente metade dos idosos responderem ao primeiro medicamento prescrito[47]. O tratamento deve ser continuado por, no mínimo, seis meses se for o primeiro episódio depressivo. No caso de o paciente já apresentar recidiva do quadro, o tratamento deve ser prolongado até dois anos ou mesmo indefinidamente.

Pacientes com comorbidade clínica e que estão sujeitos a interações medicamentosas devem ser cuidadosamente avaliados, em relação ao perfil farmacocinético e farmacodinâmico do antidepressivo escolhido. Baixa adesão e aspectos sociais podem negativamente afetar a resposta ao tratamento, sendo fundamental a educação do paciente em saúde[47].

Os benefícios clínicos da psicoterapia costumam se evidenciar no período de seis a oito semanas. O uso de antidepressivos deve ser considerado se não houver remissão completa dos sintomas nas primeiras 12 semanas de psicoterapia. Terapias psicossociais estruturadas são tão efetivas quanto os antidepressivos no tratamento da depressão moderada e podem sem mais efeitos na redução do risco de recorrência do quadro depressivo[48]. Terapia cognitivo-comportamental e terapia interpessoal têm sido mais estudadas, apresentando benefício para os idosos, justamente por serem técnicas breves, focadas no problema[28].

➤ Referências Bibliográficas

1. Bruckenthal P. Assessment of pain in the elderly adult. Clin Geriatr Med. 2008; 24(2):213-236.
2. Bernabei R, Gambassi G, Lapane K et al. Management of pain in elderly patients with cancer. SAGE Study Group. Systematic Assessment of Geriatric Drug Use via Epidemiology. JAMA. 1998; 279(23):1877-1882.
3. Helme R, Gibson S et al. Pain in older People. In Crombie I CP, Linton S.Epedemiology of pain. 1999, IASP Press: Seattle p. 103-12.
4. The management of persistent pain in older persons. J Am Geriatr Soc. 2002; 50(6 Suppl):S205-24.

5. Urban D, Cherny N, Catane R. The management of cancer pain in the elderly. Crit Rev Oncol Hematol. 2010; 73(2):176-183.
6. Benedetti F, Vighetti S, Ricco C et al. Pain threshold and tolerance in Alzheimer's disease. Pain. 1999; 80(1-2):377-382.
7. Gibson S, Helme R. Age-related differences in pain perception and report. Clin Geriatr Med. 2001; 17(3):433-456, v-vi.
8. Fine P. Opioid analgesic drugs in older people. Clin Geriatr Med. 2001; 17(3):479-487, vi.
9. Chapman D, Perry G. Depression as a major component of public health for older adults. Prev Chronic Dis. 2008; 5(1):A22.
10. Mojtabai R, Olfson M. Major depression in community-dwelling middle-aged and older adults: prevalence and 2- and 4-year follow-up symptoms. Psychol Med. 2004; 34(4):623-634.
11. Steffens D, Skoog I, Norton M et al. Prevalence of depression and its treatment in an elderly population: the Cache County study. Arch Gen Psychiatry. 2000; 57(6):601-607.
12. Weissman M, MB B, PJ L et al. Affective disorders. In Robins L,Regier D.Psychiatric disorders in America: the Epidemiologic Catchment Area Study. 1991, The Free Press: New York p. 53-80.
13. Charney D, Reynolds C, Lewis L et al. Depression and Bipolar Support Alliance consensus statement on the unmet needs in diagnosis and treatment of mood disorders in late life. Arch Gen Psychiatry. 2003; 60(7):664-672.
14. Bruce M, McAvay G, Raue P et al. Major depression in elderly home health care patients. Am J Psychiatry. 2002; 159(8):1367-1374.
15. Jones R, Marcantonio E, Rabinowitz T. Prevalence and correlates of recognized depression in U.S. nursing homes. J Am Geriatr Soc. 2003; 51(10):1404-1409.
16. Achterberg W, Pot A, Kerkstra A et al. Depressive symptoms in newly admitted nursing home residents. Int J Geriatr Psychiatry. 2006; 21(12):1156-1162.
17. Lavretsky H, Kumar A. Clinically significant non-major depression: old concepts, new insights. Am J Geriatr Psychiatry. 2002; 10(3):239-255.
18. Devanand D, Nobler M, Singer T et al. Is dysthymia a different disorder in the elderly? Am J Psychiatry. 1994; 151(11):1592-1599.
19. Blazer D, Burchett B, Service C et al. The association of age and depression among the elderly: an epidemiologic exploration. J Gerontol. 1991; 46(6):M210-5.
20. Jorm A. Epidemiology of mental disorders in old age. Current Opinion Psychiatry. 1998; 11:405-409.
21. Koenig H, George L. Depression and physical disability outcomes in depressed medically ill hospitalized older adults. Am J Geriatr Psychiatry. 1998; 6(3):230-247.
22. Devanand D, Kim M, Paykina N et al. Adverse life events in elderly patients with major depression or dysthymic disorder and in healthy-control subjects. Am J Geriatr Psychiatry. 2002; 10(3):265-274.
23. Krishnan K, Delong M, Kraemer H et al. Comorbidity of depression with other medical diseases in the elderly. Biol Psychiatry. 2002; 52(6):559-588.
24. Juurlink D, Herrmann N, Szalai J et al. Medical illness and the risk of suicide in the elderly. Arch Intern Med. 2004; 164(11):1179-1184.
25. Suominen K, Isometsa E, Lonnqvist J. Elderly suicide attempters with depression are often diagnosed only after the attempt. Int J Geriatr Psychiatry. 2004; 19(1):35-40.
26. Licht-Strunk E, Van Marwijk H, Hoekstra T et al. Outcome of depression in later life in primary care: longitudinal cohort study with three years' follow-up. BMJ. 2009; 338:a3079.
27. Diagnostic and statistical manual of mental disorders 4th ed. Washington (DC): American Psychiatric Association; 1994.
28. Diefenbach G, Goethe J. Clinical interventions for late-life anxious depression. Clin Interv Aging. 2006; 1(1):41-50.
29. Conwell Y, Duberstein P. Suicide in elders. Ann N Y Acad Sci. 2001; 932:132-147; discussion 147-150.
30. Dennis M, Lindesay J. Suicide in the elderly: the United Kingdom perspective. Int Psychogeriatr. 1995; 7(2):263-274.
31. Henriksson M, Marttunen M, Isometsa E et al. Mental disorders in elderly suicide. Int Psychogeriatr. 1995; 7(2):275-286.
32. Stevens J, Hasbrouck LM, Durant T et al. Surveillance for injuries and violence among older adults. MMWR CDC Surveill Summ. 1999; 48(8):27-50.

33. Eggar R, Spencer A, Anderson D et al. Views of elderly patients on cardiopulmonary resuscitation before and after treatment for depression. Int J Geriatr Psychiatry. 2002; 17(2):170-174.
34. Drayer R, Mulsant B, Lenze E et al. Somatic symptoms of depression in elderly patients with medical comorbidities. Int J Geriatr Psychiatry. 2005; 20(10):973-982.
35. Dotson V, Davatzikos C, Kraut M et al. Depressive symptoms and brain volumes in older adults: a longitudinal magnetic resonance imaging study. J Psychiatry Neurosci. 2009; 34(5):367-375.
36. McKinnon M, Yucel K, Nazarov A et al. A meta-analysis examining clinical predictors of hippocampal volume in patients with major depressive disorder. J Psychiatry Neurosci. 2009; 34(1):41-54.
37. Thomas R, Hotsenpiller G, Peterson D. Acute psychosocial stress reduces cell survival in adult hippocampal neurogenesis without altering proliferation. J Neurosci. 2007; 27(11):2734-2743.
38. Kessler R. The effects of stressful life events on depression. Annu Rev Psychol. 1997; 48:191-214.
39. Streim J, Oslin D, Katz I et al. Drug treatment of depression in frail elderly nursing home residents. Am J Geriatr Psychiatry. 2000; 8(2):150-159.
40. Williams J, Barrett J, Oxman T et al. Treatment of dysthymia and minor depression in primary care: A randomized controlled trial in older adults. JAMA. 2000; 284(12):1519-1526.
41. Bosworth H, McQuoid D, George L et al. Time-to-remission from geriatric depression: psychosocial and clinical factors. Am J Geriatr Psychiatry. 2002; 10(5):551-559.
42. Geerlings S, Beekman A, Deeg D et al. Duration and severity of depression predict mortality in older adults in the community. Psychol Med. 2002; 32(4):609-618.
43. Hays J, Steffens D, Flint E et al. Does social support buffer functional decline in elderly patients with unipolar depression? Am J Psychiatry. 2001; 158(11):1850-1855.
44. Sheikh J, Cassidy E, Doraiswamy P et al. Efficacy, safety, and tolerability of sertraline in patients with late-life depression and comorbid medical illness. J Am Geriatr Soc. 2004; 52(1):86-92.
45. Dunner D. Treatment considerations for depression in the elderly. CNS Spectr. 2003; 8(12 Suppl 3):14-9.
46. Serby M, Yu M. Overview: depression in the elderly. Mt Sinai J Med. 2003; 70(1):38-44.
47. Sable J, Dunn L, Zisook S. Late-life depression. How to identify its symptoms and provide effective treatment. Geriatrics. 2002; 57(2):18-9, 22-3, 26 passim.
48. Lebowitz B, Pearson J, Schneider L et al. Diagnosis and treatment of depression in late life. Consensus statement update. JAMA. 1997; 278(14):1186-1190.

Capítulo 13

Comportamento Suicida no Paciente com Dor

Carolina de Mello Santos
Pedro Altenfelder Silva

➤ Introdução

Este capítulo tem como objetivo expor os dados mais relevantes existentes na literatura científica referentes à dor e ao suicídio. Muito embora evidências mostrem que existe uma marcante correlação entre pacientes com dor e o aparecimento de comportamento suicida, percebemos que a associação entre suicídio e doenças físicas está recebendo na literatura uma menor atenção do que a associação entre suicídio e doenças psiquiátricas[1-3]. Metodologias estão sendo estabelecidas para podermos detectar o risco de suicídio em pacientes com dor; a grande maioria dos estudos se concentra em dor crônica. Sabe-se que aproximadamente 25% dos episódios de suicídio estão associados a doenças de curso crônico[4].

De acordo com os cálculos da Organização Mundial da Saúde (OMS), no ano de 2004 ocorreram no mundo cerca de 873.000 suicídios, o que representa cerca de 1,8% do fardo global das doenças. As projeções indicam que esse valor atingirá 2,4% em relação à população geral no ano de 2020. A prevalência de ideação suicida na população que recebe tratamento para dor crônica é de 30% a 50%, enquanto na população geral é de 10% a 18%. Cerca de 20% da população com dor crônica tenta suicídio ao longo da vida, sendo que na população geral a prevalência varia de 4% a 6%[1, 5-8].

Sabe-se que aproximadamente 90% dos suicídios não planejados e 60% dos suicídios planejados ocorrem no primeiro ano em que a ideação suicida se instalou[9]. Diante desse cenário, este capítulo ressalta a necessidade de se identificar as características da dor, fatores demográficos, psiquiátricos, psicológicos e sociais que aumentam a prevalência da ideação suicida nessa categoria de pacientes. Este grupo de pessoas com risco de comportamento suicida apresenta intenso sofrimento pessoal e necessita de cuidados especiais compreendidos na esfera médica, psicológica e social[10].

Estudos sobre os fatores de risco para o comportamento suicida incluem inúmeras dificuldades, principalmente no que se refere à amostra desses estudos, sempre bastante heterogênea, sendo que a maioria dos casos de suicídio (90% a 98%) está associada a distúrbios psiquiátricos – em geral, é dentro deste grupo de pacientes com distúrbios psiquiátricos que normalmente encontramos pacientes que apresentam comorbidade com doenças físicas, muitas delas manifestadas com dor[5].

A principal doença psiquiátrica associada à dor é o Transtorno Depressivo Maior, seguido de transtornos do espectro da ansiedade, abuso ou dependência de álcool ou drogas (muitas vezes representadas pelo próprio analgésico ou antidepressivo prescrito inicialmente como forma de tratamento)[11,12]. Novos estudos evidenciam que mesmo após o controle e a estabilização de transtornos depressivos, ansiosos e abuso de substâncias, na maioria dos casos, a dor continua sendo um fator de risco para o comportamento suicida[13].

No intuito de potencializar a identificação de pacientes com alto risco de suicídio e evitar uma eventual ocorrência de tentativa de suicídio ou suicídio consumado, este capítulo demonstra a necessidade de uma compreensão acerca da individualidade de cada paciente, bem como da identificação dos fatores de risco e como abordar o paciente. Além disso, este capítulo tentará apontar um denominador comum que facilite identificar os fatores que possam indicar um subgrupo com alta prevalência de comportamento de risco para suicídio entre pacientes com dor.

➢ Fatores de Risco para Suicídio em Pacientes com Dor

A maioria das propostas preventivas em relação ao suicídio baseia-se na identificação de fatores de risco e de fatores protetores. O interesse em identificar fatores associados ao suicídio é alimentado por duas vertentes: de um lado um interesse no conhecimento mais aprofundado de um fenômeno humano (abordagem filosófica do suicídio) e, de outro, uma abordagem pragmática ligada diretamente à prevenção do suicídio (abordagem própria da saúde pública). A maior parte da pesquisa sobre os fatores associados ao suicídio concentra-se nos fatores chamados "de risco".

Em primeiro lugar, a maioria dos fatores de risco não é passível de modificação – Peter Forster e Liu Wu denominaram "fatores fixos" (gênero, idade, etnia, situação conjugal e situação econômica) para indicar a falta de sensibilidade por parte do paciente em relação a possíveis intervenções preventivas, o que não quer dizer que não possam ter uma importante função de sinalizador de necessidade de uma atenção especial. Em segundo lugar, os citados autores identificam fatores de risco "potencialmente modificáveis", aos quais incluímos as síndromes dolorosas. A intenção é de selecionar de maneira mais realística e pragmática objetivos que permitam uma melhor utilização do conhecimento dos fatores de risco[14].

As síndromes dolorosas são consideradas importantes fatores de risco para o suicídio. A dor crônica possui marcante prevalência na população – acomete um a cada cinco adultos atendidos no serviço básico de saúde por ano[2,15]. A dor crônica normalmente está associada ao precário estado de saúde, à baixa qualidade de vida e ao grande risco de desenvolvimento de transtorno psiquiátrico[16-18].

Levando em consideração o impacto devastador que a dor crônica causa na vida de um indivíduo, é marcante a observação de que quando há falha no tratamento médico, o paciente entra em um processo psíquico no qual encontra limitações para enxergar soluções para a fonte de seu sofrimento, bem como estratégias de enfrentamento da dor; assim, em alguns casos, o suicídio começa a ser cogitado como resolução do problema[19].

Embora poucos estudos corroborem que as síndromes dolorosas são consideradas importantes fatores de risco para o suicídio, alguns desses estudos relacionam diretamente a dor crônica ao comportamento suicida e evidenciam que a taxa de suicídio é aproximadamente de duas a três vezes maior nas pessoas que sofrem de dor crônica em relação à população geral. Especificamente, em pacientes internados com dor crônica, 7% apresentam ideação suicida, e entre os pacientes ambulatoriais em torno de 5% a 24%[1,20].

Doenças Específicas e Localização da Dor

Estudos indicam que pacientes portadores de doenças físicas associadas à dor (câncer, HIV, esclerose múltipla, artrite, doenças reumatológicas, enxaqueca, entre outras) e quadro clínico de dor em locais do corpo (dores abdominais, dor generalizada, dor no pescoço) são mais propensos a apresentar comportamento suicida[21,22].

Outros estudos conseguiram especificar o comportamento suicida em cada doença. É o caso de Smith *et al.*, que evidenciaram ideação suicida em 5% nos pacientes com doença musculoesquelética e 14% nos pacientes com dor abdominal. Em trabalho realizado com a população hispânica, os pacientes com dor abdominal apresentam cerca de duas a três vezes mais pensamentos e tentativas de suicídio do que a população geral, independente da duração e intensidade da dor[23].

Um estudo realizado por Penttinem e Macfarlane mostrou que a dor dorsal e a dor corporal generalizada poderiam estar relacionadas a um risco até nove vezes maior de suicídio no futuro[24,25].

Em relação à Espondilite Anquilosante, Radford *et al.* relatam que a chance do paciente suicidar-se é duas vezes maior do que na população geral, ocorrendo, na maioria dos casos, associação com o alcoolismo[26].

Em pacientes portadores de fibromialgia, não foi encontrado aumento da taxa de suicídio; contudo, isso não significa que não ocorra suicídio, haja vista um aumento da prevalência de transtornos psiquiátricos em pacientes com essa doença – principalmente depressão e ansiedade – o que nos mostra a necessidade da elaboração de mais estudos especificamente para fibromialgia[27].

Tanto a ideação quanto a tentativa de suicídio estão relacionadas à enxaqueca com e sem aura de difícil controle e crônica[28]. O risco para comportamento suicida é potencializado pela presença de depressão ou outros transtornos psiquiátricos, que normalmente surgem após o aparecimento da dor[3].

Surpreendentemente, pesquisas mostram que a dor neuropática não apresenta relação com o aumento da ideação suicida, uma vez que a busca da etiologia para esse tipo de dor é bastante difícil. De forma controversa, estes pacientes são mais ativos em relatar a sua não adaptação com o quadro de dor e, conseqüentemente, maior dificuldade de elaborar seu estado de dor. Esta condição contraditória reflete o complexo processo psicopatológico que envolve o comportamento suicida[1,29].

Pacientes com problemas ortopédicos associados à dor de longa duração apresentam aumento da probabilidade do aparecimento da ideação suicida, sendo a variação de 0,8% naqueles em que a dor está presente por menos de nove meses, até 6,8% naqueles em que a dor ultrapassa nove meses[2].

História Familiar Prévia de Suicídio

Na literatura sobre suicídio, a presença de casos de suicídio na história familiar já está fortemente estabelecida como um importante fator de risco[33]. Smith *et al.* demonstrou que a ideação suicida existente em pacientes com dor crônica era de sete a oito vezes maior em pacientes com história de existência de suicídio na família em comparação aos pacientes sem história de suicídio na família. Esta relação prevalece mesmo quando covariantes importantes, como episódio depressivo, são ajustadas para análise. As evidências encontradas em torno desse assunto nos mostra que são necessários mais estudos para reforçar estes dados[1].

Tentativa Prévia de suicídio

Pacientes com tentativa prévia de suicídio representam um grupo com grande propensão a apresentar fatores preditivos para futuras tentativas de suicídio e para o suicídio consumado. Em indivíduos com história prévia, ocorre um aumento de, aproximadamente, 40 vezes de chance de o suicídio ocorrer em comparação com a população geral[30]. No que se refere à tentativa prévia de suicídio e à dor crônica não existem dados suficientes, contudo há um estudo na literatura de Fisher que confirma a evidência de que pacientes portadores de dor crônica, deprimidos e com ideação suicida, apresentam duas vezes mais chance de terem em sua história pelo menos uma tentativa prévia de suicídio ao longo de sua vida[22].

Theodoulou ressalta que pelo fato de o grupo em estudo ter pacientes com dor crônica, as novas tentativas de suicídio ocorrem, principalmente, em pessoas com mais de 45 anos, que, proporcionalmente, apresentam mais afecções clínicas de longo prazo; e não em adultos jovens, como é de se esperar quando se considera uma nova tentativa de suicídio na população geral[3].

Dados Demográficos

Curiosamente, nenhum dado demográfico foi encontrado na literatura existente em relação à associação direta entre risco de suicídio e dor crônica. Talvez isso faça parte de limitações de cada estudo, ou talvez seja consequência de uma variável sem importância para a suicidabilidade em pacientes com dor[1].

Em relação ao gênero em estudos sobre suicídio em geral, há uma constante predominância de proporção dos homens que se suicidam em relação às mulheres: aproximadamente 2 a 3:1, dependendo do país[31]. Referindo-se à dor e ao suicídio, os dados na literatura não são estatisticamente significativos para concluirmos alguma prevalência em relação ao sexo feminino e masculino[1].

Depressão

É importante esclarecer que neste momento abordaremos os indivíduos com dor que desenvolvem depressão, e não a dor como um dos fatores diagnósticos para o transtorno depressivo. Daremos prioridade à análise da relação da dor com o comportamento suicida, uma vez que o tema "depressão e dor" será abordado em outro capítulo deste livro.

Como já colocado, indivíduos com dor crônica apresentam uma alta prevalência de depressão, ansiedade, abuso e/ou dependência de álcool e droga[12]. A população com dor possui aproximadamente uma chance quatro vezes maior de apresentar depressão e ansiedade do que a população geral[2,13].

A maioria das pessoas que cometem suicídio apresenta um ou mais diagnósticos psiquiátricos na ocasião. Os transtornos do humor, em especial os estados depressivos, representam o diagnóstico mais frequente entre os portadores de doença mental que cometeram suicídio. Segundo Bertolote, o diagnóstico de transtorno do humor pode ser feito em 20,8% a 35,8% dos pacientes que cometeram suicídio[5].

Dados consistentes encontrados na literatura sustentam a ideia de que o transtorno depressivo aumenta a chance de o paciente com dor crônica apresentar maior taxa de ideação suicida e tentativa de suicídio[20,23]. Isso não significa que a depressão necessariamente seja um índice de suicidabilidade em paciente com dor crônica, pois há um subgrupo de pacientes que apresentam dor crônica e depressão sem comportamento suicida[1,20]. Fisher afirma em seu estudo que o comportamento suicida só está presente em pacientes com dor que encontram-se deprimidos. Os sintomas de depressão mais comuns apresentados por pacientes com dor são baixa energia e distúrbios do sono; são comuns também pensamentos de culpa e isolamento[20].

Métodos de Suicídio

O método mais utilizado para tentativa de suicídio em pacientes com dor crônica é a overdose por medicamentos (75%), muitas vezes associada ao álcool. Isso se deve, provavelmente, ao fato de que, para a maioria destes pacientes, medicamentos como analgésicos e antidepressivos, em grande parte os tricíclicos, são compulsoriamente prescritos para alívio da dor – medicamentos esses que representam periculosidade quando administrados em altas doses.

Considerando que este grupo de pacientes apresenta maior risco de suicídio, principalmente quando ocorre comorbidade com transtorno depressivo, é de se esperar dos médicos uma maior cautela na prescrição desses medicamentos aos seus pacientes com dor crônica. Ressaltando aqui a necessidade de um *screening* do estado mental de seu paciente[1,3].

Características da Dor

Embora seja de se esperar que a ideação suicida estaria ligada de forma diretamente proporcional à intensidade e à severidade da dor, ainda não existem trabalhos suficientes que sustentem tal conclusão. Apenas Smith *et al.*, em seu estudo, evidenciou, de forma concreta, que a severidade e a intensidade da dor estão intimamente ligadas à ideação suicida do paciente, enquanto outros indicam que é a intensidade da depressão que influencia esta associação[1,20].

Claramente, seriam necessários mais estudos para evidenciar que a intensidade da dor está intimamente relacionada a um maior risco de suicídio[1]. Por outro lado, em relação ao tempo de duração da dor, existem evidências iniciais nos mostrando que quanto maior a duração da dor na vida do paciente, maior é a probabilidade do aparecimento de um comportamento de risco para suicídio[2,32].

Provavelmente pelo desgaste que a existência de uma doença crônica traz na vida de uma pessoa, o aparecimento de fatores psicopatológicos associados à desesperança perante a cura ou desaparecimento da dor, desencadeia, na maioria dos casos, o aparecimento de episódio depressivo, cuja evolução irá variar individualmente.

Insônia

Com relação à insônia, há indicativos de que existe uma relação entre uma má qualidade de sono em indivíduos com dor crônica e aparecimento de ideação suicida, principalmente quando associado a uma disfunção diária por consequência de uma noite mal dormida[1,2].

Mesmo quando a variável da depressão é controlada em uma análise estatística, a insônia é um fator preditivo importante para futuro comportamento suicida do paciente com dor. Quando nos referimos à qualidade do sono, a intensidade da dor torna-se elemento determinante e tem uma relação direta com a insônia, e, consequentemente, com a ideação suicida. Muitos autores consideram a insônia como uma moldura, que enquadra todo cenário obscuro que permeia a vida do paciente, esgotando todos os seus recursos emocionais e físicos necessários para a luta contra a dor[2].

➤ Alterações Psicopatológicas que Levam o Paciente com Dor ao Suicídio

Embora muitos estudos apresentem limitações em relação a algumas variáveis para elaboração dos trabalhos e a literatura a respeito desse assunto ainda mostre-se carente de informações, alguns estudiosos se esforçam para esboçar características em relação a aspectos psicopatológicos que poderiam levar um paciente com dor, principalmente dor crônica, a apresentar um comportamento suicida.

Neste momento, o que temos de levar em consideração é como as diferentes experiências que a dor promove aumentam o risco de suicídio. Para isso, devemos levantar alguns aspectos importantes que envolvem o processo psicopatológico de cada paciente que o leva desistir da vida.

A ideia principal não é promover uma exaustiva revisão de toda psicopatologia do suicídio, até porque isso não seria possível, devido à escassez de dados existentes relacionando diretamente suicídio e dor. É importante ressaltarmos os pontos principais que permeiam as alterações psicopatológicas que ocorrem em um indivíduo com dor – o mecanismo pelo qual uma dor física pode levar a uma dor psíquica, muitas vezes irreversível, se não identificada a tempo.

A convicção de que nada pode ser feito em relação a uma situação e a falta de expectativa que algo pode ser mudado para as coisas melhorarem são pensamentos que potencialmente desencadeiam uma cascata de sensações que podem ser resumidas em duas palavras: desesperança e desamparo[6].

Desesperança e desamparo são sentimentos comuns que um paciente com dor crônica compartilha ao longo da sua árdua batalha contra a dor. Alguns trabalhos colocam frases de pacientes para exemplificarem com clareza esses sentimentos, como, por exemplo: "A dor está agora insuportável e se os médicos disserem que mais nada poderá ser feito, eu não sei o que eu vou fazer; às vezes eu simplesmente quero desistir de tudo, porque nada parece funcionar"[33,34].

Especificamente inúmeros trabalhos sobre suicídio associam prevalência de ideação suicida e risco de suicídio com o índice do sentimento de desesperança de cada indivíduo. Assim sendo, parece plausível associarmos a dor crônica ao risco de suicídio e que ambos estão intimamente ligados ao sentimento de desesperança e desamparo do paciente mediante sua situação clínica[14].

O desejo de escapar de uma situação indesejável ou até mesmo insuportável é uma das situações mais relatadas pelo paciente com comportamento suicida e dor, principalmente quando associado a um quadro ao qual identifique serem remotas as chances de resolução. Nesse caso, o suicídio seria uma das soluções viáveis adotadas pelo paciente para dar fim a sua fonte de sofrimento físico e mental.

Esse perfil de pensamento catastrófico de derrota, normalmente tem como características ser intrusivo e persistente, até um dado momento em que o indivíduo não encontra nenhuma alternativa para o alívio de sua dor, somente o suicídio[35]. Uma característica comum aos pacientes com comportamento suicida e dor é a dificuldade de planejamento do futuro e isolamento social[36].

O que diferencia muito um paciente do outro é a habilidade em lidar com suas emoções e com as chances futuras de alívio da dor. A capacidade de desenvolver essas estratégias de enfrentamento constitui fator determinante em relação à forma apresentada por cada paciente em lidar com a questão da dor, a maneira como esses eventos são vivenciados, e como é percebida a existência de soluções ou alternativas válidas e aceitáveis.

➢ Abordagem do Paciente com Dor e Pensamento Suicida

O comportamento suicida inclui uma série de condições similares, cuja psicopatologia pode atingir graus crescentes de intensidade e gravidade, portanto há a necessidade de cautela e paciência na hora da abordagem ao paciente.

Os suicidas usualmente necessitam de mais tempo por parte do profissional para completar a avaliação. As informações podem, muitas vezes, ser fornecidas espontaneamente pelo paciente; logo, saber escutá-lo com empatia é fundamental para superar a barreira inicial de desconfiança.

A melhor forma de saber se o paciente está com pensamento suicida é perguntando a ele. O examinador deve abordá-lo com perguntas abertas e sem julgamento. Essas perguntas feitas no momento correto oferecem ao paciente o sentimento de estar sendo compreendido – ele passa a se mostrar aliviado e confortado ao falar sobre as suas angústias, mesmo que representem ideação de morte e sentimentos negativos de solidão e desamparo.

A dificuldade de perguntar sobre a ideação suicida a seu paciente pode decorrer do desconforto do próprio médico sobre o tema, ou o seu medo de ofender o paciente. Outros sentimentos se traduzem, por vezes, na ansiedade por um erro de conduta ou expectativa de uma consequência catastrófica. É também comum a equipe reagir com sentimentos de raiva, impotência, ansiedade, ausência de empatia e desesperança em relação a estes pacientes[37].

O conhecimento dos fatores de risco citados neste capitulo que podem levar o paciente com dor crônica a desenvolver um comportamento de risco para suicídio é imprescindível para uma avaliação médica adequada de ideação suicida, pois precede a ocorrência de uma condição particular relacionada ou não à dor.

No meio médico foram difundidos diversos mitos, principalmente de que os indivíduos que cometem suicídio e aqueles que tentam, constituem dois grupos mutuamente exclusivos, com perfis sociodemográficos diferentes e desfechos diversos. O estigma social em torno do tema suicídio é muito grande. Dos diversos preconceitos que envolvem este assunto, alguns são verdadeiros e outros, especulativos. A Tabela 13.1 desmembra alguns desses estigmas.

Tabela 13.1
Ficção e Fato em Relação ao Suicídio

Ficção	Fato
1. Pessoas que falam em suicídio não cometem suicídio	1. A maioria das pessoas que se suicidam deram aviso da sua intenção.
2. Suicidas têm intenção absoluta de morrer	2. A maioria é ambivalente.
3. Suicídios ocorrem sem aviso	3. Suicidas frequentemente dão ampla indicação de sua intenção.
4. Com a melhora após a crise, significa que o risco acabou	4. Muitos suicídios ocorrem em um período de melhora, quando a pessoa tem energia e a vontade de transformar pensamentos suicidas em ação autodestrutiva.
5. Nem todos os suicídios podem ser prevenidos	5. Verdade, mas pode-se prevenir a maioria.
6. Uma vez suicida, sempre suicida	6. Pensamentos suicidas podem retornar, mas eles não são permanentes. Em algumas pessoas eles podem nunca mais retornar

Fonte: OMS, 2000[38]

Sob esta crença, muitos pacientes são liberados dos serviços médicos sem ter uma avaliação adequada para a determinação do risco de suicídio, ou orientação satisfatória[39].

147

Após o exame clínico usual devem ser investigados os recursos do paciente: avaliar a capacidade de elaboração, de resolução de problemas, os recursos materiais (moradia e alimentação), o suporte familiar (família próxima ou confiável), social, profissional e de instituições[40].

O princípio clínico no tratamento de pacientes com comportamento suicida é adequar as intervenções englobando os problemas médicos, psiquiátricos, psicológicos e socioeconômicos do paciente. Usualmente, um seguimento psiquiátrico em longo prazo alcança melhores resultados. Entretanto, oferecer ajuda em curto prazo e solucionar questões práticas do paciente auxiliam na sua vinculação ao tratamento oferecido, bem como reforçam a sua aderência.

O paciente com dor crônica pode encontrar-se inoperante no seu papel profissional; assim, pode ser necessária uma orientação profissional para ajudá-lo na readaptação de uma nova função ou mesmo na aceitação de uma possível aposentadoria. Para isso, em associação à intervenção clínica/psicofarmacológica, a abordagem psicodinâmica é fundamental.

Sabemos que nem todos os casos de suicídio poderão ser prevenidos; entretanto, a habilidade em lidar com o suicídio faz a diferença. Embora erros de julgamento e diagnóstico do potencial suicida sejam inevitáveis, os erros de omissão são contornáveis se o avaliador executar o exame completo do risco de suicídio.

> ## Comentários Finais

A avaliação sistemática do risco de suicídio em quadros de dor deve ser uma prática clínica rotineira em todas as especialidades médicas, para que os casos potencialmente fatais possam ser devidamente abordados e encaminhados.

Revendo as diversas estratégias preventivas de suicídio, Lewis *et al.* defenderam que a melhor estratégia para populações de alto risco (como no caso dos quadros de dor crônica) é melhorar os serviços de saúde e desenvolver intervenções efetivas para o grupo de pacientes que apresentam comportamento de risco para suicídio ou principalmente aqueles que tentaram suicídio[41].

Embora mais evidências sejam necessárias para formular um protocolo de tratamento para este grupo de pacientes, parece razoável que oferecer um atendimento individualizado, abordando os fatores precipitantes psicossociais, os fatores de risco e os transtornos psiquiátricos associados, constitui a melhor alternativa para prevenir a extensão do sofrimento desses pacientes e possíveis episódios de autoagressão deliberada.

Esforços devem ser voltados para ajudar futuros trabalhos a compilarem mais dados que contribuam para a diminuição do índice de sofrimento de cada indivíduo que sofre com a dor, a fim de evitarmos que ocorra perda da esperança e desapego pela vida.

Nesta medida, todas as equipes de saúde que acompanham o paciente com dor, enquanto provedores do cuidado da saúde, desempenham um papel fundamental nesta campanha contra o suicídio e devem estar envolvidos em futuros projetos planejados para esta finalidade.

Esforços não devem ser economizados frente a estudos que tenham como foco pacientes com dor crônica, visando ampliar as frentes de conhecimento dos fatores e características de risco para suicídio neste grupo.

Ainda é necessário especificar com maior rigor fatores demográficos e psiquiátricos em relação à condição física da dor, sua consequência e especificidade em cada doença ou condição médica.

Referências Bibliográficas

1. Smith MT, Edwards RR, Robinson RC et al. Suicidal ideation, plans, and attempts in chronic pain patients: factors associated with increased risk. Pain. 2004; 111(1-2):201-208.
2. Tang NK, Crane C. Suicidality in chronic pain: a review of the prevalence, risk factors and psychological links. Psychol Med. 2006; 36(5):575-586.
3. Theodoulou M, Harriss L, Hawton K et al. Pain and deliberate self-harm: an important association. J Psychosom Res. 2005; 58(4):317-320.
4. Hendin H. Suicide, assisted suicide, and medical illness. J Clin Psychiatry. 1999; 60 (Suppl 2):46-50; discussion 51-52, 113-116.
5. Bertolote JM, Fleischmann A. Suicide and psychiatric diagnosis: a worldwide perspective. World Psychiatry. 2002; 1(3):181-185.
6. Edwards RR, Smith MT, Kudel I et al. Pain-related catastrophizing as a risk factor for suicidal ideation in chronic pain. Pain. 2006; 126(1-3):272-279.
7. Hitchcock LS, Ferrell BR, McCaffery M. The experience of chronic nonmalignant pain. J Pain Symptom Manage. 1994; 9(5):312-318.
8. Ilgen MA, Zivin K, McCammon RJ et al. Pain and suicidal thoughts, plans and attempts in the United States. Gen Hosp Psychiatry. 2008; 30(6):521-527.
9. Kessler RC, Borges G, Walters EE. Prevalence of and risk factors for lifetime suicide attempts in the National Comorbidity Survey. . ArchGen Psychiatry. 1999; 56:617–626.
10. Clayton D, Barcel A. The cost of suicide mortality in New Brunswick, 1996. Chronic Dis Can. 1999; 20(2):89-95.
11. Demyttenaere K, Bruffaerts R, Lee S et al. Mental disorders among persons with chronic back or neck pain: results from the World Mental Health Surveys. Pain. 2007; 129(3):332-342.
12. Goldberg JF, Singer TM, Garno JL. Suicidality and substance abuse in affective disorders. J Clin Psychiatry. 2001; 62 (Suppl 25):35-43.
13. Lepine JP, Briley M. The epidemiology of pain in depression. Hum Psychopharmacol. 2004; 19 (Suppl 1):S3-7.
14. Forster P, Wu L. Assessment and treatment of the suicidal patient in an emergency setting. In: MH MHA. Emergency Psychiatry American Psychiatric Publishing. 2002, American Psychiatric Publishing: Washington. p. 75-113.
15. Gureje O, Von Korff M, Simon GE et al. Persistent pain and well-being: a World Health Organization Study in Primary Care. JAMA. 1998; 280(2):147-151.
16. Eriksen J, Jensen MK, Sjogren P et al. Epidemiology of chronic non-malignant pain in Denmark. Pain. 2003; 106(3):221-228.
17. Hagg O, Burckhardt C, Fritzell P et al. Quality of life in chronic low back pain: a comparison with fibromyalgia and the general population. Journal of Musculoskeletal Pain. 2003; 11:31-38.
18. Ohayon MM, Schatzberg AF. Using chronic pain to predict depressive morbidity in the general population. Arch Gen Psychiatry. 2003; 60(1):39-47.
19. Meilman PW. Choices for dealing with chronic pain. Journal of Orthopaedic & Sports Physical Therapy. 1984; 5:310-312.
20. Fisher BJ, Haythornthwaite JA, Heinberg LJ et al. Suicidal intent in patients with chronic pain. Pain. 2001; 89(2-3):199-206.
21. Braden JB, Sullivan MD. Suicidal thoughts and behavior among adults with self-reported pain conditions in the national comorbidity survey replication. J Pain. 2008; 9(12):1106-1115.
22. Fishbain DA. Current research on chronic pain and suicide. Am J Public Health. 1996; 86(9):1320-1321.
23. Magni G, Rigatti-Luchini S, Fracca F et al. Suicidality in chronic abdominal pain: an analysis of the Hispanic Health and Nutrition Examination Survey (HHANES). Pain. 1998; 76(1-2):137-144.
24. Macfarlane GJ, McBeth J, Silman AJ. Widespread body pain and mortality: prospective population based study. BMJ. 2001; 323(7314):662-665.
25. Penttinen J. Back pain and risk of suicide among Finnish farmers. Am J Public Health. 1995; 85(10):1452-1453.
26. Zochling J, Braun J. Mortality in ankylosing spondylitis. Clin Exp Rheumatol. 2008; 26(5 Suppl 51):S80-S84.

27. Druss B, Pincus H. Suicidal ideation and suicide attempts in general medical illnesses. Arch Intern Med. 2000; 160(10):1522-1526.
28. Von Korff M, Crane P, Lane M et al. Chronic spinal pain and physical-mental comorbidity in the United States: results from the national comorbidity survey replication. Pain. 2005; 113(3):331-339.
29. Williams DA, Keefe FJ. Pain beliefs and the use of cognitive-behavioral coping strategies. Pain. 1991; 46(2):185-190.
30. Beautrais AL, Joyce PR, Mulder RT et al. Prevalence and comorbidity of mental disorders in persons making serious suicide attempts: a case-control study. Am J Psychiatry. 1996; 153(8):1009-1014.
31. Mello-Santos C, Bertolote JM, Wang YP. Epidemiology of suicide in Brazil (1980-2000): characterization of age and gender rates of suicide. Rev Bras Psiquiatr. 2005; 27(2):131-134.
32. Hinkley BS, Jaremko ME. Effects of pain duration on psychosocial adjustment in orthopedic patients: the importance of early diagnosis and treatment of pain. J Pain Symptom Manage. 1994; 9(3):175-185.
33. Seers K, Friedli K. The patients' experiences of their chronic non-malignant pain. Journal of Advanced Nursing. 1994; 24:1160–1168.
34. Thomas SP. A phenomenologic study of chronic pain. West J Nurs Res. 2000; 22(6):683-699; discussion 699-705.
35. Williams JMG, Pollock L. The psychology of suicidal behaviour. In Heeringen KHaKv.The International book of Suicide and Attempted Suicide. 2000: Chichester, UK. p. 79–93.
36. Vincent PJ, Bodanna P, MacLeod AK. Positive life goals and plans in parasuicide. Clinical Psychology and Psychotherapy. 2004; 11:90-99.
37. Holdsworth N, Belshaw D, Murray S. Developing A&E nursing responses to people who deliberately self-harm: the provision and evaluation of a series of reflective workshops. J Psychiatr Ment Health Nurs. 2001; 8(5):449-458.
38. Prevenção do suicídio: um manual para profissional da saúde em atenção primária. OMS, Editor. 2000.
39. Beautrais AL. Suicides and serious suicide attempts: two populations or one? Psychol Med. 2001; 31(5):837-845.
40. Crawford M. Psychological management following deliberate self-harm. Clin Med. 2001; 1(3):185-187.
41. Lewis G, Hawton K, Jones P. Strategies for preventing suicide. Br J Psychiatry. 1997; 171:351-354.

Capítulo 14

Depressão Secundária ao Uso de Medicamentos Utilizados em Pacientes com Dor

Renato Lendimuth Mancini
Renério Fráguas Júnior

➤ Introdução

O conhecimento da associação entre dor crônica e depressão já é bem sedimentado[1,2] através de diversos estudos envolvendo as mais variadas modalidades de dor (oncológica, neuropática, isquêmica, fibromialgia etc), sendo que cerca de 25% dos pacientes com dor crônica apresentam ao menos um episódio de depressão maior ao longo da vida[3].

A investigação de sintomas depressivos (assim como a de sintomas ansiosos e da qualidade do sono) deve fazer parte da avaliação de todos os pacientes com dor crônica, pois sem o tratamento adequado da depressão há um comprometimento importante da qualidade de vida e da funcionalidade do paciente, a dor crônica torna-se menos responsiva às modalidades terapêuticas habituais e outras comorbidades clínicas têm pior desfecho[4,5].

No entanto, se a depressão associada à dor crônica é uma constante na prática clínica, os quadros depressivos secundários ao uso de medicações analgésicas são eventos pouco comuns e muitas vezes idiossincráticos[6]. Até o início dos anos 1990, quase a totalidade da evidência sobre quadros depressivos secundários a medicações vinha de relatos de casos e de estudos que não buscavam estudar primariamente esse desfecho e não apresentavam um controle satisfatório das variáveis de confusão. A partir de então surgiram os primeiros estudos prospectivos com metodologia mais confiável, envolvendo as drogas mais frequentemente associadas ao desenvolvimento de depressão[7-10].

Os trabalhos desenhados exclusivamente para avaliar o papel etiológico das medicações nas síndromes depressivas ainda são escassos, em especial os ensaios clínicos randomizados. No caso dos analgésicos, o fator de confusão mais óbvio é a própria dor; entretanto, há outras variáveis pouco consideradas, como: estressores psicossociais, transtorno depressivo incipiente presente na introdução da medicação, uso concomitante de outras medicações, história familiar ou pessoal de transtornos psiquiátricos e a incidência de depressão esperada na população estudada.

É importante atentar para antecedentes ou sintomas atuais de depressão no momento da introdução do analgésico para que eventuais transtornos de humor sejam prontamente identificados e tratados. Deve-se ter em mente que a etiologia dos quadros depressivos é multifatorial; sendo assim, algumas medicações podem desencadear ou contribuir para o desenvolvimento de depressão desde que haja um contexto propício para tal[11,12].

Algumas medicações usadas em pacientes com dor crônica são mais frequentemente alvo de abuso por pacientes deprimidos e ansiosos, entre as quais se destacam os benzodiazepínicos e os opioides[13]. Adiciona-se a isso o fato de que depressão e ansiedade também estão associadas à menor eficácia dos opioides[14].

Outro aspecto relevante a ser considerado é como se define a depressão. Os trabalhos mais antigos que abordam depressão medicamentosa frequentemente tomam por depressão sinais e sintomas isolados, por vezes associados à sedação causada pela medicação, sem que haja uma avaliação estruturada embasada em critérios diagnósticos mais objetivos, como os propostos pelo DSM-IV TR e a CID-10[5,12,15-17]. Os estudos mais recentes tentam corrigir esse erro utilizando escalas de avaliação validadas para o diagnóstico de episódio depressivo[18,19]. Alguns autores, entretanto, argumentam que a apresentação clínica da depressão induzida por certas medicações seria diferente da encontrada nos demais quadros depressivos, mas o tema ainda é bastante controverso e não há evidências sólidas que comprovem essa afirmação para as medicações usadas na dor crônica[11,12,20,21].

O DSM-IV TR coloca os transtornos de humor induzidos por substâncias numa categoria separada dos demais transtornos de humor, porém com critérios diagnósticos bastante frouxos e que não refletem a sintomatologia encontrada nos estudos (Tabela 14.1)[12,15].

Tabela 14.1
Transtorno do Humor Induzido por Substância segundo o DSM-IV-TR

A. Predomínio de uma perturbação proeminente e persistente do humor, caracterizada por um dos seguintes sintomas (ou ambos):
   1. humor depressivo ou diminuição acentuada do interesse ou prazer em todas ou quase todas as atividades.
   2. humor eufórico, expansivo ou irritável.

B. Existem evidências a partir do histórico, do exame físico ou de achados laboratoriais de (1) ou (2):
   1. os sintomas do Critério A desenvolveram-se durante ou no período de um mês após a intoxicação ou abstinência de substância.
   2. o uso de um medicamento está etiologicamente relacionado com a perturbação.

C. A perturbação não é mais bem explicada por um Transtorno do Humor não induzido por substância.

D. A perturbação não ocorre exclusivamente durante o curso de um *delirium*.

E. Os sintomas causam sofrimento clinicamente significativo ou prejuízo no funcionamento social ou ocupacional ou em outras áreas importantes da vida do indivíduo.

Não é possível prever se um paciente desenvolverá depressão ao receber determinada medicação ou associação de medicações; portanto, algumas precauções se fazem necessárias quando se suspeita de um quadro depressivo induzido por analgésicos. Primeiramente, deve-se obter uma história clínica detalhada, na qual é preciso pesquisar antecedentes de transtornos de humor e a relação dos sintomas relatados com o uso de medicações. Há evidências na literatura médica apontando para uma maior susceptibilidade dos indivíduos com história pessoal ou familiar de depressão a desenvolverem um quadro secundário à medicação[20].

Algumas vezes, as queixas apresentadas pelo paciente podem sugerir uma etiologia específica não relacionada com os analgésicos, como hipotireoidismo. Também é necessário pesquisar se houve introdução ou mudança de dose recente de alguma das medicações que possa justificar o início dos sintomas depressivos[22]. Infelizmente, a ausência de mudanças recentes no esquema terapêutico não afasta por completo o risco de depressão induzida pelas medicações. É importante perguntar ativamente sobre o uso de medicações não prescritas por médico, pois os pacientes frequentemente esquecem de relatá-las, assim como sobre o uso de álcool e drogas ilícitas, fatores de risco importantes para o transtorno depressivo, especialmente se associados a medicações com atividade no sistema nervoso central.

Os exames clínico e neurológico devem complementar a história clínica. É importante que se investigue, com cuidado, possíveis alterações sugestivas de intoxicação medicamentosa, o que justificaria a interrupção imediata do possível agente causador. Além disso, sabe-se que a sedação excessiva e os quadros confusionais agudos (*delirium*) secundários a analgésicos são muito mais frequentes na prática clínica do que a depressão iatrogênica, e que esses efeitos colaterais são ainda mais frequentes nos idosos, devendo ser sempre pesquisados para que se faça o diagnóstico correto.

Por fim, deve-se complementar a avaliação com o exame psiquiátrico e os exames complementares laboratoriais guiados pela história e exame clínico. A função dos exames laboratoriais é a de investigar quadros orgânicos que possam ser a causa dos sintomas apresentados como anemia, hipotireoidismo, hipoglicemia, intoxicações exógenas, infecções etc. Não existe sintoma patognomônico de depressão, portanto a investigação de causas orgânicas é essencial para que o quadro clínico do paciente não se deteriore. O exame psiquiátrico não visa somente à avaliação do humor, mas também à detecção de outros transtornos psiquiátricos que possam estar contribuindo com a sintomatologia depressiva.

Em muitos casos, a simples interrupção da medicação suspeita é o suficiente para a remissão dos sintomas depressivos[5,23]; infelizmente, frequentemente não fica clara a associação do uso de certo medicamento e o início de um episódio depressivo. A temporalidade é um fator importante que deve ser considerado, mesmo no caso de medicações não habitualmente associadas a quadros depressivos. Cabe ao médico assistente analisar com cuidado a associação entre a introdução de cada uma das medicações em uso e o aparecimento dos sintomas depressivos, pesando os prós e contras de suspendê-las. No processo decisório também devem ser levados em conta os antecedentes psiquiátricos do paciente, assim como possíveis alterações dos exames físico, neurológico e laboratoriais. O descontrole da dor pode piorar ainda mais os sintomas depressivos, portanto é essencial substituir de forma adequada qualquer medicação que for retirada.

Na impossibilidade de interrupção ou substituição da medicação em questão, na ausência de resposta dos sintomas depressivos à sua retirada ou quando a gravidade dos sintomas depressivos traz riscos ao paciente, considera-se a introdução de um antidepressivo[5,12,22,23]. O tratamento com antidepressivos na depressão medicamentosa foi pouco estudado[5,12]; a escolha do antidepressivo mais adequado deve ser guiada pelas comorbidades e pelo estado clínico do paciente, assim como pelas possíveis interações com as medicações em uso. Em raras situações, nas quais é duvidosa a contribuição de uma medicação importante para o controle álgico no desenvolvimento do quadro depressivo, pode-se considerar a reintrodução (*rechallange*) da mesma; entretanto, essa situação deve ser evitada sempre que possível, visando o bem-estar do paciente[24].

Caso seja necessário o tratamento farmacológico da depressão, deve-se observar que antidepressivos tricíclicos e tetracíclicos podem exacerbar a sedação observada com algumas medicações, além de poderem contribuir para a queda da pressão arterial[22,24]. Esses efeitos colaterais podem ser evitados com o uso de alguns dos inibidores seletivos da recaptação da serotonina (ISRS). Outros fatores importantes a serem considerados na escolha da medicação são a meia-vida dos antidepressivos (os de menor meia-vida, como a sertralina, o citalopram e o escitalopram são mais seguros no caso de haver algum efeito colateral) e, em alguns casos especiais, a possibilidade da dosagem do nível sérico. O escitalopram é reconhecidamente o ISRS com menor interação medicamentosa; entretanto, o citalopram também apresenta alguma vantagem nesse sentido em relação aos demais ISRS.

O suporte psicológico e psicossocial também faz parte do tratamento da depressão induzida por medicações. A tendência nos quadros depressivos é de que a sensação de incapacidade associada à doença de base e à dor crônica se agrave, comprometendo ainda mais o desempenho do indivíduo em suas atividades. Sabe-se que as abordagens cognitivo-comportamentais não reduzem o nível de dor referido pelos pacientes; contudo, ao abordarem o componente cognitivo-motivacional da dor, elas têm impacto bastante significativo na funcionabilidade da vida diária[25,26].

Apesar de algumas medicações serem mais frequentemente associadas ao desenvolvimento de depressão, qualquer medicação usada em pacientes com dor crônica pode estar envolvida no aparecimento de sintomas depressivos. O uso de altas dosagens e a associação de diversas medicações aumenta o risco de efeitos colaterais, especialmente em idosos e em pacientes com antecedentes pessoal ou familiar de depressão, portanto essas estratégias devem sempre ser monitoradas atentamente[5,8]. Quando esses cuidados não são eficazes, faz-se necessária a prevenção secundária, através de uma avaliação clínica cuidadosa e da escolha de uma estratégia terapêutica individualizada que considere os antecedentes, o estado clínico, as doenças de base, o controle da dor e a intensidade dos sintomas depressivos de cada paciente.

A seguir, um breve comentário sobre as medicações utilizadas em pacientes com dor mais frequentemente associadas ao desenvolvimento de sintomas depressivos.

Anti-Inflamatórios Não-Hormonais (AINHs)

Os AINH estão entre as medicações mais frequentemente utilizadas em dor crônica e já foram associados ao desenvolvimento de quadros depressivos, especialmente em pacientes com antecedente de depressão e em idosos, nos quais os AINH também podem precipitar alterações cognitivas[24,27].

O maior número de relatos de efeitos colaterais psiquiátricos associados aos AINH envolve a indometacina e os inibidores seletivos da COX-2[28], sendo que as melhores evidências de associação com o desenvolvimento de sintomas depressivos são com o uso de indometacina, com incidência na literatura variando entre 0,9% e 7%[24]. Há relatos e séries de casos envolvendo o uso de ibuprofeno, naproxeno, fenoprofeno, piroxicam, diclofenaco, celecoxibe e rofecoxibe[23,24,28]. Dois estudos de corte transversal com participantes acima dos 55 anos, um deles com 2.646 indivíduos, publicado em 2002[29], e o outro com 2.804 participantes, publicado em 2008[18], não encontram associação entre o uso de AINHs e a depressão; entretanto, o primeiro deles encontrou relevância estatística quando considerado apenas o diclofenaco.

As revisões sistemáticas mais recentes também não encontraram evidências suficientes na literatura para comprovar a associação dessa classe de medicação com o desenvolvimento de depressão. Isso acontece porque há poucos estudos controlados confiáveis que tenham abordado o assunto, e as associações entre os AINH e a depressão se apóiam em grande parte em relatos e séries de casos[5,12,28].

É importante levar em conta que os AINH estão entre as medicações mais prescritas na prática clínica, somando algo entre 5% e 10% das prescrições médicas dos países ocidentais[28]. Uma revisão sistemática que levantou casos de sintomas psiquiátricos relacionados ao uso de AINH de 1965 a setembro de 2003 identificou 453 casos em 27 publicações, sendo que apenas uma pequena parte desses relatos (menos de 100) era de depressão[28]. Nesse mesmo artigo há relatos de efeitos colaterais psiquiátricos com o uso de indometacina nos quais os sintomas se iniciaram, em média, uma hora após a administração da medicação com resolução dos sintomas após seis horas. Esse tipo de resposta, assim como um número significativo de relatos de confusão mental, agitação psicomotora, tontura e alucinações (mais frequentes em relação aos de depressão), levantam questionamentos sobre a validade do diagnóstico de depressão feito nesses casos.

É possível que alguns dos AINH, em especial a indometacina e o diclofenaco, contribuam para o desenvolvimento de quadros depressivos num número muito pequeno de pacientes; contudo, esse efeito foi pouco estudado e seria de difícil demonstração experimental.

Corticosteroides

Medicações com ação anti-inflamatória, frequentemente utilizados em pacientes com dor crônica, os corticosteróides já foram repetidamente associados ao aparecimento de sintomas psiquiátricos, sendo uma das poucas classes de medicações utilizadas em dor crônica cujas evidências relacionadas ao desenvolvimento de depressão vêm de forma consistente de diversos estudos com metodologias diferentes[5,8,12,16,18,22,29]. Estima-se que os quadros depressivos sejam de 28% a 41% do total das alterações psiquiátricas relacionadas ao uso de corticosteroides[22]. Entretanto, é importante ter em mente que muitos dos pacientes em uso de corticosteroides apresentam outros possíveis fatores causadores de depressão mais plausíveis que devem ser considerados, como sepse, doenças reumáticas em atividade e neoplasias.

Alterações nos níveis basais do cortisol sérico estão relacionadas com alterações comportamentais e de humor; no entanto, a apresentação de um transtorno depressivo secundário ao corticosteroide pode ser mais difícil de diagnosticar pela atipicidade dos sintomas[24]. As reações adversas aos corticosteroides são mais frequentes em pacientes recebendo altas doses dessas medicações[22]; além disso, o aparecimento de sintomas depressivos também se associa a mudanças bruscas de dosagem da medicação, inclusive à sua interrupção[24]. Sugere-se que a dosagem em dias alternados seria preferível ao uso diário[24].

Outros possíveis fatores de risco para quadros depressivos induzidos por corticosteroides são antecedentes de alteração comportamental por essa classe de medicação, sexo feminino, lúpus eritematoso sistêmico, personalidade pré-mórbida e idade superior a 65 anos[18,22,24]. Uma parte da evidência em torno desses fatores de risco vem de estudos onde possíveis variáveis de confusão, como maior prevalência de doenças reumáticas no sexo feminino, não foram controladas[22].

As reações adversas aos corticosteroides demoram, em média, de três a 11 dias para se instalarem e podem durar de dias até quatro a seis semanas após a interrupção da medicação[22,24]. Nos casos em que foi necessário tratamento específico do quadro depressivo há relatos de boa resposta com eletroconvulsoterapia, inibidores de recaptação de serotonina (em especial, a fluoxetina), lamotrigina, lítio e olanzapina[12,22]. O uso de antidepressivos tricíclicos foi associado à exacerbação de sintomas psiquiátricos em alguns pacientes tratados com corticosteroides[23,25], sendo, portanto, uma opção a ser evitada. A profilaxia com lítio é descrita como uma possibilidade em pacientes recebendo corticosteroides em altas doses[22,24]. A evidência vem de um estudo prospectivo com 20 pacientes recebendo corticosteroides para esclerose múltipla; entretanto, a utilidade dessa recomendação é questionável, tendo em vista os riscos e benefícios de usar essa medicação de maneira profilática.

Betabloqueadores

Utilizados na profilaxia da enxaqueca e no tratamento de dores isquêmicas, os betabloqueadores estão entre as medicações mais frequentemente citadas como fatores causais de depressão; contudo, as evidências que sustentam esse tipo de afirmação são ainda bastante controversas[12,16,18,21,24,30-32].

Alguns estudos das décadas de 1980 e 1990 encontraram associação entre o consumo de betabloqueadores e o diagnóstico de depressão[20,33] ou a necessidade de antidepressivos[24,34,35]. Entre os betabloqueadores mais associados à depressão se destaca o propranolol[20,35]. Há relatos de casos descrevendo episódios depressivos em pacientes que haviam iniciado recentemente o uso de betabloqueadores[35], sendo alguns deles com ideação suicida ou tentativa de suicídio[21]. Há inclusive relatos de depressão induzida por betabloqueadores oftálmicos[24,36]. Uma revisão recente encontrou 12 relatos de depressão associada ao uso de betabloqueadores com força de associação significativa, dos quais nove eram com propranolol[37]. Em todos os nove pacientes, os sintomas depressivos se desenvolveram no início do tratamento, sendo que quatro deles tinham antecedente de depressão.

A maior frequência de relatos com o propranolol poderia ser explicada tanto pela frequência do uso dessa medicação na prática clínica quanto pela sua propriedade lipofílica, o que confere maior penetração no sistema nervoso central[24]. De fato, uma coorte histórica com mais de 30.000 usuários de betabloqueador, publicada em 2001, encontrou associação com suicídio somente para os betabloqueadores mais lipossolúveis[32]. Nesse estudo, o grupo dos betabloqueadores mais lipossolúveis era representado majoritariamente pelo propranolol; as outras medicações do mesmo grupo eram betaxolol, alprenolol e penbutolol[32].

Contrariando essas evidências, a maior parte dos estudos mais recentes que investigaram a ocorrência de depressão em pacientes clínicos não encontraram resultados positivos em relação aos betabloqueadores[7,10,18,19,24,30,31,38,39] mesmo quando analisadas somente as medicações mais lipofílicas, apesar de um discreto aumento de queixas referentes à fadiga (18%) e disfunção sexual (5%)[38]. A queixa de fadiga foi significativamente menos frequente em pacientes usando betabloqueadores mais modernos[38], o que poderia explicar o achado de um estudo de corte transversal que encontrou associação com depressão somente para os betabloqueadores não-seletivos[29]. Dois estudos analisaram o propranolol separadamente[7,39] sem encontrar associação com depressão, sendo que um deles, um ensaio clínico randomizado e controlado num grupo de 312 pacientes com hipertensão arterial diastólica[39], descreveu uma performance discretamente pior numa pequena parte dos testes cognitivos no grupo que tomou propranolol, com tendência à melhora ao longo de um ano.

Esses trabalhos mais recentes envolveram um número significativo de pacientes e apresentam *design* metodológico mais confiável (incluindo uma revisão sistemática que envolveu mais de 35.000 pacientes)[38], sendo que na maior parte deles as indicações para uso de betabloqueadores eram hipertensão arterial, isquemia e insuficiência cardíacas. A explicação desses estudos para os achados negativos foi o controle mais adequado de possíveis variáveis de confusão, como maior gravidade clínica dos pacientes que necessitam de betabloqueadores, e o uso de outras medicações[31]. Outra explicação seria uma abordagem mais correta e estruturada do diagnóstico de depressão[12], entretanto isso não explica a associação positiva encontrada entre os betabloqueadores mais lipossolúveis e suicídio[32].

Até o momento, não está estabelecido se os betabloqueadores podem de fato ser considerados drogas indutoras de depressão. Alguns estudos procuraram analisar separadamente as drogas mais e menos lipossolúveis; contudo, essa abordagem também já foi criticada, pois incluiria na mesma categoria tanto drogas possivelmente associadas à depressão, quanto outras possivelmente associadas à menor necessidade e melhor eficácia dos antidepressivos, como o pindolol[40,41]. As melhores explicações para os dados conflitantes na literatura são imprecisões metodológicas de alguns estudos e uma possível associação positiva em alguns indivíduos com alguns betabloqueadores específicos (como o propranolol), porém muito infrequente para ser demonstrada de forma consistente nos estudos[5,12,19]. Essas possibilidades vêm ao encontro da recomendação de uma monitorização cuidadosa dos pacientes com fatores de risco para depressão, os quais podem desenvolver quadros depressivos relacionados a medicações não comprovadamente associadas a esse efeito colateral.

Na prática clínica, o histórico pessoal ou familiar de depressão não constitui contraindicação formal ao uso de betabloqueadores; todavia, a substituição de alguns betabloqueadores lipofílicos (como o propranolol) por outros não lipofílicos, especialmente em pacientes idosos, poderia reduzir o risco efetivo adversos depressivos nessa população[42].

Bloqueadores de Canal de Cálcio

Utilizados na profilaxia da enxaqueca e da cefaleia em salvas e no tratamento de dores isquêmicas e da distrofia simpático reflexa. Em relação aos bloqueadores de canal de cálcio, há relatos de depressão causada por diidropiridínicos (nifedipina)[43], não-diidropiridínicos (verapamil, diltiazem)[44,45] e outras drogas com ação bloqueadora dos canais de cálcio (cinarizina)[24]. Portanto, há a possibilidade teórica de que em indivíduos com outros fatores de risco para depressão o uso dessas medicações poderia contribuir para o início ou agravamento de um quadro depressivo.

Grande parte dos estudos que procuram investigar a influência dos bloqueadores de canal de cálcio na depressão não analisa os resultados separadamente em relação a cada uma das drogas; sendo assim, não é possível obter dados confiáveis em relação aos bloqueadores de canal de cálcio mais frequentemente usados no tratamento da dor crônica, como diltiazem e verapamil. A cinarizina não faz parte da análise dos estudos maiores e mais recentes, que estudam efeitos adversos das medicações cardiológicas. Os resultados dos estudos que contemplam os bloqueadores de canal de cálcio são conflitantes, com a maior parte das evidências pesando contra a associação entre essa classe de medicação e depressão[5,12,18].

A exemplo dos betabloqueadores, uma coorte sueca publicada em 1998 associou o uso de bloqueadores de canal de cálcio ao suicídio[46]. Esse trabalho foi duramente criticado por não controlar adequadamente as possíveis variáveis de confusão[47-49], e em resposta a esse estudo, uma análise posterior ajustada para fatores de risco, usando uma base de dados inglesa, não mostrou a mesma associação[50]. Curiosamente, o estudo que encontrou relação entre betabloqueadores e suicídio teve resultado negativo para os bloqueadores de canal de cálcio[32]. O estudo de Calleus e cols., com 743 suicídios na Dinamarca, também revelou inexistência de associação significativa entre bloqueadores de canal de cálcio e suicídio[48]. A literatura médica carece de estudos adequados que abordem essas questões.

Benzodiazepínicos

Medicações com propriedades ansiolíticas, usadas como adjuvantes no tratamento de diversas modalidades de dor crônica.

Há uma evidência considerável de que os sedativos e hipnóticos induzem depressão[8,18] e/ou efeitos desinibitórios numa pequena parcela (menor que 5%) das pessoas que os tomam, entretanto é possível que essa afirmação não seja especialmente verdadeira para os benzodiazepínicos[24]. Infelizmente, uma parte dos estudos que aborda esse tema não faz distinção entre as drogas da categoria dos "sedativos e hipnóticos"[18].

Uma vez que os benzodiazepínicos são frequentemente utilizados no tratamento de insônia e de sintomas ansiosos, ambos muito frequentes em pacientes deprimidos, é esperado encontrar mais pacientes com depressão fazendo uso de benzodiazepínicos na população. Para abordar a questão de maneira mais clara seriam necessários estudos prospectivos e controlados. Atualmente, as revisões sobre o assunto são contraditórias ao afirmar se os benzodiazepínicos de fato podem causar depressão, ou até mesmo se aumentam o risco de suicídio nos pacientes deprimidos[5,51,52].

Sintomas depressivos também podem se manifestar na retirada dos benzodiazepínicos. Há relatos de tratamento nesses casos com flumazenil[24]; contudo, a possibilidade de aparecimento ou piora de sintomas de abstinência ao benzodiazepínico (inclusive crise convulsiva), em especial em pacientes fazendo uso crônico da medicação, torna essa medicação muito pouco atraente para esse fim. A troca por um benzodiazepínico de meia-vida longa e a redução gradual da dose da medicação (em menos de um quarto da dose por semana) reduz o risco dos sintomas de abstinência se manifestarem[53].

Anticonvulsivantes

São usados como agentes adjuvantes no tratamento da dor crônica, em especial da dor neuropática. O desenvolvimento de sintomas depressivos associados ao uso de anticonvulsivantes foi relatado em pacientes que usaram fenitoína, fenobarbital, carbamazepina, felbamato, vigabatrina e primidona[24,54-56]. Muitos dos sintomas relatados, entretanto, poderiam ser atribuídos aos próprios efeitos sedativos dessas medicações, em especial quando a subida de dose é feita mais rapidamente ou quando os anticonvulsivantes são usados em associação[55]; sendo assim, a ausência de ensaios clínicos controlados que abordem essa questão deixa a pergunta sem resposta definitiva.

Na prática clínica é essencial que a possibilidade de intoxicação seja descartada antes de se considerar o diagnóstico de depressão secundária à medicação. Outro fator de confusão relevante nos estudos que investigam depressão associada aos anticonvulsivantes é uma maior incidência de quadros depressivos entre os pacientes com epilepsia. A descontinuação de alguns anticonvulsivantes também pode desencadear ansiedade e sintomas depressivos[24].

Entre os anticonvulsivantes citados acima, o fenobarbital e a vigabatrina são os mais frequentemente associados ao desenvolvimento de quadros depressivos, enquanto a carbamazepina é a que tem menos relatos desse efeito colateral. Baseando-se nesse fato, alguns autores defendem a monitoração de sintomas de humor em pacientes em uso de fenobarbital e com história familiar de depressão[24]; no entanto, é questionável se pacientes em uso dessa medicação têm maior risco de desenvolver depressão, uma vez que faltam evidências mais sólidas em torno do tema. A carbamazepina é usada na clínica psiquiátrica como droga de associação no tratamento do transtorno afetivo bipolar, inclusive em pacientes deprimidos, sendo segura para pacientes com história pessoal ou familiar de transtornos de humor.

A maior parte dos estudos mais recentes, com maior número de pacientes, e das revisões que abordam depressão induzida por medicações nem cita a classe dos anticonvulsivantes[5,12,18,29].

Antipsicóticos

Os antipsicóticos são usados como adjuvantes no tratamento de diversas modalidades de dor crônica, em especial por seu efeito sedativo. Os sintomas depressivos secundários ao uso de antipsicóticos foram observados essencialmente com o uso de antipsicóticos típicos[24,29,57], a exemplo da periciazina, para a qual foi descrita uma associação com depressão em pacientes acima de 55 anos[29] e do haloperidol, que mostrou maior indução de sintomas depressivos em comparação a dois antipsicóticos atípicos (risperidona e olanzapina) num ensaio clínico com 43 pacientes[57].

Entretanto, a força de associação entre o uso dessas medicações e o desenvolvimento de sintomas depressivos é difícil de ser estudada, uma vez que os transtornos psicóticos são fatores de risco para depressão e suicídio. Portanto, é difícil inferir a validade dos resultados dos estudos com pacientes psicóticos para os pacientes com dor crônica; o que sabemos é que ambas as condições são fatores de risco para depressão. Um estudo que incluiu pacientes com transtorno afetivo bipolar não mostrou maior risco depressão para esse grupo de pacientes quando em uso de antipsicóticos[58]. Além disso, muitas vezes os sintomas depressivos desencadeados por essas drogas se acompanham de sintomas extrapiramidais, o que sugere uma síndrome parkinsoniana causada pela medicação[24]. As revisões mais recentes sobre depressão induzida por medicações não citam os antipsicóticos[5,12,18].

Em relação aos antipsicóticos atípicos, a probabilidade de depressão medicamentosa é muito remota. Essa classe de medicação é frequentemente usada como arsenal terapêutico de transtornos de humor (em especial transtorno afetivo bipolar), sendo que algumas delas têm reconhecidamente ação antidepressiva. Há relatos de casos associando o aparecimento de sintomas depressivos à quetiapina em um paciente[59] e à ziprasidona em três pacientes[60], todos eles com diagnóstico de esquizofrenia. Vale ressaltar a escassez de evidências em estudos controlados sobre esse efeito colateral e a possível contribuição de outros fatores para a etiologia do quadro depressivo, como a própria esquizofrenia.

Outras Medicações

Há relatos associando outras medicações usadas em paciente com dor crônica ao desenvolvimento ou piora de sintomas depressivos; entretanto, as evidências que sustentam essas associações vêm essencialmente de relatos de casos que carecem de estudos controlados para confirmar seus achados. Aqui se incluem: baclofeno, mebeverina, metilsergida, pizotifeno, fenilbutazona, guanetidina, sumatriptano, pentazocina, benzidamina e fenacetina[23,24].

Um estudo de corte transversal com 2.646 cidadãos holandeses acima de 55 anos encontrou associação entre o uso de paracetamol e a depressão[29]. Essa associação não encontra suporte em outros estudos que investigaram o mesmo tema.

➢ Sintomas Depressivos na Retirada das Medicações

A interrupção do uso de algumas medicações usadas em pacientes com dor crônica pode causar sintomas de abstinência, incluindo sintomas depressivos. Os opioides e os benzodiazepínicos são frequentemente associados a esse efeito colateral, em especial em pacientes fazendo uso crônico dessas medicações, quando usados em altas doses e quando interrompidos de forma repentina. A melhor estratégia para evitar sintomas de abstinência nesses casos é manter o paciente informado sobre os possíveis efeitos da retirada da medicação e o seu caráter temporário, trocar medicações com meia-vida curta por outras de meia-vida mais longa em dose equivalente e reduzir gradualmente a dose da medicação, monitorando o aparecimento de sintomas até a sua retirada[53].

A retirada de anticonvulsivantes e antidepressivos usados no tratamento da dor crônica também pode desencadear sintomas depressivos, como já relatado com a paroxetina[24]. Os sintomas típicos da síndrome de abstinência aos ISRS incluem diminuição da energia, insônia e anorexia. A interrupção dos tricíclicos associa-se com uma síndrome *flu-like* (semelhante ao resfriado), que pode incluir alguns sintomas depressivos[24].

➢ Referências Bibliográficas

1. Campbell LC, Clauw DJ, Keefe FJ. Persistent pain and depression: a biopsychosocial perspective. Biol Psychiatry. 2003; 54(3):399-409.
2. Gloth F. Geriatric pain. Factors that limit pain relief and increase complications. Geriatrics. 2000; 55(10):46-8, 51-54.
3. Aguiar R, Caleffi L. Depressão e dor crônica. In Figueiró J, Angelotti G, Pimenta C, editors. Dor & Saúde mental. 2005, Atheneu: São Paulo.
4. Argoff CE. The coexistence of neuropathic pain, sleep, and psychiatric disorders: a novel treatment approach. Clin J Pain. 2007; 23(1):15-22.
5. Kotlyar M, Dysken M, Adson DE. Update on drug-induced depression in the elderly. Am J Geriatr Pharmacother. 2005; 3(4):288-300.
6. Ganzini L, Walsh JR, Millar SB. Drug-induced depression in the aged. What can be done? Drugs Aging. 1993; 3(2):147-158.
7. Gerstman BB, Jolson HM, Bauer M et al. The incidence of depression in new users of beta-blockers and selected antihypertensives. J Clin Epidemiol. 1996; 49(7):809-815.
8. Patten SB, Williams JV, Love EJ. Self-reported depressive symptoms following treatment with corticosteroids and sedative-hypnotics. Int J Psychiatry Med. 1996; 26(1):15-24.
9. Prisant LM, Spruill WJ, Fincham JE et al. Depression associated with antihypertensive drugs. J Fam Pract. 1991; 33(5):481-485.
10. Schleifer SJ, Slater WR, Macari-Hinson MM et al. Digitalis and beta-blocking agents: effects on depression following myocardial infarction. Am Heart J. 1991; 121(5):1397-1402.
11. Dhondt ADF, Hooijer C, Smit JH et al. Drug-associated depression is not major depressive disorder. A pilot study in a population-based sample of the elderly. Int J Geriatr Psychiatry. 1996; 11(2):141-148.
12. Patten SB, Barbui C. Drug-induced depression: a systematic review to inform clinical practice. Psychother Psychosom. 2004; 73(4):207-215.
13. Sullivan MD, Edlund MJ, Zhang L et al. Association between mental health disorders, problem drug use, and regular prescription opioid use. Arch Intern Med. 2006; 166(19):2087-2093.
14. Riley J, Hastie B. Individual differences in opioid efficacy for chronic noncancer pain. Clin J Pain. 2008; 24(6):509-520.
15. DSM-IV-TR – Manual diagnóstico e estatístico de transtornos mentais. 4th ed. Porto Alegre: Artmed; 2002.
16. Patten SB, Love EJ. Drug-induced depression. Incidence, avoidance and management. Drug Saf. 1994; 10(3):203-219.
17. Saúde OMd. CID-10 Classificação Estatística Internacional de Doenças e Problemas Relacionados à Saúde. 10th ed. Vol. 1 and 2. São Paulo: Universidade de São Paulo; 1997.
18. Feng L, Tan CH, Merchant RA et al. Association between depressive symptoms and use of HMG-CoA reductase inhibitors (statins), corticosteroids and histamine H(2) receptor antagonists in community-dwelling older persons: cross-sectional analysis of a population-based cohort. Drugs Aging. 2008; 25(9):795-805.
19. van Melle JP, Verbeek DE, van den Berg MP, et al. Beta-blockers and depression after myocardial infarction: a multicenter prospective study. J Am Coll Cardiol. 2006; 48(11):2209-2214.
20. Patten SB. Propranolol and depression: evidence from the antihypertensive trials. Can J Psychiatry. 1990; 35(3):257-259.

21. Patten SB, Lamarre CJ. Can drug-induced depressions be identified by their clinical features? Can J Psychiatry. 1992; 37(3):213-215.
22. Cerullo MA. Expect psychiatric side effects from corticosteroid use in the elderly. Geriatrics. 2008; 63(1):15-18.
23. Sadock B. Compêndio de psiquiatria: ciências do comportamento e psiquiatria clínica. 9th ed. Porto Alegre: Artmed; 2007.
24. Brasil M. Medicamentos. In Fráguas Junior R, Figueiró J, editors.Depressões em medicina interna e em outras condições médicas: Depressões secundárias 2000, Atheneu: São Paulo.
25. Wicksell RK, Ahlqvist J, Bring A et al. Can exposure and acceptance strategies improve functioning and life satisfaction in people with chronic pain and whiplash-associated disorders (WAD)? A randomized controlled trial. Cogn Behav Ther. 2008; 37(3):169-182.
26. Wicksell RK, Melin L, Olsson GL. Exposure and acceptance in the rehabilitation of adolescents with idiopathic chronic pain - a pilot study. Eur J Pain. 2007; 11(3):267-274.
27. Browning CH. Nonsteroidal anti-inflammatory drugs and severe psychiatric side effects. Int J Psychiatry Med. 1996; 26(1):25-34.
28. Onder G, Pellicciotti F, Gambassi G et al. NSAID-related psychiatric adverse events: who is at risk? Drugs. 2004; 64(23):2619-2627.
29. Dhondt TD, Beekman AT, Deeg DJ et al. Iatrogenic depression in the elderly. Results from a community-based study in the Netherlands. Soc Psychiatry Psychiatr Epidemiol. 2002; 37(8):393-398.
30. Bright RA, Everitt DE. Beta-blockers and depression. Evidence against an association. JAMA. 1992; 267(13):1783-1787.
31. Ried LD, McFarland BH, Johnson RE et al. Beta-blockers and depression: the more the murkier? Ann Pharmacother. 1998; 32(6):699-708.
32. Sorensen HT, Mellemkjaer L, Olsen JH. Risk of suicide in users of beta-adrenoceptor blockers, calcium channel blockers and angiotensin converting enzyme inhibitors. Br J Clin Pharmacol. 2001; 52(3):313-318.
33. Rathmann W, Haastert B, Roseman JM et al. Cardiovascular drug prescriptions and risk of depression in diabetic patients. J Clin Epidemiol. 1999; 52(11):1103-1109.
34. Avorn J, Everitt DE, Weiss S. Increased antidepressant use in patients prescribed beta-blockers. JAMA. 1986; 255(3):357-360.
35. Thiessen BQ, Wallace SM, Blackburn JL et al. Increased prescribing of antidepressants subsequent to beta-blocker therapy. Arch Intern Med. 1990; 150(11):2286-2290.
36. Schweitzer I, Maguire K, Ng CH. A case of melancholic depression induced by beta-blocker antiglaucoma agents. Med J Aust. 2008; 189(7):406-407.
37. Steffensmeier JJ, Ernst ME, Kelly M et al. Do randomized controlled trials always trump case reports? A second look at propranolol and depression. Pharmacotherapy. 2006; 26(2):162-167.
38. Ko DT, Hebert PR, Coffey CS et al. Beta-blocker therapy and symptoms of depression, fatigue, and sexual dysfunction. JAMA. 2002; 288(3):351-357.
39. Perez-Stable EJ, Halliday R, Gardiner PS et al. The effects of propranolol on cognitive function and quality of life: a randomized trial among patients with diastolic hypertension. Am J Med. 2000; 108(5):359-365.
40. Perez V, Gilaberte I, Faries D et al. Randomised, double-blind, placebo-controlled trial of pindolol in combination with fluoxetine antidepressant treatment. Lancet. 1997; 349(9065):1594-1597.
41. Terao T. Beta-adrenoceptor blockers and serotonin. Br J Clin Pharmacol. 2002; 53(4):407; author reply 407-408.
42. Luijendijk HJ, van den Berg JF, Hofman A et al. Beta-blockers and the risk of incident depression in the elderly. J Clin Psychopharmacol. 2011; 31(1):45-50.
43. Hullett FJ, Potkin SG, Levy AB et al. Depression associated with nifedipine-induced calcium channel blockade. Am J Psychiatry. 1988; 145(10):1277-1279.
44. Biriell C, McEwen J, Sanz E. Depression associated with diltiazem. BMJ. 1989; 299(6702):796.
45. Dassylva B. Verapamil may cause depression. Can J Psychiatry. 1993; 38(4):299-300.
46. Lindberg G, Bingefors K, Ranstam J et al. Use of calcium channel blockers and risk of suicide: ecological findings confirmed in population based cohort study. BMJ. 1998; 316(7133):741-745.
47. Bergman U, Isacsson G. Use of calcium channel blockers and risk of suicide. Independent studies are needed before causality is established. BMJ. 1998; 317(7165):1076.

48. Chen YT, Makuch RW. Use of calcium channel blockers and risk of suicide. Perscriptions for particular drug are influenced by numerous factors. BMJ. 1998; 317(7165):1077.
49. Wiholm BE, Kelly JP, Kaufman D et al. Relation of aplastic anaemia to use of chloramphenicol eye drops in two international case-control studies. BMJ. 1998; 316(7132):666.
50. Gasse C, Derby LE, Vasilakis C et al. Risk of suicide among users of calcium channel blockers: population based, nested case-control study. BMJ. 2000; 320(7244):1251.
51. Smith BD, Salzman C. Do benzodiazepines cause depression? Hosp Community Psychiatry. 1991; 42(11):1101-1102.
52. Youssef NA, Rich CL. Does acute treatment with sedatives/hypnotics for anxiety in depressed patients affect suicide risk? A literature review. Ann Clin Psychiatry. 2008; 20(3):157-169.
53. O'Brien C P. Benzodiazepine use, abuse, and dependence. J Clin Psychiatry. 2005; 66 (Suppl 2):28-33.
54. Levinson DF, Devinsky O. Psychiatric adverse events during vigabatrin therapy. Neurology. 1999; 53(7):1503-1511.
55. Lopez-Gomez M, Ramirez-Bermudez J, Campillo C et al. Primidone is associated with interictal depression in patients with epilepsy. Epilepsy Behav. 2005; 6(3):413-416.
56. Reynolds EH, Ring HA, Farr IN et al. Open, double-blind and long-term study of vigabatrin in chronic epilepsy. Epilepsia. 1991; 32(4):530-538.
57. Gothelf D, Apter A, Reidman J et al. Olanzapine, risperidone and haloperidol in the treatment of adolescent patients with schizophrenia. J Neural Transm. 2003; 110(5):545-560.
58. Harrow M, Yonan CA, Sands JR et al. Depression in schizophrenia: are neuroleptics, akinesia, or anhedonia involved? Schizophr Bull. 1994; 20(2):327-338.
59. Mergui J, Jaworowski S, Lerner V. Quetiapine-associated depression in a patient with schizophrenia. Clin Neuropharmacol. 2005; 28(3):133-135.
60. Kaptsan A, Dwolatzky T, Lerner V. Ziprasidone-associated depressive state in schizophrenic patients. Clin Neuropharmacol. 2007; 30(6):357-361.

Capítulo 15

Psicofármacos no Tratamento da Dor e da Depressão em Pacientes com Dor Crônica

André Russowsky Brunoni

➤ Introdução

Ao longo deste livro foram discutidas diversas síndromes álgicas que podem se associar a um transtorno depressivo. O objetivo do presente capítulo é de sumarizar as principiais características farmacológicas, toxicológicas e terapêuticas das classes de psicofármacos mais utilizadas no manejo do binômio depressão-dor. Vale mencionar que não serão abordadas as terapias farmacológicas para dor que não envolvam psicofármacos, como, por exemplo, uso de anti-inflamatórios ou de agentes opioides, uma vez que tais agentes agem principalmente nos mecanismos agudos e periféricos do processo doloroso, em que a comorbidade psiquiátrica é baixa.

➤ Anticonvulsivantes

A primeira droga da classe dos anticonvulsivantes (ACV) foi o brometo de sódio, usado nos fins do século XIX. No início do século XX foram desenvolvidos a fenitoína e o fenobarbital, drogas ainda largamente utilizadas nos dias de hoje[1]. Atualmente, há cerca de 26 drogas anticonvulsivantes em uso, que são bastante diferentes entre si quanto às suas propriedades farmacológicas[2]. Abordaremos apenas aquelas que são costumeiramente utilizadas na díade depressão e dor: gabapentina, oxcarbazepina, carbamazepina, (di)valproato de sódio e topiramato.

Divalproato de Sódio

É um ACV comumente utilizado no manejo de crises epilépticas parciais complexas, mania aguda, episódios afetivos mistos e tratamento de manutenção no transtorno afetivo bipolar (TAB)[3]. No campo das síndromes álgicas, é utilizado nas dores neuropáticas crônicas de um modo geral, além de ser um agente de primeira linha para profilaxia da enxaqueca. Como diversos ACVs, bloqueia os canais de sódio voltagem-dependentes. Apresenta uma meia-vida de 9-16 horas, tem metabolização primariamente hepática, através do sistema CYP450. Os sintomas colaterais comuns são: ganho de peso, sonolência, dor abdominal, ataxia, cansaço e obstipação intestinal; contudo, um manejo razoável de tais efeitos inclui redução e distribuição do número de doses diárias, concentrando a maior parte da dose no período noturno, além do uso das formulações de liberação lenta. No uso contínuo da droga, recomenda-se a monitoração regular de triglicérides, colesterol, glicose, pressão arterial e IMC. É uma droga classe D para gestação, podendo levar a defeitos de fechamento de tubo neural no primeiro trimestre[4].

Carbamazepina

Também é um ACV de primeira linha para crises epilépticas parciais complexas e tônico-clônico generalizadas, além de na fase aguda do transtorno bipolar. Também é comumente usado de forma *off-label* no tratamento de manutenção do TAB. No campo das síndromes álgicas, é um agente de primeira linha nas dores neuropáticas crônicas. Também atua primariamente bloqueando os canais de sódio voltagem-dependentes. Entre suas propriedades farmacocinéticas destaca-se, além de uma meia-vida relativamente longa (de 1-3 dias), o fato de apresentar autoindução hepática nos primeiros meses de uso, ou seja, trata-se de uma droga que é tanto substrato quanto indutora do CYP450 3A4. Esta importante característica tem duas repercussões clínicas: a necessidade de monitoração dos níveis séricos da droga a cada mudança de dose, devido à cinética não-linear, e um perfil de interação medicamentosa desfavorável, podendo ser necessário reajustar as doses de outros fármacos quando da introdução da carbamazepina, especialmente aqueles que são metabolizados pelo CYP450. Os efeitos colaterais mais comuns são sedação, confusão e tontura. Os efeitos menos comuns e mais graves incluem: leucopenia, aplasia medular, plaquetopenia, síndrome de Stevens-Johnson, síndrome da secreção inapropriada do ADH e hiponatremia. É uma droga classe D para a gravidez, podendo levar ao risco defeitos de fechamento de tubo neural[4].

Oxcarbazepina

É um ACV com propriedades químicas semelhantes à carbamazepina, mas que destaca-se por ser bem mais tolerável do ponto de vista farmacocinético e farmacodinâmico, ressaltando o menor risco de hiponatremia e sedação. Por outro lado, é tida como uma droga menos potente, tanto para o uso nas síndromes depressivas, quanto nas álgicas[5].

Topiramato

Trata-se de um bloqueador/modulador de canais de sódio de primeira linha para diversas formas de síndromes convulsivas na infância, adolescência e fase adulta. Nas síndromes álgicas encontra sua maior indicação na profilaxia da enxaqueca. Foi tida até recentemente como uma droga possivelmente útil no TAB, porém os resultados desanimadores fazem com que esta droga seja cada vez menos prescrita para o TAB. Dentre os transtornos psiquiátricos, tem sido utilizada de forma *off-label* em alguns transtornos impulsivos (p. ex., jogo patológico), transtornos alimentares (bulimia nervosa) e dependências de substâncias. É também um inibidor da anidrase carbônica de excreção primariamente renal, o que faz com que os efeitos colaterais comuns sejam nefrolitíase e acidose metabólica hiperclorêmica de *anion gap* normal. A inibição da anidrase carbônica também pode levar a uma série de outros efeitos colaterais, como visão dupla, glaucoma agudo de ângulo fechado e gosto metálico. Também está associada a efeitos psiquiátricos, como confusão, déficits cognitivos e até mesmo psicose induzida[6]. Por outro lado, tais efeitos são dose-dependentes e relativamente benignos em doses baixas, que é a comumente utilizada no tratamento da enxaqueca. É uma droga classe C na gravidez[4].

Gabapentina

Como o topiramato, é um ACV que vem sendo cada vez menos utilizado para o TAB devido à sua falta de eficácia. Por outro lado, sua facilidade em cruzar a barreira hematoencefálica, aliada a suas propriedades farmacodinâmicas de atuar especificamente na porção alfa-2 dos canais de cálcio, faz com que seja um tratamento robusto nas diversas síndromes álgicas crônicas, uma vez que o bloqueio de tais canais diminui a liberação de glutamato, um neurotransmissor envolvido na perpetuação das síndromes álgicas, como a fibromialgia e as síndromes neuropáticas[7,8]. Seu principal efeito colateral é a sedação, que pode obrigar a redução da dose e a concentração do uso da droga no período noturno. É uma droga classe C na gravidez.

A *pregabalina* é outro ACV bloqueador alfa-2 dos canais de cálcio com muitas propriedades farmacocinéticas e farmacodinâmicas similares à gabapentina, também sendo muito eficaz nos quadros dolorosos crônicos[4].

Tabela 15.1
Algumas Propriedades Farmacológicas dos Anticonvulsivantes Discutidos

Anticonvulsivante	Meia-Vida(h)/Metab	Ação	Anti-convulsivante	Est. Humor	Anti-doloroso
Divalproato	9-16/Hepática	NaVS	++++	++++	++/+++
Carbamazepina	26-65/Hepática	NaVS	++++	+++	++/+++
Oxcarbazepina	10/Hepática	NaVS	++++	++	+/++
Topiramato	21/Renal	NaVS/CaVS	++++	-/+	++++(*)
Gabapentina	5-7/Renal (**)	CaVS	++++	-/+	+++ (***)

As cruzes (+) representam uma gradação da eficácia da droga, de + (baixa eficácia) até ++++ (alta eficácia). NaVS = Canais de Sódio Voltagem-Dependentes; CaVS = Canais de Cálcio Voltagem-Dependentes. (*) = Eficaz especialmente para profilaxia de enxaqueca; (**) = A droga não é metabolizada e sim excretada de forma intacta pelos rins; (***) = Eficaz especialmente para dores neuropáticas crônicas.

➤ Antidepressivos

As drogas antidepressivas (AD) de utilidade no binômio depressão-dor podem ser agrupadas em três classes: os antidepressivos tricíclicos (ATC), os inibidores seletivos da recaptação de serotonina (ISRS) e os inibidores duais da recaptura de serotonina e noradrenalina (IRNS). Apesar de esta classificação não refletir de maneira totalmente acurada as drogas de cada classe – por exemplo, a sertralina, considerada como um ISRS, também inibe a recaptura de noradrenalina e dopamina (especialmente em altas doses) –, nem mesmo diferenciar os antidepressivos de outras drogas – por exemplo, a clozapina, um antipsicótico, tem ação serotoninérgica pronunciada –, tal divisão ainda é muito utilizada nos dias de hoje.

Vale a pena relembrar que sintomas depressivos e dolorosos andam *in tandem*: muitos pacientes com queixas depressivas apresentam-se na atenção primária com queixas primariamente dolorosas; alguns sintomas podem ser vistos tanto como dolorosos quanto depressivos (p. ex., "tensão muscular"), a ponto de alguns autores considerarem que há um espectro entre sintomas depressivos e dolorosos[9]. Desta maneira, pode-se considerar que, inespecificamente, antidepressivos podem ser adjuvantes no tratamento de condições dolorosas.

Antidepressivos Tricíclicos

Os ATC são antidepressivos de primeira geração, sendo a classe mais utilizada desde a introdução da imipramina na década de 1950 até o surgimento da fluoxetina em meados da década de 1980. Inibem a recaptura das três monoaminas (dopamina, serotonina, noradrenalina) de maneira inespecífica – apesar de haver alguns tipos de ATC mais específicos do que outros. Por exemplo, a nortriptilina é preferencialmente noradrenérgica e a imipramina é serotoninérgica

– razão pela qual são ao mesmo tempo drogas muito eficientes e com muitos efeitos colaterais (já que também atuam em receptores muscarínicos, colinérgicos, histaminérgicos e em canais de sódio voltagem-dependentes), a saber: sedação, boca seca, visão turva, retenção urinária, hipotensão ortostática, tontura, ganho de peso, além de serem drogas potencialmente indutoras de arritmias malignas, especialmente quando ingeridas em altas doses, com propósito suicida[10].

A *amitriptilina* é, provavelmente, o ATC mais utilizado quando lidando com depressão--dor. Pode ser usada em diversos quadros álgicos, como fibromialgia, cefaleia crônica diária, lombalgia, dor neuropática e dores crônicas em geral, muitas vezes como adjuvantes de outros tratamentos, ou usados em monoterapia de manutenção ou profilaxia. A *nortriptilina* também é um ATC bastante utilizado nestas condições – como já ressaltado, sua atividade noradrenérgica preferencial pode se refletir em menos efeitos sedativos, embora esta observação nem sempre ocorra na prática clínica. Por fim, a *imipramina* e a *clomipramina* são outros dois ATC de uso menor em condições dolorosas recorrentes, mas que também podem ser úteis no manejo das dores neuropáticas crônicas[11].

Inibidores Seletivos da Recaptura de Serotonina (ISRS)

Os ISRS são a classe de antidepressivos mais prescritos atualmente e suas indicações estendem-se muito além dos transtornos depressivos: atualmente também são utilizados em transtornos de ansiedade, alimentares, de personalidade, bem como transtornos dolorosos. São representados por seis drogas: *fluoxetina, sertralina, paroxetina, fluvoxamina, citalopram* e *escitalopram* – tendo em comum a inibição potente da recaptura de serotonina na fenda sináptica. Diferenciam-se essencialmente pelo seu perfil de efeitos colaterais, que é a tradução da propriedade farmacológica de bloquearem outras classes de receptores (muscarínicos, colinérgicos, histamínicos) em menor ou maior grau. Desta maneira, efeitos colaterais são mais comuns em ISRS com atividades em outros sítios: a *fluoxetina*, com sua ação em receptores 5HT2C, leva a um desbloqueio de atividade dopaminérgica e noradrenérgica nos núcleos de rafe, desencadeando uma "tempestade monoaminérgica" em córtex pré-frontal e amígdala, o que se traduz pelos conhecidos efeitos colaterais de anorexia, insônia, agitação, acatisia e até mesmo ataques de pânico[9]. A *paroxetina* é mais seletiva do que a fluoxetina, porém sua atividade anticolinérgica leva à sedação e sonolência, enquanto sua inibição da enzima que sintetiza o óxido nítrico pode explicar o efeito colateral comum de disfunção sexual. A *fluvoxamina* tem uma atividade nos receptores de sertralina e também nos receptores sigma1, cuja repercussão clínica não está bem definida, embora alguns autores acreditem que esta interação explique a atividade ansiolítica da droga. A *sertralina*, por sua vez, tem uma atividade serotoninérgica bem mais específica e é associada a poucos efeitos colaterais. O mesmo vale para o *citalopram* e o *escitalopram*, este último considerado a "quintessência" dos ISRS por sua altíssima seletividade[4].

Inibidores Duais de Recaptura de Serotonina e Noradrenalina (IRNS)

Os IRNS surgiram no final da década de 1990, quando se buscava um AD com eficácia semelhante aos ATC, porém com um perfil de efeitos colaterais mais favorável. Para as síndromes dolorosas crônicas, os IRNS são consideradas drogas de primeira linha[9], já que atuam em importantes circuitos que explicam a fisiopatogênese de tal condição: a estimulação noradrenégica e serotoninérgica no corno dorsal da medula contrabalança a deficiência destes neurotransmissores na região, inibindo as vias dolorosas ascendentes, diminuindo o processamento cortical da dor; além disso, a atividade destas monoaminas no córtex pré-frontal melhora o processamento cognitivo e o *drive*. Por fim, há evidências de que síndromes dolorosas crônicas associam-se à morte neuronal e à perda de substância cinzenta – os antidepressivos, por sua vez, aumentam em longo prazo os níveis cerebrais do *Brain Derived Neurotrophic Factor* (BDNF), podendo impedir a morte neuronal e, em alguns sítios, como o hipocampo, até levar à regeneração de tecido neuronal[12]. Estas propriedades farmacológicas vão de acordo com a observação de que inibidores duais parecem ser mais eficientes do que ISRS para o tratamento do binômio depressão-dor.

O primeiro antidepressivo desta classe é a *venlafaxina*, considerada por muitos clínicos como uma droga de maior eficácia que os ISRS, apesar de grandes ensaios clínicos pragmáticos recentes, como o STAR*D, não ter obtido tal resultado[13]. Por outro lado, tal droga é associada com alguns efeitos colaterais importantes e desagradáveis, que são dose-dependentes – especialmente cefaleia, nervosismo, agitação, náuseas, vômitos e diarreia – além de apresentar síndrome de descontinuação quando da sua retirada, o que pode ser atenuado nas formulações de liberação prolongada. A *desvenlafaxina* é uma droga recentemente aprovada para uso, apresentada como uma droga tão eficaz e mais tolerável do que a venlafaxina: isto porque a proporção entre atividade serotoninérgica e noradrenérgica é mais balanceada na nova droga, podendo ser prescrita em doses menores que a venlafaxina. Por outro lado, polimorfismos genéticos do sistema CYP450 podem levar a variações séricas de venlafaxina importantes, ou seja, a concentração sérica – e, portanto, a probabilidade de efeitos colaterais – permanece sendo muito variável para cada paciente. A venlafaxina é uma droga de primeira linha para fibromialgia e é usada também em muitas outras síndromes álgicas[14].

Tabela 15.2
Algumas Propriedades Farmacológicas dos Antidepressivos Mencionados

Antidepressivo	Dose Inicial (mg/dia)	Dose Terap-Máx (mg/dia)	Sítios de Ação	Efeitos colaterais (EC)	Intensidade de EC
Tricíclicos					
Amitriptilina	25	75-300	S, N, D, H1, M, NaVS, A1, CYP	Sedação, hipotensão postural, ganho de peso, arritmias, boca seca, visão turva, retenção urinária, prisão de ventre e disfunção sexual.	++++
Imipramina	25	50-300			++++
Nortriptilina	25	50-200			++++
Clomipramina	25	75-300			++++
Inibidores Seletivos da Recaptura de Serotonina					
Fluoxetina	20	20-80	S, N, 5HT2C, CYP	Insônia, agitação, sedação, efeitos gastrointestinais, disfunção sexual. Menos interações e menor risco de overdose que os tricíclicos.	+++
Paroxetina	20	20-80	S, N, M, NOS, CYP		++/+++
Sertralina	50	50-300	S, D, Σ		+
Fluvoxamina	25-50	100-300	S, Σ, CYP		+/++
Escitalopram	10	10-40	S		-/+
Citalopram	20	20-80	S, H1, CYP		+
Inibidores Duais da Recaptura de Serotonina e Noradrenalina					
Venlafaxina	37,5	75-300	S, N, CYP	Efeitos gastrointestinais, disfunção sexual, aumento de PA, nervosismo, agitação.	++
Desvenlafaxina	50	50-100	S, N		+
Duloxetina	40	40-120	S, N, CYP		+/++

As cruzes (+) representam uma gradação da eficácia da droga, de + (baixa eficácia) até ++++ (alta eficácia). As letras e os símbolos da coluna "sítio de ação" representam os canais ou receptores pré e/ou pós-sinápticos que as drogas interagem: S = serotonina, N = noradrenalina, D = dopamina, H1 = histamina, M = muscarina, NaVS = canais de sódio voltagem-dependentes, A1 = alfa 1, CYP = complexo hepático de metabolização, NOS = enzima conversora do óxido nítrico, Σ = receptor sigma1. Quando em negrito, traduz uma propriedade clínica relevante da droga.

A *duloxetina* é um inibidor dual que, além de ser usado para o tratamento de transtornos depressivos, é um agente de primeira linha para o controle da neuropatia periférica diabética e para o tratamento da fibromialgia. Além disso, vários ensaios clínicos têm demonstrado a eficácia desta droga em pacientes com depressão e com sintomas dolorosos, bem como em pacientes não-deprimidos, porém com dor crônica. Os efeitos colaterais mais comuns são náusea, diarreia, boca seca e tontura; contudo, são bem toleráveis, dose-dependentes e diminuem com o tempo[4].

> ## Antipsicóticos

Apesar da eficácia dos antipsicóticos (AP) como analgésicos adjuvantes na dor crônica não ser tão bem estudada como os demais psicofármacos, a combinação destes em pacientes com dor crônica é comum, especialmente em pacientes com câncer e que tenham náuseas e vômitos pelo uso de opioides e quimioterapia. Uma metanálise recente de 11 ensaios clínicos randomizados mostrou que, comparativamente ao placebo, a redução de dor é "positiva, moderada e significativa"[15]. Também, várias séries de casos têm mostrado a eficácia de antipsicóticos atípicos, sempre em terapia adjuvante, como a olanzapina e a ziprasidona, na fibromialgia[16].

De maneira geral, os antipsicóticos dividem-se em típicos, mais antigos e com alto bloqueio D2, e atípicos, mais recentes e de bloqueio D2 menor, além de atuação não-específica em diversos outros sítios. Os antipsicóticos típicos têm em comum o alto bloqueio D2 em vários circuitos dopaminérgicos clinicamente relevantes, explicando muito de sua ação e de seus efeitos colaterais: no circuito mesolímbico (controle de sintomas positivos), circuito mesocortical (não-atuação em sintomas negativos), circuito nigroestriatal (sintomas extrapiramidais, como parkinsonismo, rigidez, falta de expressão facial e também discinesia tardia) e circuito túbero-infundibular (elevação de níveis séricos de prolactina, com galactorreia e alteração do ciclo menstrual). Ainda, os antipsicóticos de primeira geração têm o risco de desencadear síndrome neuroléptica maligna, um quadro potencialmente letal caracterizado por elevação de temperatura, rabdomiólise, alteração do estado mental, que nem sempre é facilmente reconhecido pelo clínico. Os antipsicóticos atípicos, por sua vez, têm uma menor ação dopaminérgica e uma maior ação serotoninérgica, o que contribui para uma redução de efeitos extrapiramidais (os atípicos mais serotoninérgicos praticamente não levam a sintomas parkinsonianos) e uma melhora de sintomas negativos, mas que, por sua vez, estão associados a efeitos metabólicos muito importantes, como a síndrome metabólica (aumento de glicemia de jejum, triglicérides, LDL, circunferência abdominal e sobrepeso/obesidade). Desta forma, o uso de antipsicóticos no binômio depressão-dor deve ser sempre feito considerando tais efeitos colaterais, o que explica seu uso habitual – de forma adjuvante e sempre em doses mais baixas do que as normalmente utilizadas nos quadros psiquiátricos.

> ## Referências Bibliográficas

1. Brunton LL, Lazo JS, Parker KL. Goodman & Gilman's The Pharmacological Basis of Therapeutics: The McGraw-Hill Companies, Inc.; 2006.
2. Katzung BG. Basic & Clinical Pharmacology: The McGraw-Hill Companies, Inc.; 2007.
3. Bowden CL. Improving identification of treatment effectiveness in bipolar disorders. Bipolar Disord 2003 Apr; 5(2):77-78.
4. Stahl SS. Stahl's Essential Psychopharmacology: The Prescriber's Guide.: Cambridge Medicine.; 2009.
5. Beydoun A. Safety and efficacy of oxcarbazepine: results of randomized, double-blind trials. Pharmacotherapy 2000 Aug; 20(8 Pt 2):152S-158S.

6. Shank RP, Gardocki JF, Streeter AJ, Maryanoff BE. An overview of the preclinical aspects of topiramate: pharmacology, pharmacokinetics, and mechanism of action. Epilepsia 2000; 41 (Suppl 1):S3-S9.
7. Backonja MM. Use of anticonvulsants for treatment of neuropathic pain. Neurology 2002 Sep 10; 59(5 Suppl 2):S14-17.
8. Stahl SM. Anticonvulsants and the relief of chronic pain: pregabalin and gabapentin as alpha(2)delta ligands at voltage-gated calcium channels. J Clin Psychiatry 2004 May; 65(5):596-597.
9. Stahl SS. Stahl's Essential Psychopharmacology: Neuroscientific Basis and Practical Aplications.: Cambridge Medicine; 2008.
10. Anderson IM. Meta-analytical studies on new antidepressants. Br Med Bull 2001; 57:161-178.
11. Preskorn SH. Comparison of the tolerability of bupropion, fluoxetine, imipramine, nefazodone, paroxetine, sertraline, and venlafaxine. J Clin Psychiatry 1995; 56 (Suppl 6):12-21.
12. Brunoni AR, Lopes M, Fregni F. A systematic review and meta-analysis of clinical studies on major depression and BDNF levels: implications for the role of neuroplasticity in depression. Int J Neuropsychopharmacol 2008 Dec; 11(8):1169-1180.
13. Gaynes BN, Rush AJ, Trivedi MH, Wisniewski SR, Spencer D, Fava M. The STAR*D study: treating depression in the real world. Cleve Clin J Med 2008 Jan; 75(1):57-66.
14. Smith D, Dempster C, Glanville J, Freemantle N, Anderson I. Efficacy and tolerability of venlafaxine compared with selective serotonin reuptake inhibitors and other antidepressants: a meta-analysis. Br J Psychiatry 2002 May; 180:396-404.
15. Seidel S, Aigner M, Ossege M, Pernicka E, Wildner B, Sycha T. Antipsychotics for acute and chronic pain in adults. Cochrane Database Syst Rev 2008; 4:CD004844.
16. Calandre EP, Hidalgo J, Rico-Villademoros F. Use of ziprasidone in patients with fibromyalgia: a case series. Rheumatol Int 2007 Mar; 27(5):473-476.

Índice Remissivo

> **A**

Algumas propriedades farmacológicas
   dos anticonvulsivantes discutidos, 165
   dos antidepressivos mencionados, 167
Antidepressivos utilizados em pacientes oncológicos: doses utilizadas, vantagens, efeitos colaterais e precauções, 129
Aspectos clínicos da depressão geriátrica, 136
Ativação do tronco cerebral na crise aguda de migrânea, 52

> **B**

Barreiras para o reconhecimento da depressão em pacientes com câncer, 125
Benzodiazepínicos, 128

> **C**

Causas de dor torácica não-cardíaca, 72
Cefaleia crônica diária com duração superior a quatro horas, 55
Cefaleia do tipo tensional crônica, 49
Cefaleia tipo tensional episódica, 48
Classificação roma iii das doenças gastrointestinais funcionais em adultos, 87
Comportamento suicida no paciente com dor, 141
   abordagem do paciente com dor e pensamento suicida, 147
   alterações psicopatológicas que levam o paciente com dor ao suicídio, 146
   fatores de risco para suicídio em pacientes com dor, 142
   características da dor, 145
   dados demográficos, 144
   depressão, 144
   doenças específicas e localização da dor, 143
   história familiar prévia de suicídio, 143
   insônia, 145
   métodos de suicídio, 145
   tentativa prévia de suicídio, 144
Critérios diagnósticos e de avaliação terapêutica, 1
   depressão e dor, 1
   depressão, 3
      critérios de avaliação terapêutica da depressão, 6
      critérios diagnósticos, 3
   diagnóstico da depressão em pacientes com cor, 6
   dor, 1
      critérios de avaliação terapêutica, 2
      critérios diagnósticos, 2
   tratamento da depressão em pacientes com dor, 8
Critérios do CID10 para episódios depressivos (F32), 7
Critérios do DSM-IV-TR para episódio depressivo maior, 4
Critérios especificadores para episódio depressivo maior (DSM-IV-TR), 5
Critérios para avaliação multidimensional da dor, 2

> **D**

Denominações para a dor torácica não-cardíaca, 69
Depressão e cefaleias, 47
   aspectos clínicos, 47
   cefaleia crônica diária, 49
   cefaleias e depressão, 55

171

cefaleias e transtornos mentais, 53
enxaqueca e transtornos mentais, 53
experiência dos autores, 55
fisiopatologia da cefaleia tipo tensional crônica, 52
fisiopatologia das cefaleias, 50
    fisiopatologia da enxaqueca, 50
tratamento psiquiátrico e medicamentoso das cefaleias, 57
Depressão e dor abdominal, 83
    dados epidemiológicos, 86
    diagnóstico da depressão na dor abdominal, 88
        características específicas à cultura, 89
        dispepsia funcional, 89
        doença inflamatória intestinal, 88
        síndrome do intestino irritável, 88
    fisiopatologia da depressão na dor abdominal e impacto da dor abdominal crônica na evolução do quadro depressivo, 85
    fisiopatologia, 83
    impacto da depressão em pacientes com dor abdominal crônica, 88
    transtorno factício (síndrome de Münchausen) x dor abdominal crônica, 90
    tratamento com o clínico quando encaminhar para o psiquiatra (dicas diagnósticas, exames, primeiras manifestações, Redflags), 89
        quando encaminhar para a avaliação do psiquiatra?, 90
    tratamento da condição dolorosa: eficácia, peculiaridades, consequência para o prognóstico da depressão, 91
    tratamento da depressão em pacientes com dor abdominal crônica: eficácia, peculiaridades, consequência para o prognóstico da condição dolorosa, 90
Depressão e dor em lesados medulares, 61
    fisiopatiologia da dor em lesão medular, 62
    transtornos depressivos em pacientes com lesão medular, 62
    tratamento da dor, 64
Depressão e dor hematológica, 113
    doença falciforme, 114
    transtornos depressivos e dor hematológica, 116
Depressão e dor no idoso, 133
    a dor no idoso, 133
        avaliação multidimensional da dor, 133
        dor nos pacientes demenciados, 134
        tratamento da dor, 134
    depressão no idoso, 135
        apresentação clínica e diagnóstico, 135
        aspectos epidemiológicos da depressão em idosos, 135
        critérios diagnósticos da depressão no idoso, 137
        depressão ansiosa, 136
        depressão e demência, 136
        depressão e suicídio em idosos, 137
        neuroimagem em depressão, 138
        tratamento de quadros depressivos, 138
Depressão e dor oncológica, 119
    depressão e dor, 122
    dor oncológica e depressão: o papel das crenças, 119
    fatores de risco para depressão e dor, 122
        antidepressivos, 127
        barreiras para o reconhecimento da depressão em pacientes com câncer, 125
        benzodiazepínicos, 128
        diagnóstico da depressão em pacientes com câncer, 124
        fisiopatologia da depressão e da dor oncológica, 123
        idade, 122
        impacto da depressão em pacientes oncológicos, 126
        metástases, 122
        suicídio, 123
        terapias antineoplásticas, 123
        tratamentos farmacológicos e não farmacológicos utilizados na depressão e dor em pacientes oncológicos, 126
    prevalência da depressão em pacientes oncológicos, 120
    prevalência da dor oncológica, 120
    terapia cognitivo-comportamental e intervenções psicossociais, 129
Depressão e dor torácica não-cardíaca, 69
    diagnóstico etiológico, 72
        diagnóstico da depressão, 72
        diagnóstico da síndrome X, 74
        diagnóstico de outros transtornos mentais, 73
        diagnóstico do refluxo gastroesofágico, 74
    dor torácica não-cardíaca e sistema de saúde, 70
    evolução da dor torácica não-cardíaca, 77
        impacto da depressão e outros transtornos mentais da evolução da dor torácica não-cardíaca, 77
    mecanismos de associação entre depressão, fatores psicossociais e dor torácica não-cardíaca, 74
        mecanismos de associação entre depressão e dor torácica não-cardíaca, 74
        mecanismos de associação entre fatores psicossociais e dor torácica não-cardíaca, 76
    prevalência da depressão e outros transtornos mentais, 71
    prevalência e impacto psicossocial, 70
    prevalência na depressão, 72
    tratamento dor torácica não-cardíaca, 77
        tratamento da depressão associada à dor torácica não-cardíaca, 79

tratamento farmacológico da depressão associada à dor torácica não-cardíaca, 80
tratamento psicoterápico da depressão associada à dor torácica não-cardíaca, 80
tratamento sintomático da dor torácica não-cardíaca, 78
    benzodiazepínicos, 78
    hipnose, 79
Depressão e dor, 1
Depressão e fibromialgia, 25
  transtornos depressivos, 28
    depressão e personalidade em fibromialgia, 29
    impacto da depressão, 28
    intervenções psicoterápicas, 30
    mecanismos para explicar a associação entre fibromialgia e depressão, 29
    prevalência, 28
    tratamento medicamentoso da depressão, 30
Depressão e fibromialgia, 35
  aspectos emocionais da dor musculoesquelética da face (DTM), 41
  dados epidemiológicos: prevalência da dor facial e comorbidade com depressão, 38
  depressão e dor facial, 37
  depressão e dor facial: qual tratar primeiro e como tratar, 42
  experiência prática, 43
  fisiopatologia da dor facial e classificação, 35
    dor facial atípica (odontalgia atípica), 36
    dor na mucosa oral, 37
    dor no câncer bucal, 37
    dor por bruxismo, 36
    neuralgia trigeminal (NT), 36
    odontalgias de origem sistêmica, 36
    odontalgias, 35
    síndrome de ardência bucal (SAB), 36
  impacto da depressão na dor facial: como identificar, 39
Depressão secundária ao uso de medicamentos utilizados em pacientes com dor, 151
  introdução, 151
    anti-inflamatórios não-hormonais (ainhs), 154
    anticonvulsivantes, 158
    antipsicóticos, 159
    benzodiazepínicos, 157
    betabloqueadores, 156
    bloqueadores de canal de cálcio, 157
    corticosteroides, 155
    outras medicações, 159
  sintomas depressivos na retirada das medicações, 159
Diferenças entre dor visceral e dor parietal, 84
Disfunção da scp na enxaqueca, 53
Doenças hematológicas, 113

Dor pélvica crônica e depressão, 93
  diagnóstico, 95
  epidemiologia, 94
  etiologias, 96
    aderências peritoneais, 96
    cistite intersticial, 100
    doença inflamatória pélvica crônica, 98
    endometriose, 97
    neuralgia do pudendo, 102
    neuropatia do nervo cutâneo femoral lateral, 102
    neuropatia do nervo ilioinguinal e ilio-hipogástrico, 102
    neuropatia genitofemoral, 102
    síndrome de etiologia multifatorial, 99
    síndrome do intestino irritável, 99
    síndrome do ovário remanescente, 98
    síndrome dolorosa miofascial, 101
    síndrome uretral, 100
    vulvodinia, 98
  fisiopatologia da dor pélvica crônica, 94
  transtornos depressivos e dor pélvica crônica, 104
    tratamento da depressão na dor pélvica crônica, 105
  tratamento da dor, 102
    tratamento sintomático da dor, 103
Dor visceral e dor referida, 85

➤ E

Enxaqueca
  com aura típica (aura visual, sensitiva, motora, afasia ou combinações), 48
  com aura, 48
  sem aura, 47
Escada analgésica da organização mundial da saúde, 127

➤ F

Fatores relacionados à superação das limitações devido à dor em pacientes com disfunção temporomandibular e neuralgia trigeminal, 43
Fisiopatogenia da enxaqueca, 49

➤ G

Gabapentina, 164

➤ H

História familiar prévia de suicídio, 143

› I

Índices de ansiedade e depressão (escala hospitalar de depressão e ansiedade), 38
Instrumento de autoavaliação para triagem do transtorno do pânico, 73

› J / K / L

Lombalgia e depressão, 11
   depressão e lombalgia: reflexões psicodinâmicas, 16
   epidemiologia da lombalgia, 13
   fisiopatologia da lombalgia, 12
   lombalgia e fatores psicossociais, 15
   transtornos depressivos e lombalgia, 16
   tratamento da lombalgia e depressão, 18
      uso de antidepressivos e benzodiazepínicos no tratamento da dor lombar, 20

› M

Mecanismos da associação entre dor torácica não-cardíaca, depressão e fatores psicossociais, 75
Mecanismos de dor na migrânea, 51
Melhora em porcentagens nas limitações diárias, 40

› N

Neuroimagem em depressão, 138

O
O papel das crenças, 119

› P

Psicofármacos no tratamento da dor e da depressão em pacientes com dor crônica, 163
   anticonvulsivantes, 163
      carbamazepina, 164
      divalproato de sódio, 163
      gabapentina, 164
      oxcarbazepina, 164
      topiramato, 164
   antidepressivos, 165
      antidepressivos tricíclicos, 165
      inibidores duais de recaptura de serotonina e noradrenalina (IRNS), 166
      inibidores seletivos da recaptura de serotonina (ISRS), 166
   antipsicóticos, 168

› Q

Quadros depressivos em idosos, 137 ficção e fato em relação ao suicídio, 147

› R

Recaptura de serotonina
   IRNS, 166
   ISRS, 166

› S

Sinais de alerta
   na anamnese e exame físico, 89
   nos exames complementares, 90

› T

Transtorno do humor induzido por substância segundo o dsm-iv-tr

› U

Uso de antidepressivos e benzodiazepínicos no tratamento da dor lombar, 20

› V / X / Z

Vulvodinia, 98